知っておきたい
デンタルスタッフのための
アシスタントワーク

(敬称略)

監　修：**別部智司**　別部歯科医院　院長
　　　　　　　　　鶴見大学歯学部附属病院　総合歯科2　臨床教授
　　　　　　　　　神奈川歯科大学生体管理医学講座麻酔学分野　客員教授

編　集：**山口博康**　鶴見大学歯学部附属病院　総合歯科2　科長・講師
　　　　加藤保男　鶴見大学短期大学部　歯科衛生科　科長・教授

(敬称略・五十音順)

執筆者：**浅野倉栄**　医療法人財団共生会　浅野歯科医院　院長
　　　　　　　　　鶴見大学歯学部附属病院　総合歯科2　臨床教授

　　　　加藤保男　編集に同じ

　　　　小林一行　鶴見大学短期大学部　歯科衛生科　准教授

　　　　髙瀬英世　鶴見大学歯学部附属病院　総合歯科2　講師

　　　　中島　丘　みほ歯科医院　院長
　　　　　　　　　埼玉医科大学医学部臨床医学部門麻酔科　客員教授
　　　　　　　　　鶴見大学歯学部麻酔学講座　非常勤講師
　　　　　　　　　明海大学歯学部総合臨床医学講座麻酔学分野　非常勤講師

　　　　別部智司　監修に同じ

　　　　山口博康　編集に同じ

医歯薬出版株式会社

This book was originally published in Japanese
under the title of :

SHITTEOKITAI DENTARUSUTAFFU NO TAMENO
ASHISUTANTOWĀKU
(Important essence of assistant work for the dental staff)

BEPPU, Satoshi et al.
BEPPU, Satoshi
   Clinical Professor of Department of General Dentistry and Clinical Education,
   Tsurumi University, School of Dental Medicine
   Visiting Professor of Department of Anesthesia,
   Kanagawa Dental University
   Director of Dr. Beppu's Dental Office

©2014 1st ed.

ISHIYAKU PUBLISHERS, INC.
   7-10, Honkomagome 1 chome, Bunkyo-ku,
   Tokyo 113-8612, Japan

巻頭言

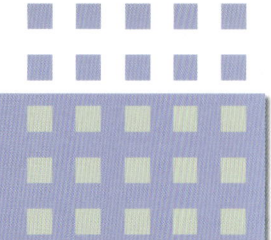

　歯科臨床の場では，そのほとんどが歯科医師と歯科衛生士，歯科助手あるいは受付との共同作業となり，いろいろな発想から自分たち独自の共同作業を作り上げているのが現状となります．歯科衛生士教育の場では"歯科診療補助"を授業でしっかり学びます．歯科診療補助は歯科衛生士法では"歯科診療の補助"という用語が使われています．これは，歯科医師や医師の診療補助行為を目的とします．したがって，歯科医師や医師は，この診療補助を行う主体ではありません．診療補助を行うことを法的に認められている資格は，看護師，保健師，助産師，歯科衛生士，理学療法士，臨床検査技師，義肢装具士，救急救命士などなどです．特に歯科領域に限定して行うものを一般では"歯科診療補助"と呼んでいます．しかし，臨床の場で"歯科診療補助"があまり重要視されていない場合がありました．習わなくてもなんとかなってしまったことが理由としてあげられます．

　医療の現場は安全に効率よく患者の治療がなされるべきであるのに反して，上手なデンタルスタッフの共同作業がなされていない場合が少なくありません．今回，本書を読むことで我流でない基本に則った共同作業の知識と技術が習得できるきっかけとなり，デンタルスタッフ間の共通認識の基で歯科医療の効率的な臨床が可能となるはずです．

　その理解を得るために，本書はアシスタントワークの効率的共同作業の活用法を思考できるように，細心の注意を払いながら編纂しました．将来，歯科臨床の場でデンタルスタッフ間の共通認識をもち，あるいは教える立場となった場合でも，正しく伝えることにより効率の良い環境作りができるものと確信しております．

　最後に，この企画を実現できるようにご尽力いただいた医歯薬出版株式会社の関係各位に心より厚くお礼申し上げます．

知っておきたい
デンタルスタッフのためのアシスタントワーク

I編 総論

1. アシスタントワークを上手に使いこなす 2 ……………………………（別部智司）
2. 共同動作の基本（デンタルスタッフとの連携） 4 ……………………（加藤保男）
 1．共同動作の意義 4
  1）共同動作の概念 5
   ①安全性の確保 5
   ②歯科診療の効率化 5
   ③共同動作における行動パターンの確立 6
 2．共同動作における位置と姿勢 6
 3．診療時のライティング 7

3. デンタルスタッフへの啓発法 8 …………………………………………（別部智司）
4. 医療安全法と目的（医療事故，感染予防，医薬品の管理，機械器材の管理） 12 …（中島　丘）
 1．医療安全管理の確立 12
 2．医療事故 13
  1）医療訴訟の動向 14
   ①医療事故訴訟件数，医療機関側の敗訴率 14
   ②医療関係訴訟事件の平均審理期間 14
  2）歯科医療過誤の判例 16
  3）薬剤添付文書が判断材料とされた医事紛争（必読　最重要！） 18
 3．感染予防 20
  1）ユニバーサルプレコーションとは 20
  2）スタンダードプレコーションとは 20
 4．医薬品の管理 22
  1）毒物・劇物の管理の徹底 25
  2）薬剤相互作用や口腔内症状が出現する薬剤を確認 25
 5．機械器材の管理 26

Ⅱ編　基礎知識

1. アシスタントワークの考え方　30　　　　　　　　　　　　　　　　　（浅野倉栄）
　1．診療前の器材・材料準備　31
　2．患者誘導　31
　3．問　診　32
　4．責任者との連携　32
　5．アシスタントワーク　32
　6．術後の説明　33
　7．診療録記載　33

2. 診療の流れの理解　34　　　　　　　　　　　　　　　　　　　　　　（山口博康）
　　1）治療方針　35
　　2）器材の準備　35
　　3）患者に対する術後の説明と配慮事項の理解　36

3. 使用器材　38　　　　　　　　　　　　　　　　　　　　　　　　　　（髙瀬英世）
　1．材料・薬品　38
　2．器　材　40
　　治療室を器材管理の面から考えてみましょう　42

4. 診療室の環境整備　44　　　　　　　　　　　　　　　　　　　　　　（別部智司）
　1．歯科外来診療環境体制加算に関する施設基準　44

5. 感染予防対策と滅菌法，消毒法（手技，器材，廃棄法）　48　　　　　　（中島　丘）
　1．感染予防対策と滅菌法，殺菌法，消毒法　48
　　1）その他注意，滅菌の事項　52
　　2）MRSA（Methicllin-resistant Staphylococcus Aureus）への対応例　52
　2．廃棄法　53

6. 器材の準備（ロールワッテ，綿球，カット綿，小折ガーゼの作製法）　54　　（別部智司）
　　防湿用，綿球，小折りガーゼ作製の仕方　55

7. 各種器材の名称，用途，取り扱い　62　　　　　　　　　　　　　　　（別部智司）
　1．バキュームチップ　62
　　1）用　途　62
　　2）バキューム操作　62
　　3）その他　63
　2．ラバーダム　63
　　1）用　途　63
　　2）器　材　63
　　　①ラバーシート　63

②ラバーダムクランプ　64

　　③ラバーダムパンチ　64

　　④クランプフォーセップス　64

　　⑤ラバーダムフレーム　64

　　⑥ラバーダムテンプレート　65

　　⑦デンタルフロス　65

　3）手順上のポイント　65

3．印象用トレー　65

　1）既製トレー　65

　所用条件　65

　種　類　65

　準備と後始末　66

　2）個人（各個）トレー　67

4．スパチュラ　67

　1）セメントスパチュラ　67

　2）石膏用・印象用スパチュラ　67

　3）ワックススパチュラ　68

5．ワックス　68

6．寒天コンディショナー　68

　1）1槽型寒天コンディショナー　69

　2）全自動式乾式寒天コンディショナー　69

7．練成充塡器（成形充塡器・ストッパー）　69

8．歯間分離用器材　70

　1）即時歯間分離法に用いる器材　70

　　①ウエッジ（くさび）　70

　　②セパレーター　70

　2）緩徐歯間分離法に用いる器材　71

　　①ラバー　71

　　②セパレーティングワイヤ　71

9．隔壁調整用器材　71

　1）マトリックスバンドとマトリックスバンドリテーナー　71

　2）Tバンド　72

10．リーマー，ファイル　72

　1）リーマー　72

　2）ファイル　73

　　①Kファイル　73

②H型ファイル　*74*
　11．プライヤー　*74*
　12．歯肉圧排用器材　*74*
　　　歯肉圧排糸　*74*

8．口腔内診査記録法 ································（別部智司）
　1．受付の対応法　*76*
　2．医療面接　*76*
　3．口腔内診査および関連部位の触診　*77*
　　　SOAPの実施　*78*

Ⅲ編　各　論

1．患者誘導法　*86* ································（山口博康）
2．歯科治療の体制（トゥーハンド，フォーハンド，シックスハンド）　*88* ·········（別部智司）
3．共同動作のルール（行動パターンの必要性，行動パターンの確立）　*90* ·······（浅野倉栄）
　1．行動パターンの必要性　*90*
　2．行動パターンの確立　*91*
4．共同動作の位置関係　*92* ································（加藤保男）
　1．術者の位置　*92*
　2．補助者の位置　*92*
5．術者の姿勢・患者の姿勢　*94* ································（山口博康）
　1．診療体位　*94*
　2．術者としての診療姿勢　*96*
6．ライティング　*98* ································（髙瀬英世）
7．治療動作の位置関係（立位，座位，印象などのチェアーの診療体位）　*102* ·········（加藤保男）
　1．立位と座位　*102*
　2．水平位診療　*103*
8．バキューム，スリーウェイシリンジの操作法　*106* ································（浅野倉栄）
　1．バキュームの目的　*106*
　2．種　類　*106*
　3．把持法　*107*
　4．バキューム時の注意事項　*108*
　5．バキューム挿入禁忌部位　*109*
　6．スリーウェイシリンジ　*109*
　7．バキューム，スリーウェイシリンジの口腔内への挿入タイミングの一例　*110*
9．受け渡し法（片手受け渡し法，両手受け渡し法）　*112* ································（別部智司）

受け渡し法の基本　*112*

10. 修復材料の取り扱い（特に各種セメント材料の練和法，標準稠度と充塡稠度）　*118*　……（加藤保男）
　1. 合着用グラスアイオノマーセメントの取り扱い　*119*
　2. レジン添加型（配合型）グラスアイオノマーセメントの取り扱い　*119*
　3. 成形修復用グラスアイオノマーセメントの取り扱い　*122*

11. 印象材の取り扱い　*124*　……………………………………………………（髙瀬英世）
　1. 準　備　*124*
　　①問　診　*125*
　　②口腔内チェック　*125*
　　③口腔内清掃　*125*
　　④トレー選択・調整　*125*
　　⑤患者の姿勢　*125*
　　⑥トレーの試適　*126*
　2. 実　践　*126*
　　①練　和　*126*
　　②シリンジの試し出し　*126*
　　③トレーの挿入　*126*
　　④トレーの保持　*127*
　　⑤印象撤去　*127*
　　⑥印象チェック・石膏注入　*127*

12. アシスタントワークに使用する補助器具　*128*　……………………………（加藤保男）
　1. ラバーダム防湿に使用する器具　*128*
　2. テンポラリークラウン（暫間被覆冠）の作製と装着，撤去に用いる器材　*129*
　3. 歯間分離用器具　*131*
　4. 歯肉排除に使用される器具　*132*
　5. 隔壁に使用される器具　*133*

13. アシスタントワーク以外に使用される補助器具　*136*　………………………（加藤保男）
　1. レーザー齲蝕診断器（DIAGNOdent®）　*136*
　2. イソライト・プラス®　*138*
　　イソライト・プラス®の特長　*139*

14. 診療前の機器・器材の始業点検　*140*　………………………………………（小林一行）
　1. 供給源（ガス元栓，エアーコンプレッサーなど）のスイッチを入れる　*140*
　2. ユニットのメインスイッチを入れ，歯科用機器の作動確認　*144*
　3. フラッシング（感染予防対策）　*144*
　4. ユニットおよび周辺の清掃　*144*
　5. 医療用パソコン（電子カルテ），受付用事務機器（パソコン・レジスター）の電源を入れる　*144*

15. 診療後の機器・器材の終了点検 *146* ……………………………………（小林一行）
  1．日常に行う終了点検 *146*
  2．定期的に行う点検 *148*

16. 器材の後始末 *150* ……………………………………………………（別部智司）
  1．チェアーユニット周辺 *150*
  2．キャビネット *151*
  3．機械室エアーコンプレッサー *152*

17. 口腔内写真撮影法 *154* ……………………………………………（山口博康）
  1．正面観 *155*
  2．側方面観 *156*
  3．上顎歯列の撮影 *157*
  4．下顎歯列の撮影 *158*

IV編　特殊な場合のアシスタントワーク

1. 高齢者 *160* ………………………………………………………………（髙瀬英世）
  1．受　付 *160*
  2．準　備 *160*
  3．問　診 *160*
  4．治療・口腔清掃 *162*
  5．清掃指導 *162*

2. 障がい者の補助・介助 *164* …………………………………………（山口博康）
  1．薬物を用いない行動調整法 *164*
    1）通常法（トレーニング法） *164*
    2）一般的な誘導による治療 *164*
    3）抑制下の方法 *165*
      ①姿勢・原始反射の制御 *165*
      ②物理的抑制法 *165*
  2．障がい者診療の補助・介助 *168*
    フォーハンド診療（術者の2本の手とアシスタントの2〜4本の手の診療） *168*
    基本姿勢 *168*
      ①術者の位置（基本的に水平位） *168*
      ②器具の受け渡しについて *170*
      ③頭部の固定 *170*

3. 精神障がい者の補助・介助 *172* ……………………………………（山口博康）
    薬剤と歯科診療への影響 *173*

4．在宅，寝たきり患者のアシスタントワーク　*174* ……………………………（髙瀬英世）

1．事前診査　*176*

2．プランニング　*176*

3．訪問診療　*177*

4．口腔ケア　*178*

5．メインテナンス　*179*

5．精神鎮静法患者のアシスタントワーク　*180* ……………………………（別部智司）

1．笑気吸入鎮静法　*180*

1）笑気吸入鎮静法の準備　*180*

2）笑　気　*181*

3）酸　素　*181*

4）インレット接続　*182*

5）笑気吸入鎮静法の実際　*182*

2．静脈内鎮静法　*183*

1）準　備　*183*

2）輸液セット　*185*

3）固定用粘着テープ　*186*

4）薬と静脈確保　*186*

5）次の準備　*186*

6．全身麻酔時の患者のアシスタントワーク　*188* ……………………………（別部智司）

7．手術時の操作　*194* ……………………………………………………………（別部智司）

1．手術環境の整備　*194*

2．手術衣の着用法　*196*

3．患者導入時の操作　*198*

4．手術時の器具受け渡し法　*199*

V編　その他

1．医療事故に対する対処法　*202* …………………………………………………（中島　丘）

1．予測されるアクシデント・インシデント事故と対策　*202*

1）抜歯時の事故　*202*

2）小器具・補綴装置などの誤飲　*202*

3）治療椅子への移乗時の事故　*202*

4）顎関節脱臼　*203*

5）切削器具による軟組織の損傷　*203*

6）局所麻酔時の疼痛，三叉迷走神経反射　*204*

2．事故への対応器材と手技の習得　*204*

　　1）気道の確保　*205*

　　2）器材・器具の一例　*205*

　　3）緊急時対応のトレーニング　*207*

　　4）心電図・胸部エックス線写真の知識と習得　*208*

　3．投薬後に副作用が出てしまったとの問い合わせ　*209*

　4．医療事故の被害者5つの願い　*210*

2．感染に対する対処法　*212*　　　　　　　　　　　　　　　　　　　（中島　丘）

　　　●EPINETとは　*213*

3．薬品管理の対処法　*214*　　　　　　　　　　　　　　　　　　　（浅野倉栄）

　1．管理上の注意　*214*

　2．保存温度　*215*

　3．保存場所　*215*

4．器材故障時の対応法　*216*　　　　　　　　　　　　　　　　　　（浅野倉栄）

I編 総論

I 総論

1. アシスタントワークを上手に使いこなす

　アシスタントワークとは歯科治療が安心，安全に良質な医療を行うために，必要十分な医療従事者側の準備や診療を補助あるいは介助する作業のことです．

　歯科診療補助は法律に規定された行為で，歯科衛生士の仕事の一つとして使用することができる用語となっております．歯科衛生士の3大業務といわれるのが歯科予防処置，歯科診療補助（介助を含む），歯科保健指導です．歯科医師の医療行為の一部を歯科医師の指示のもとに歯科衛生士が行うことで，術者としての患者への対面・直接行為とされています．

　したがって，本書ではアシスタントワークの重要と思われるものをピックアップして，デンタルスタッフが，どのように共同作業を行うかを理解する目的で企画しました．このような視点で，アシスタントワークのあり方を中心に，各専門分野の先生方に執筆していただきました．

　この本を出版する動機は，デンタルスタッフの業務あるいは社会的役割について，十分理解していないことにあります．どのようにデンタルスタッフが協力し合うべきか迷ってしまい，日々の診療あるいは保健活動の齟齬をきたすことが多々あるのではないかとの危惧が挙げられます．また，歯学部教育の中では上記の理由で，診療補助についてはほとんど教育を受けていないために，実際に共同作業を行う臨床の場でデンタルスタッフとの相互協力といった面で信頼関係を築く難しさが少なくありません．特に新人のデンタルスタッフが新しい環境での研修中に，大きなストレスを受けてしまうことがあります．たとえば，教育の現場において研修をしている者同士でペアを組んで患者の治療を行う場合に，アシスタントになった研修者の立つポジションを知らないために術者の後ろや，患者の12時方向から，バキュームに手を伸ばして無理な姿勢で行っていたり，なす術も無く呆然と立っていて，治療がやりにくそうな光景を見ます．こうした事態を回避するためにもデンタルスタッフの皆さんには是非一読してほしい内容となっています．

　しかし，アシスタントワークは診療を行う医療職側だけの問題ではなく，診療を受ける側にとっても重要な事項となります．受診者の目線からみたアシスタントワークのあり方は，ともすれば，なかなか治療が終わらないため，手際の悪さが目について，いら立ちや不安，不信感へと発展する恐れがあります．現在では，受診者の要望や意見を聞くシステムが病院に備わっていなければな

らず，受診者から発信される意見に耳を傾けることにより危機管理の一助にすることも可能となります．

　歯科診療に従事するスタッフ全員が医療を受ける側を中心にした共通の意識をもって相互協力の下に診療に当たることで，歯科診療が安全で効率的に運営されることが安心感を呼べるようになることが本書の目的です．

　この目的のために本書は，

　Ⅰ編では総論として，診療室での基本的共同動作，デンタルスタッフとの共通認識の啓発法および医療安全法など基本的なアシスタントワークの考え方をまとめました．

　Ⅱ編では基礎的な知識として，アシスタントワークの考え方，診療の流れ，使用器材についての知識，診療室の環境整備，感染予防対策と滅菌法，器材の準備，器材の名称，口腔内診査記録法などアシスタント側として知っておいてほしい基礎的な事柄を提示しました．

　Ⅲ編では共同動作を中心とした各論として患者導入法，ルール作り，診療時の姿勢，ライティング器材の取り扱い，作業位置関係，から始まり，後始末，また診療の始業および終了点検など実際のデンタルスタッフの共同動作について述べてあります．

　Ⅳ編では近年，特に重要視されてきた特殊な場合のアシスタントワーク，すなわち，高齢者，有病者から障がい者，在宅寝たきり患者に対するアシスタントワークのあり方，さらにこのような患者に必要な精神鎮静法や全身麻酔について提示しました．

　Ⅴ編ではその他として医療の重要な柱である医療安全に関する事項，医療事故，感染予防，薬品管理について言及しました．

　本書が，アシスタントワークの知識として，有効活用の源となり日々の診療に役立てられることを願っております．

（別部智司）

Ⅰ編 総 論

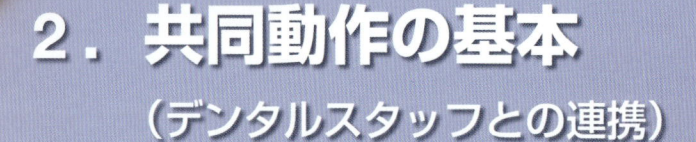

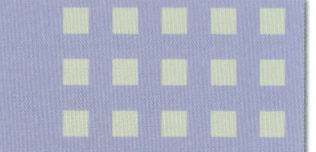

2. 共同動作の基本
（デンタルスタッフとの連携）

　　現在の歯科医療は歯科医師を中心に行われますが，その周りのいろいろな職種の人（歯科衛生士，歯科助手，歯科技工士など）をデンタルスタッフと呼ぶことが多いのですが，本書では歯科医師も含め歯科医療に従事する人をデンタルスタッフあるいはスタッフとして編集しました．このデンタルスタッフがチームを構成して医療を行う形が一般化しています．その際に歯科医師とチームを組む補助者は歯科医師に積極的に協力する体制が要求されます．そしてこのような態勢のもとに行われる行為を「共同動作」と呼んでいます．

　　しかしながら，デンタルスタッフの歯科医療現場においての責任の範囲，能力は明らかに異なっています．

　　歯科衛生士は，主治の歯科医師の指示により仕事の一部である「歯科診療の補助」をすることができます．歯科診療の補助は法律で規定された行為で，具体的には患者に対する対面・直接行為（患者の身体に直接影響を与えるような行為）で責任の大きな仕事であり，無資格者が行うと罰せられます．

　　しかしながら，歯科医療の現場では，ただ単に歯科衛生士の免許をもっているというだけで，これらの行為をすべて行ってよいというわけではありません．行為を行うときは歯科医師が個々の歯科衛生士の知識・技術を十分に配慮したうえで判断して指示を出すようにしなくてはなりませんし，歯科衛生士も自分の能力をみきわめて処置を行う必要があります．

　　これに対して歯科助手は，歯科診療のための器具や材料の準備・保管の仕事，受付応対，電話応対の仕事など，歯科診療の介助および事務の介助を行うことができます．しかし，いかに熟練した歯科助手といえども患者の安全確保の立場からは，患者の身体に直接影響を与えるような行為，すなわち，法律で規定された「歯科診療の補助」行為はすることができません．もし，それが行われたときは，法律に触れる行為とみなされます．

1. 共同動作の意義

　　共同動作は患者，歯科医師（以下，術者）の双方に有形，無形のサービスを提供します．すなわち，正しい意味での共同動作は，患者に対して診療への信頼感を倍増させ，また歯科診療の効率を高めるような行為のことです．このような行為は結果的には患者のためになり，術者にとっても極めて貴重なサービ

スとして位置づけられます．

　ただし，術者と患者との間にたって支障を生ずるような共同動作となるならば，むしろ行わずに次の行動を考えるべきです．また，円滑な診療を推進させるために術者はもちろん，歯科衛生士，歯科助手や受付も常にミーティングを行い，いつでも円滑に行えるように日々努力していなければなりません．

1）共同動作の概念

①安全性の確保

　歯科診療が完全なチームワークのもとに行われ，共同動作によって術者と補助者の役割が分業されていれば，補助者は患者の顔色の変化や不快感の現れに対しても即応する態勢をとることができます．また，診療行為が容易になることによって不快事項の軽減につながり，器具の落下などの不慮の事故も未然に防ぐことができます（図1）．

②歯科診療の効率化

　歯科診療は高度化し，複雑化する傾向がはなはだ強いため，共同動作を行うことにより歯科医師が単独で歯科診療を進める場合と比較して，はるかに歯科医師の業務に専念することができます．このとき，主治の歯科医師は，委託できる範囲の患者への対面・直接行為（歯科診療の補助）を歯科衛生士が分担することによって，診療の効率化を高めることができます．たとえば，インレーセットを行う場合，歯科衛生士が仮封の撤去（図2）を行えば，その間，術者は他の業務を行うことができますので，結果的には術者の実働時間が増加する

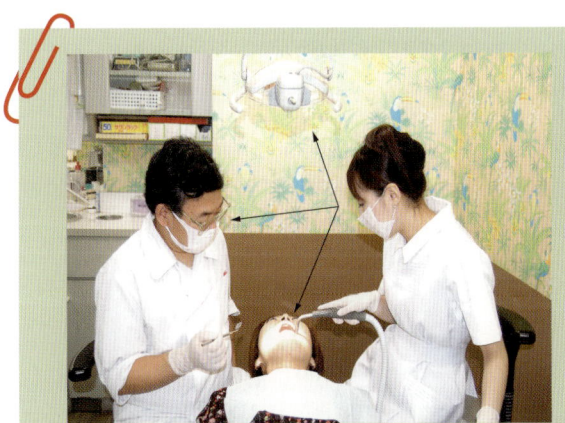

図1　術者と補助者の位置関係
　補助者は，患者の表情，術者の目，ライティング，次に必要な材料，周囲の状況について注意します．また，補助者のスツールを10～15cm高くします．

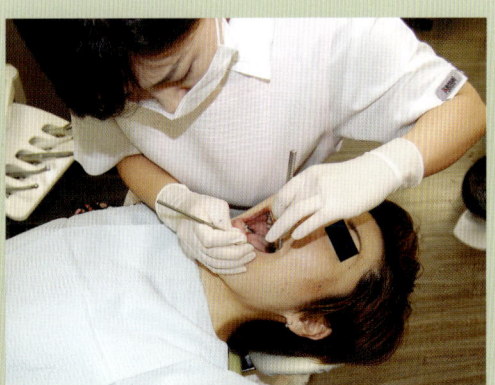

図2　歯科衛生士による，仮封の撤去

2．共同動作の基本（デンタルスタッフとの連携）

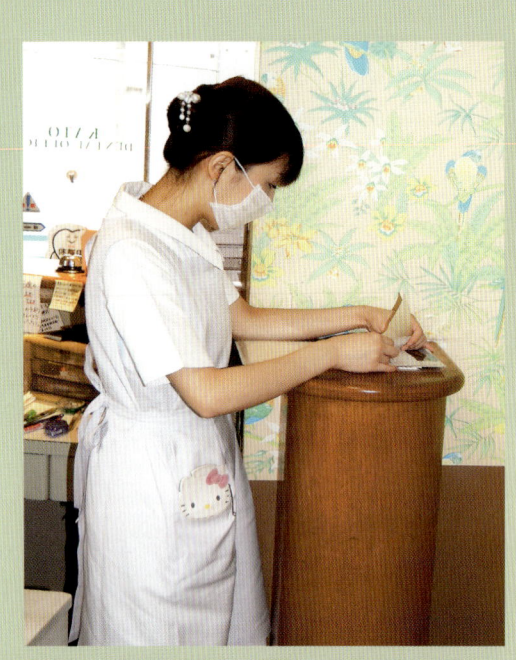

図3　患者の診療内容を確認し，必要な器具・器材および共同動作の範囲や必要物について術者に確認を取ります．

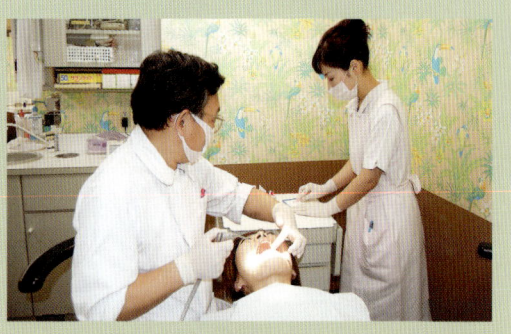

図4　診療中に声をかけ合うことで手順を確認し，タイミングのずれなどを防止します．

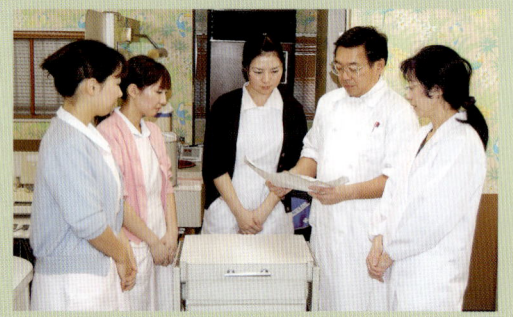

図5　術者・補助者相互の行動パターンについて十分に協議を行います．

ことになります．

③共同動作における行動パターンの確立

　　歯科診療における共同動作では，術者と補助者の間で完全な分業化が必要とされます．しかし，分業化ができていても，チームワークが円滑でなければ，術者と補助者それぞれの作業が診療の流れに沿いません．そこで共同動作を行う際の補助者は，あらゆる歯科診療の流れを十分理解し，術者の診療に対する行動パターンを熟知する必要があります（図3〜5）．

2．共同動作における位置と姿勢

　　歯科診療において，現在多くの場合，術者と補助者が共同動作を行うにあたり，術者座位，患者水平位で行われています．しかし，両者の位置と姿勢は，そのとき行われる診療の内容に応じて多少変化しますが，患者の安全性と診療の効率化を考慮することや，術者の疲労を軽減するためにも診療に際して最善の位置と姿勢を取ることが重要です（図6）．

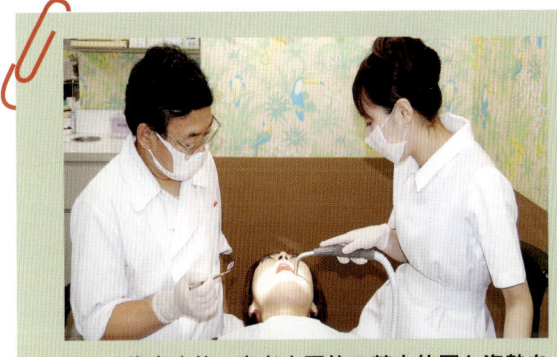

図6 術者座位，患者水平位の基本位置と姿勢を示します．

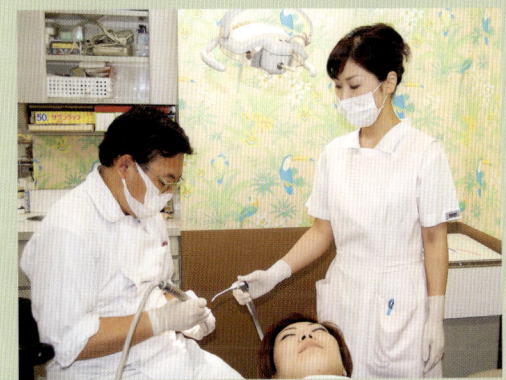

図8 術者の診療位置により適宜ライティングを行います．

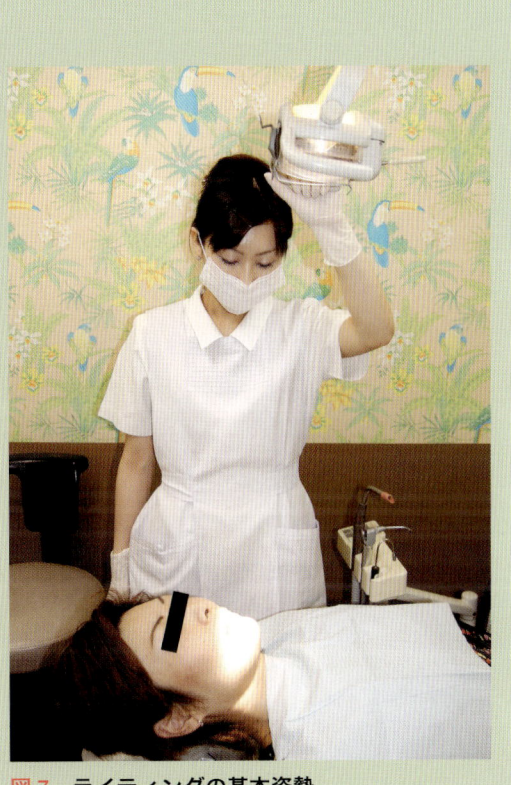

図7 ライティングの基本姿勢

3．診療時のライティング

術者・補助者・患者の位置と姿勢を適切に取ることができたら，口腔内を見やすくするためライティングを行います（図7，8）．

（加藤保男）

参考文献

1) 全国歯科衛生士教育協議会監修：最新歯科衛生士教本　歯科診療補助論．医歯薬出版，2007．
2) 東理十三雄監修：歯科臨床概論と診療補助．クインテッセンス出版，東京，2001．
3) 全国歯科衛生士教育協議会編集：歯科衛生士教本　歯科診療補助 (1)．医歯薬出版，1995．
4) 全国歯科衛生士教育協議会編集：歯科衛生士教本　歯科診療補助 (2)．医歯薬出版，2007．
5) 全国歯科衛生士教育協議会編集：新歯科衛生士教本　歯科診療補助．医歯薬出版，2013．
6) 全国歯科衛生士教育協議会編集：新歯科衛生士教本　歯科診療補助　歯科器械の知識と取り扱い．医歯薬出版，2012．

I編 総論

3. デンタルスタッフへの啓発法

　歯科領域の診療補助は，歯科衛生士のみに使う法律用語であることを念頭におかなければなりませんし，歯科衛生士の仕事について，理解する必要があります．歯科衛生士の業務は，①歯科予防処置，②歯科診療補助，③歯科診療の介助および④歯科保健指導の4つに大別されます[1]．

　この中で歯科診療補助が最も仕事量が多く，そのルール作りが診療効率に大きく左右されます．診療補助の原則的な行動パターンを歯科医師も理解して，共同作業がスムーズに行えるように，デンタルスタッフへの啓発研鑽の必要があります．そのためには共同作業の基本的知識を習得する必要があります．

　法律用語として歯科医師が行う「絶対的歯科医行為」に対して，歯科衛生士や看護師が行う歯科診療の補助は「相対的歯科医行為」と位置づけられます．この職域を日本歯科医学会の歯科衛生士の業務に関わる検討会が，能力に合わせて拡大する構想もありますので，今後の動向に注目が必要となります（表1）[2]．

　その啓発方法はケース・バイ・ケースとなりますが，大きく分けて事前にミーティングや勉強会を行い，手技や方針を確認する方法，実地で教える方法，および診療後に反省会や勉強会を行って，啓発する方法などが挙げられます（図1～3，表2）．このうち，あまり好ましくないのが治療中に行う実地訓練で，注意や指図などの指導をすることです．患者の理解が得られていれば特に問題はないのですが，患者の立場になってみるとあまり気持ちのよいものではありません．診療は患者を中心にして効率よく，確実な手技を日頃から練習，お互いの確認により，円滑かつ安全な診療が臨めるようになります．

（別部智司）

参考文献
1) 全国歯科衛生士教育協議会編集：歯科衛生士教本　歯科診療補助（2）．医歯薬出版，3-18，2007．
2) 日本歯科新聞：第1569号，8月12日，2008．
3) 全国歯科衛生士教育協議会監修：最新歯科衛生士教本　歯科診療補助論．医歯薬出版，2007．

表1 歯科衛生・診療の補助行為調査集計表

絶対的歯科医行為

IBNo.	学会名	診療行為	歯科医療行為度	低い	普通	高い	要研修
13	イン	X線写真の説明	100	×	×	×	
15	イン	X線撮影	100	×	×	×	
32	イン	インフォームドコンセント	100	×	×	×	
33	補綴	インフォームドコンセント	100	×	×	×	
45	麻酔	全身麻酔の手技（気管挿管、抜管等）	100	×	×	×	
51	麻酔	ペインクリニックの手技	100	×	×	×	
61	イン	インプラント体の除去	100	×	×	×	
65	イン	インプラント埋入	100	×	×	×	
67	イン	インプラント埋入部位の切開・剥離	100	×	×	×	
74	保存	齲窩の開拡	100	×	×	×	
82	保存	エンジンによる軟化象牙質除去	100	×	×	×	
90	保存	窩洞形成	100	×	×	×	
104	補綴	義歯の装着	100	×	×	×	
111	歯周	急性発作時の貼薬	100	×	×	×	
113	麻酔	吸入鎮静法の実施	100	×	×	×	
124	補綴	クラウンの支台歯形成	100	×	×	×	
146	保存	根管拡大	100	×	×	×	
147	保存	根管充填	100	×	×	×	
159	麻酔	静脈内鎮静法の実施	100	×	×	×	
168	歯周	暫間固定（歯質の削除）	100	×	×	×	
210	保存	髄室開拡	100	×	×	×	
224	口外	切開	100	×	×	×	
246	保存	断髄剤貼付	100	×	×	×	
251	補綴	直接リライニング	100	×	×	×	
280	保存	覆髄剤貼付	100	×	×	×	
294	補綴	ブリッジの支台歯形成	100	×	×	×	
299	顎	補綴物（Cr・Br）の除去	100	×	×	×	
304	顎	マニピュレーション	100	×	×	×	
325	矯正	ワイヤーベンディング	100	×	×	×	
346	イン	骨採取	100	×	×	×	
395	イン	粘膜開窓	100	×	×	×	
396	イン	抜糸	100	×	×	×	
399	イン	縫合	100	×	×	×	
401	障害	薬理学的行動調整（静脈内鎮静法）	100	×	×	×	○
272	保存	抜髄	100	×	×	×	
14	保存	X線撮影	100	×	×	×	

歯科診療の補助（相対的歯科医行為）

■印象採得

IBNo.	学会名	診療行為	歯科医療行為度	低い	普通	高い	要研修
207	小児	診断用模型の印象採得	20	○	○	○	
215	歯周	スタディモデルの印象採得	20	○	○	○	
337	イン	研究用模型の印象採得	20	○	○	○	
349	イン	暫間上部構造の対合歯の印象採得	20	×	○	○	
372	イン	上部構造の対合歯の印象採得	20	×	○	○	
190	保存	支台歯形成の前準備（歯肉圧排）	30	○	○	○	
30	矯正	印象採得（平行模型用全顎印象）	30	×	○	○	
31	補綴	概形印象	30	○	○	○	
213	保存	スタディモデル印象	40	○	○	○	
73	小児	インレー窩洞の印象採得	50	○	○	○	
319	小児	床型咬合誘導装置作製の印象採得	50	○	○	○	
348	イン	暫間上部構造の印象採得	50	×	○	○	
379	保存	歯肉圧排	60	○	○	○	
368	イン	上部構造の印象採得	60	×	○	○	
214	顎	スタディモデルの印象採得	65	○	○	○	
217	顎	スプリント用印象採得	70	○	○	○	
187	障害	重度障害者の印象採得	80	×	○	○	
163	補綴	間接リライニング用の印象採得	80	×	○	○	
122	補綴	クラウンの精密印象	100	×	×	×	○
292	補綴	ブリッジの精密印象	100	×	×	×	
317	補綴	有床義歯の印象採得	100	×	×	×	
223	補綴	精密印象	100	×	×	×	

■咬合採得

IBNo.	学会名	診療行為	歯科医療行為度	低い	普通	高い	要研修
376	イン	研究用模型の咬合採得	30	×	○	○	
178	補綴	クラウンの咬合採得	50	×	×	○	
69	イン	暫間上部構造の咬合採得	50	×	×	○	
290	補綴	ブリッジの咬合採得	80	×	×	○	
218	顎	スプリント用咬合採得	95	×	×	×	
141	保存	咬合採得	100	×	×	×	
315	補綴	有床義歯の咬合採得	100	×	×	×	
373	イン	上部構造の咬合採得	100	×	×	×	
315	補綴	咬合採得	100	×	×	×	
141	保存	咬合採得	100	×	×	×	

■調整

IBNo.	学会名	診療行為	歯科医療行為度	低い	普通	高い	要研修
63	矯正	装置の研磨、調整	10	○	○	○	
169	補綴	テンポラリークラウンの調整	30	×	○	○	
194	補綴	テンポラリーブリッジの調整	30	×	○	○	
270	保存	インレーなどの咬合調整	80	×	○	○	
365	補綴	クラウンの調整	80	×	×	○	
361	補綴	ブリッジの調整	80	×	×	○	
398	イン	暫間上部構造の調整	90	×	×	○	
105	顎	義歯の調整	100	×	×	×	
106	補綴	義歯の調整	100	×	×	×	
142	顎	義歯の調整	100	×	×	×	
143	補綴	咬合調整	100	×	×	×	
259	顎	テンポラリークラウン・ブリッジの咬合調整	100	×	×	×	
374	イン	上部構造の咬合調整	100	×	×	×	
106	補綴	義歯の調整	100	×	×	×	
143	補綴	咬合調整	100	×	×	×	
216	顎	スプリントの装着・調整	100	×	×	×	

■試適

IBNo.	学会名	診療行為	歯科医療行為度	低い	普通	高い	要研修
92	補綴	有床義歯のトレーの調整	30	×	○	○	
1	イン	トレーの試適	30	×	○	○	
5	保存	インレーなどの試適	80	×	×	○	
21	補綴	クラウンの試適	80	×	×	○	
108	補綴	ブリッジの試適	80	×	×	○	
324	補綴	蝋義歯試適	100	×	×	×	
371	イン	上部構造の試適	100	×	×	×	
324	補綴	蝋義歯試適	100	×	×	×	

■仮着

IBNo.	学会名	診療行為	歯科医療行為度	低い	普通	高い	要研修
318	補綴	クラウンの術後観察	30	○	○	○	
363	補綴	テンポラリークラウンの仮着	30	×	○	○	
316	補綴	クラウンの仮着	30	×	○	○	
59	補綴	ブリッジの仮着	30	×	○	○	
351	保存	仮封	50	×	○	○	
378	小児	窩洞形成後の仮封	60	×	○	○	
98	小児	進行抑制のための齲窩の仮封	60	×	○	○	
402	イン	上部構造の仮着	80	×	×	○	

■合着

IBNo.	学会名	診療行為	歯科医療行為度	低い	普通	高い	要研修
125	補綴	クラウンの合着（他学会に揃えます）	50	×	○	○	
279	保存	インレーなどの合着	80	×	×	○	
298	補綴	ブリッジの合着	80	×	×	○	
232	イン	インプラント体とアバットメントの固定	80	×	×	○	
204	イン	アバットメント同士の固定	90	×	×	○	

■研磨

IBNo.	学会名	診療行為	歯科医療行為度	低い	普通	高い	要研修
310	補綴	義歯床の研磨（他学会に揃えます）	30	○	○	○	
333	小児	形成修復物の研磨	30	×	○	○	
367	保存	インレーなどの研磨	50	×	○	○	
153	イン	上部構造の研磨	60	×	○	○	
97	保存	成形充填材の研磨	70	×	○	○	

■スケーリング等

IBNo.	学会名	診療行為	歯科医療行為度	低い	普通	高い	要研修
121	小児	口腔内診察前の歯面清掃	0	○	○	○	
248	歯周	歯面、根面研磨（PMTCなど）	10	○	○	○	
275	歯周	歯石除去（縁上）	10	○	○	○	
284	歯周	スケーリング・ルートプレーニング（縁下）（SRP）	50	×	○	○	
2	イン	インプラント体周囲のスケーリング	50	×	○	○	
4	老年	PMTC	60	○	○	○	
172	老年	スケーリング・ルートプレーニング	60	×	○	○	

■検査・モニタリング

IBNo.	学会名	診療行為	歯科医療行為度	低い	普通	高い	要研修
85	矯正	顎機能検査機器等の操作補助	0	×	○	○	
126	口外	血糖値測定	0	×	○	○	
260	矯正	ブラケット等脱落のチェック	10	○	○	○	
175	歯周	歯周組織検査（動揺度、付着歯肉、歯周嚢胞深さ検査等）	10	×	○	○	
262	麻酔	モニタの装着（血圧、心電図、パルスオキシメータ）	10	×	○	○	
291	イン	歯式の確認、記入	20	×	○	○	
9	小児	モニターの装着	30	×	○	○	
119	イン	心電計及びモニターの装着	30	×	○	○	
309	障害	一般歯科治療時のモニタリング機器装着・モニタリング・記録	30	×	○	○	
128	老年	血糖値の測定	30	×	○	○	
129	イン	血圧測定	30	×	○	○	
132	老年	口腔乾燥の検査（ガムテスト等）	30	×	○	○	
138	口外	咬合圧検査（デンタルプレスケール、咬合圧計等）	30	×	○	○	
144	口外	口臭検査	30	×	○	○	
241	口外	体温・脈拍・血圧の測定	30	×	○	○	
243	口外	唾液検査（ガムテスト等）	30	×	○	○	
249	顎	チェックバイト	30	×	○	○	
250	老年	知覚の検査（味覚等口腔内・口腔周囲の皮膚等）	30	×	○	○	
308	口外	味覚検査	30	×	○	○	
392	補綴	唾液検査	30	×	○	○	
404	イン	咀嚼能率検査	30	×	○	○	
356	補綴	歯周組織検査	30	×	○	○	
405	補綴	咀嚼能力（能率）検査	30	×	○	○	
91	口外	モニターの装着（心電計、血圧計、パルスオキシメータ等）	30	×	○	○	
118	老年	心電計、血圧計、パルスオキシメーター等の装着	30	×	○	○	
137	障害	笑気鎮静法時のモニタリング	30	×	○	○	
139	老年	咬合圧の検査（デンタルプレスケール・咬合圧計等）	40	×	○	○	
174	老年	血圧測定	40	×	○	○	
252	麻酔	直腸体温計挿入	40	×	○	○	
323	歯周	臨床検査（血圧、脈拍数、体温、呼吸数）	40	×	○	○	
268	障害	静脈内鎮静法時のモニタリング	40	×	○	○	
154	口外	装着したモニターの測定と監視および記録	50	×	○	○	
176	歯周	歯周組織検査（プロービング）	50	×	○	○	
140	補綴	咬合検査（咬合紙などによる）	50	×	○	○	
58	イン	インプラント周囲のプロービング	50	×	○	○	
62	イン	インプラント体の動揺度検査	50	×	○	○	
79	老年	嚥下機能検査（むごちろ、反復水飲みテスト、嚥下音の聴診等）	50	×	○	○	
80	口外	嚥下機能検査（反復水飲みテスト、嚥下音聴診等）	50	×	○	○	
81	補綴	嚥下機能検査	50	×	○	○	
107	老年	義歯不適合部の確認と検査	50	×	○	○	
208	老年	心理テスト（心身症・認知症・うつ病等の把握など）	50	×	○	○	
209	口外	心理テスト（心身症、認知症、うつ病疑い患者の検査と把握）	50	×	○	○	
76	老年	運動能力の検査	50	×	○	○	
145	補綴	ゴシックアーチ描記	50	×	○	○	

3．デンタルスタッフへの啓発法

■除去撤去

旧No.	学会名	診療行為	歯科医療行為度	要研修
171	小児	歯間分離器具（セパレーター）の装着、撤去	10	
188	小児	修復物装着後の仮封材またはTekの除去	10	
322	小児	ラバーダムの装着、撤去	10	
358	歯周	肉芽包掻（除去）	10	
19	矯正	アーチワイヤーの結紮、撤去	30	
56	矯正	ボンディング材撤去後の清掃	30	
328	イン	仮着用セメントの除去	30	
191	障害	障害者のラバーダム防湿	40	
212	保存	ラバーダム装着	40	
167	歯周	暫間固定（エナメルボンド等、除去）	50	
93	保存	仮封材の除去	40	
305	矯正	マルチブラケット装置のブラケットの撤去	50	
89	口外	顎間固定の解除（金属線切断、ゴム除去等）	50	
170	口外	歯牙結紮線の除去（シーネ除去）	50	
96	小児	歯科処置時の仮封又は仮封材の撤去	70	
189	保存	修復物の除去	80	
307	小児	バンドループ・リンガルアーチ・ホールディングアーチの撤去	80	
157	小児	外傷暫間固定装置の除去	80	

■表面麻酔

■浸麻

■静脈路

■聞き取り・医療面接

■洗浄・貼薬

■リハビリ・在宅

■医薬品の授与指示

■その他の診療補助（頻度の高いもの）

■その他の診療補助

歯科医療行為度は、「95～70」は高い能力の歯科衛生士が行い、「69～40」は普通あるいは高い能力の歯科衛生士が行い、「30以下」はすべての歯科衛生士が対応できる。
（日本歯科医学会の歯科衛生士業務に関わる検討会．資料より．日本歯科新聞：第1569号．8月12日．2008．）

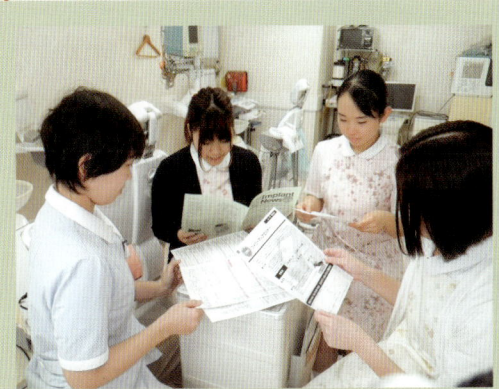

図1　ミーティング，勉強会風景
手技や方針の確認をします．

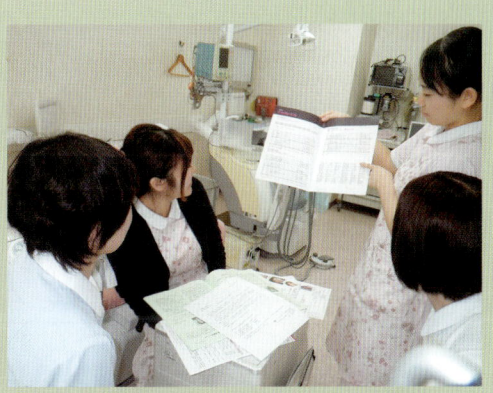

図2　実地で指示や注意を促している風景

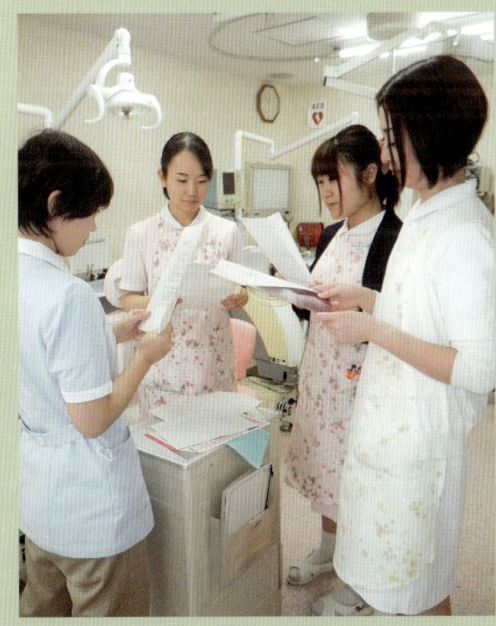

図3　診療後の反省会の風景
　行った内容での反省は，診療の向上にとても大切です．

表2　デンタルスタッフへの啓発法

1．事前のミーティング・予習
2．手技や方針の実習勉強会
3．臨床の場で実地に教える方法
4．診療後の反省会・勉強会

Ⅰ編 総論

4．医療安全法と目的
（医療事故，感染予防，医薬品の管理，機械器材の管理）

1．医療安全管理の確立

　　　　患者の側からみれば，医療機関を選択する際に安全な医療提供体制が図られているかどうかは大きな関心事です．2007年4月（第5次医療法改正）からは歯科診療室でも医療安全講習やマニュアルの整備が義務化され（**表1**），よりいっそうの安全管理が求められています．歯科治療中の事故を回避するためには相応の医学的根拠を反映させる必要があり，良質で安全な医療を提供するには，アシスタントワークを行ううえでも医療安全管理体制を確立することが急務となります．

表1　診療室に整備するマニュアルやレポートなど

医療の安全・安心を推進するためには，院内感染対策，医薬品・医療機器の安全使用を含めた医療安全のためのマニュアル等の整備が必要です．

必携
1. 医療安全管理指針
2. 院内感染対策指針
3. 医薬品業務手順書
4. 医療機器保守・点検計画

市販の書籍（他の機関）代用可
5. 医療事故防止マニュアル
6. 緊急時対応マニュアル
7. 院内感染防止マニュアル

必要に応じて適宜
8. 医療機器保守点検・安全使用規程

年2回開催義務付け
9. 研修実施記録

速やかに医療安全管理者へ報告
10. インシデント・アクシデントレポート

2．医療事故

　　近年，報道を賑わせている医療事故問題，歯科も例外ではありません（図1）．医療事故には，診療そのものに起因する「医療過誤」と，待合室で転倒したり診療に直接関係しない「事故」があります．また，患者に傷害を及ぼすには至らなかったが，日常の診療現場で"ヒヤリ"としたり，"ハッ"とした出来事をインシデント（偶発事象）と呼び，医療行為の中で患者に傷害が及び，すでに損害が発生しているものをアクシデントといいます．

　　医療におけるリスクマネージメントは，発生する医療事故から受ける医療施設の損害をできる限り減らすことを目的としています．医療事故を未然に防ぐためには，医療の質の確保（Quality Assurance：質の保証）を図ることが重要です．

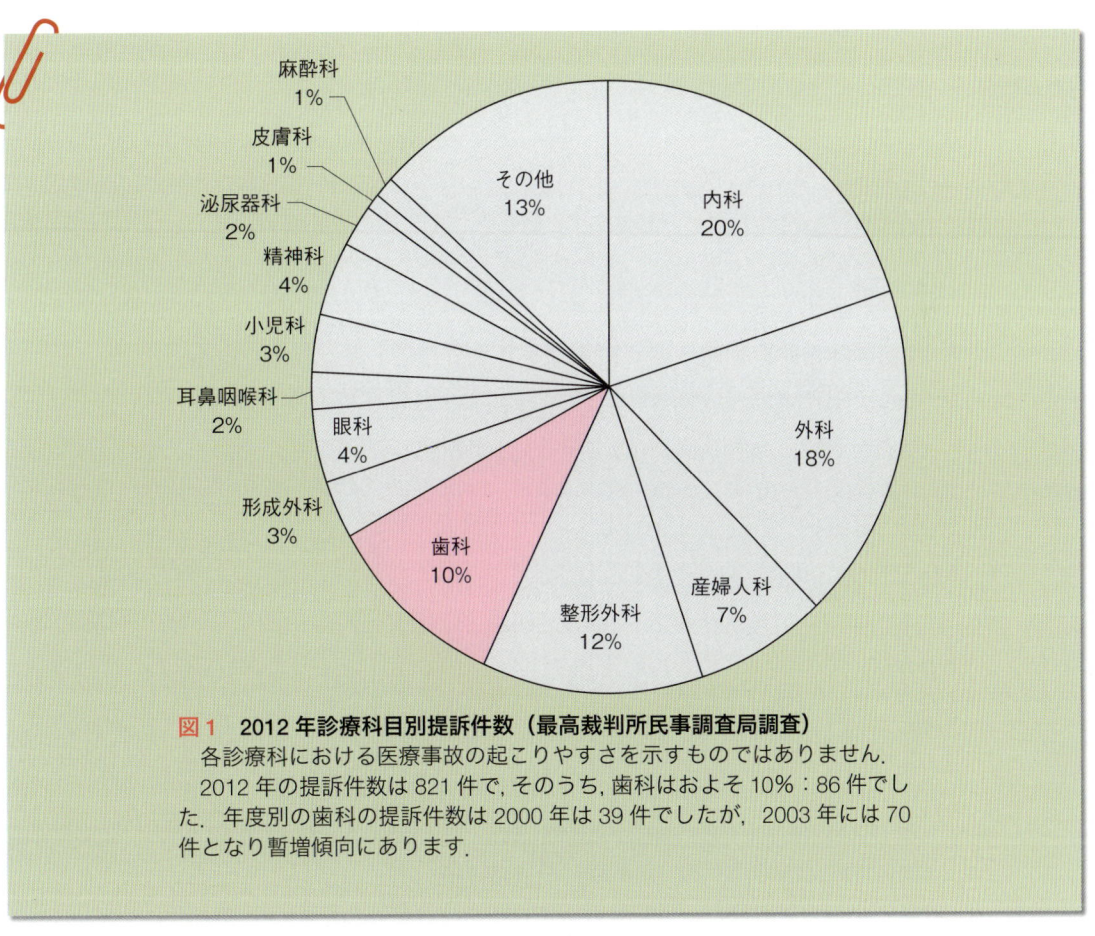

図1　2012年診療科目別提訴件数（最高裁判所民事調査局調査）
　各診療科における医療事故の起こりやすさを示すものではありません．
　2012年の提訴件数は821件で，そのうち，歯科はおよそ10％：86件でした．年度別の歯科の提訴件数は2000年は39件でしたが，2003年には70件となり暫増傾向にあります．

4．医療安全法と目的（医療事故，感染予防，医薬品の管理，機械器材の管理）

1）医療訴訟の動向

①医療事故訴訟件数，医療機関側の敗訴率

年間の医療事故訴訟件数は増加傾向にありました．新規提訴件数は，1997年の597件から2004年には1,110件と1.9倍に増加しました．また，医療機関側の敗訴率も，2004年には39％と80年代に比べ倍増しました（図2）．しかし，2010年以降の提訴件数は，790件程度と推移しています．

訴訟にいたる経緯はさまざまですが，事故が起こった段階での早期の対応をきちんとすることにより，医療機関と患者側で和解が成立するケースがほとんどといわれています．患者側への不誠実な対応や隠し事などにより，患者側が完全に対決姿勢となってしまうことで，訴訟へ発展していきます．

②医事関係訴訟事件の平均審理期間（図3）

民事紛争のうちでも，医事紛争事件のような解決のために専門的知見を必要とする事件は，その数が年々増加している一方で，審理期間が民事裁判全体の

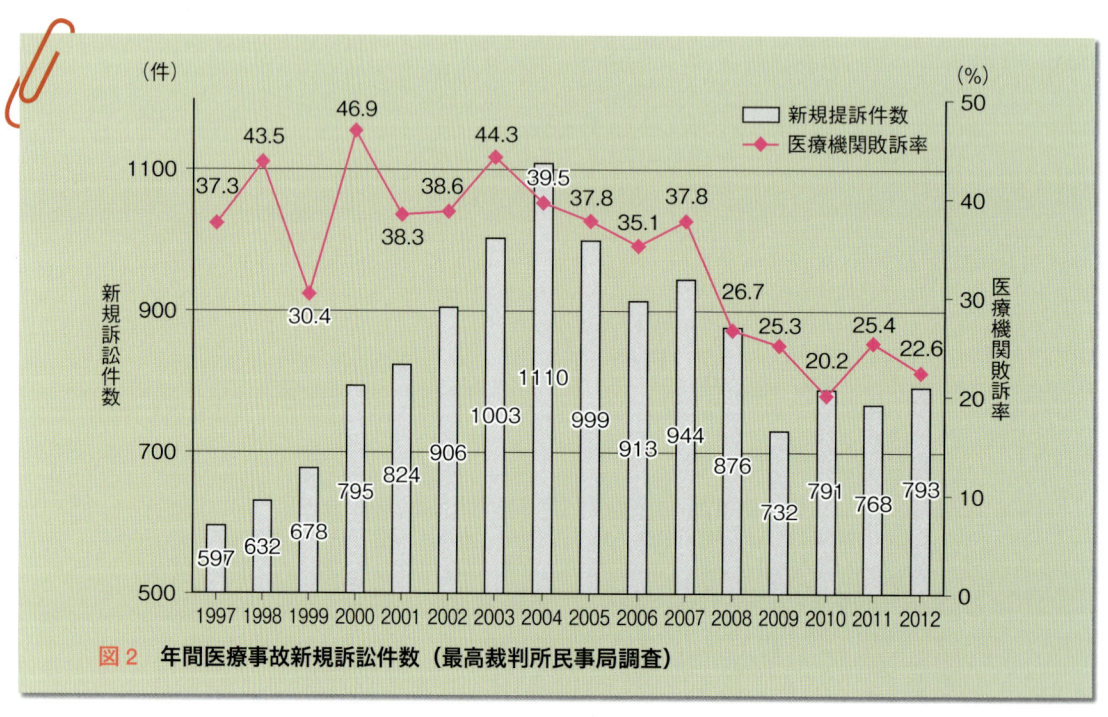

図2　年間医療事故新規訴訟件数（最高裁判所民事局調査）

平均審理期間に比べて長くなっています．このように長期化するのは，専門知識に基づく判断が必要な複雑な事件であるうえ，専門家である鑑定人をみつけるのが一般的に困難であるからです．しかし，最高裁が進めてきた「医事関係訴訟委員会」の設置などにより平均審理期間は，1996年の37.0ヶ月から2012年には24.5ヶ月と大幅に短縮が図られています．医療事故防止はもちろんですが，起きてしまったときの対応，今後への対策などを十分に検討していかなければ，イメージダウンどころか経営そのものを危うくする結果さえあるのです．

【医事関係訴訟委員会】
　鑑定人候補者を早期に選定したり，各界の有識者に医事紛争事件についてさまざまな意見を述べてもらうことなどを目的として，医学界および法曹界の有識者と，一般の有識者からなる委員会で，最高裁判所の中に2001年（平成13年）7月に設置されました．

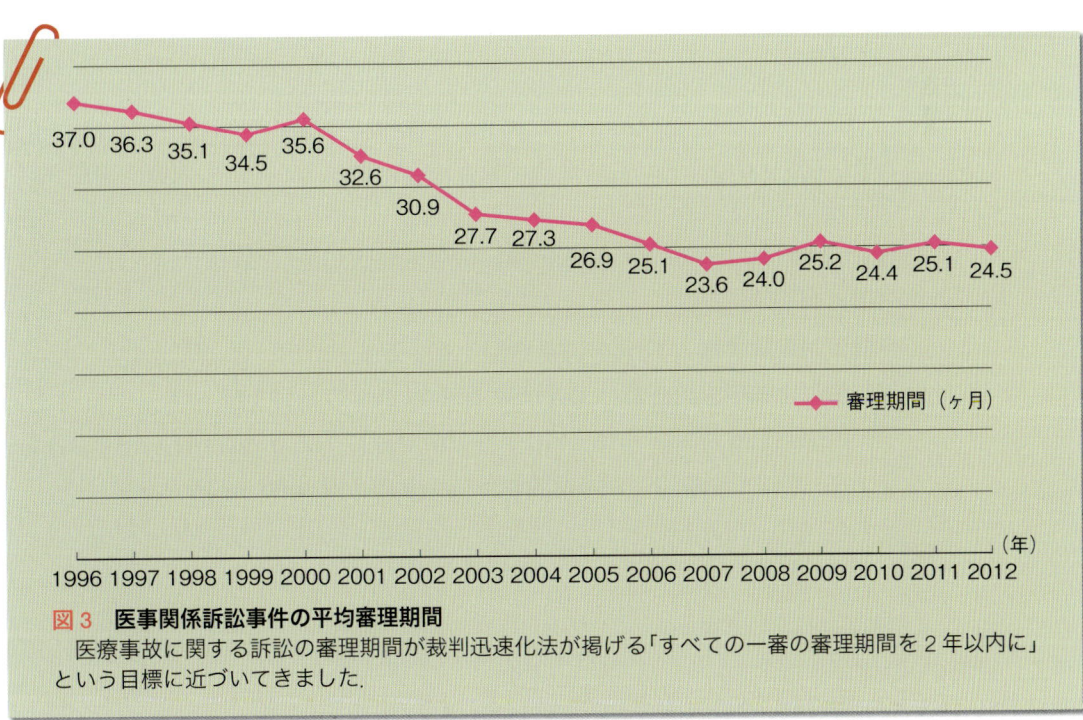

図3　医事関係訴訟事件の平均審理期間
　医療事故に関する訴訟の審理期間が裁判迅速化法が掲げる「すべての一審の審理期間を2年以内に」という目標に近づいてきました．

4．医療安全法と目的（医療事故，感染予防，医薬品の管理，機械器材の管理）

2）歯科医療過誤の判例

医療過誤による裁判が増加したのは，医療事故が増加したのではなく，患者が医療を受ける人間としての権利意識に目覚めたからです．その判例をいくつか紹介します．

● **「ブリッジの支台築造に過失が認められた判決」** 1992年（平成4年）5月29日　京都地方裁判所判決（判例時報1479号64頁所収）

> 4回にわたるブリッジの脱落に関して，支台築造やブリッジの設計・製作を適切に行い，**少なくとも10年間の長期使用に耐えるように**ブリッジの補綴を施すべき債務を患者に負っていたと認定しました．
> 「争点」：ブリッジ補綴治療についての歯科医師の債務不履行の有無
> 「損害賠償請求額」：患者の請求金額 154万4,520円
> 　（内訳：ブリッジ代金相当額22万5,000円＋治療費16万9,520円＋
> 　　慰謝料100万円＋弁護士費用15万円）
> 「判決による請求認容額」：裁判所の認容額 60万9,520円
> 　（内訳：ブリッジ代金の80％18万円＋治療費16万9,520円＋
> 　　慰謝料20万円＋弁護士費用6万円）

● **「歯周病治療で歯科医師が患者の24歯全部を大幅に削合．医師の損害賠償責任を認めた判決」** 2005年（平成17年）12月22日　山口地方裁判所判決（判例タイムズ1223号240頁所収）

> 歯牙削合は，一度実施してしまうと復元することができない不可逆的で侵襲性の高いものですから，他の治療方法との対比を行い，必要性や緊急性，その結果等について**患者に具体的に説明し，**治療を受けるか否かについて適切な判断ができるようにする義務があると判示しました．
> 「争点」：説明義務違反の有無
> 「損害賠償請求額」：患者の請求金額 1,903万5,056円
> 「判決による請求認容額」：裁判所の認容額 968万2,123円
> 　（内訳：治療費183万9,664円＋将来の治療費144万2,459円＋通院慰謝料
> 　　50万円＋後遺障害慰謝料500万円＋弁護士費用90万円）

I編 総論

● 「歯科治療上のミスについて，医療事故の状況の確認や患者への報告・説明をしなかったことも歯科医師の過失であるとの判決」 2002年（平成14年）9月18日　山口地方裁判所判決（判例タイムズ1129号235頁所収）

右上顎第一大臼歯にメタルコアによる支台築造を行うために，口蓋根にポスト形成をしたところ，上顎骨を口蓋根と間違え，上顎洞穿孔を生じさせました．歯科衛生士がメタルコアの印象を採るための印象材の寒天を入れる作業を行いましたが，その際，患者の歯牙から相当量の印象材が上顎洞内に流入し，歯科衛生士は歯科医師に，印象材が長く入ったことを報告しました．しかし，歯科医師は視認のみで，ゾンデを穿孔に差し込んでの確認を行いませんでした．

「争点」：医療事故後の歯科医師の行為に過失があるか．

上顎洞内に印象材が迷入したか否かをゾンデを穿孔に差し込んで確認することを怠り，その事実を患者に報告・説明することができませんでした．

「損害賠償請求額」：242万9,760円
　　（内訳：治療費2万4,300円＋通院交通費5,460円＋将来の手術費用
　　　60万円＋慰謝料150万円＋弁護士費用30万円）

「判決による請求認容額」：152万9,760円
　　（内訳：治療費2万4,300円＋通院交通費5,460円＋将来の手術費用
　　　60万円＋慰謝料70万円＋弁護士費用20万円）

● 医療事故の責任には次のようなものがあります．

- 民事上の責任……債務不履行，不法行為
- 刑事上の責任……業務上過失致死傷罪
- 行政上の責任……歯科医師法上の行政処分

【判例集って何……？】
裁判所の判決，決定などが掲載される「判例集」には，公的機関である裁判所が出している「公的判例集」と民間企業が出版している「私的判例集」があります．私的判例集は速報性に特色があり，簡潔な解説があり実用性の高い資料です．判例タイムズは1950年（昭和25年）に，判例時報は1953年（昭和28年）に刊行されました．

4．医療安全法と目的（医療事故，感染予防，医薬品の管理，機械器材の管理）

3）薬剤添付文書が判断材料とされた医事紛争（必読　最重要！）

事実認定が医療事故の発生時点における医療水準に照らして判断されることから，医療過誤の範囲は時代とともに変化することになります．

●医療面接（問診）が重要な鍵となる判例として，「アスピリン喘息患者に禁忌とされている鎮痛剤を投与，死亡せしめた研鑽義務違反を問うた判決」　1994年（平成6年）12月26日　福岡地方裁判所判決（判例時報1552号99頁所収）

> アスピリン喘息患者が，問診表に喘息の既往歴とピリン系薬剤アレルギーであることだけを記載していました．平成2年3月ロキソニン®を投与し，アスピリン喘息発作を起こし，窒息死したという事案でした．歯科医師は当時，アスピリン喘息の概念，ロキソニン®がアスピリン喘息を起こすおそれがある，禁忌症の知識を有しておらず，**研鑽義務違反を判示**しました．
>
> 「損害賠償請求額」：遺族の請求金額慰謝料など2,550万円
>
> 「判決」：アスピリン喘息は，すべての酸性解熱鎮痛薬（酸性非ステロイド性抗炎症剤）によって発作が誘発される喘息であり，成人の気管支喘息の約10～15％を占めており，重症難治例が多い．昭和55年ころからは，呼吸器やアレルギー疾患の専門医の間で注目されるようになり，**昭和61年6月改訂の添付文書には，既に使用上の注意として「アスピリン喘息又はその既往歴のある患者には投与しないこと，気管支喘息のある患者には慎重に投与すること」が記載されていました．**研鑽義務については，人の生命および健康を管理するという医師の業務の特殊性と薬剤が人体に与える副作用等の危険性に鑑みれば，ロキソニン®を投与するにあたりその禁忌症であるアスピリン喘息に関する知識の修得に努めなければならず，歯科医師としての研鑽義務を負っていたものというべきであり，研鎮義務を尽くしたものとは到底いえません．
>
> 「判決による請求認容額」：裁判所の認容額1,920万円

●**医療現場の慣行によらず，添付文書の記載に従うべきであると判示された最初の判例として「ペルカミン S® 注腰椎麻酔に係る最高裁判決」** 1996 年（平成 8 年）1 月 23 日最高裁判所第三小法廷判決（判例時報 1571 号 57 頁所収）

　1974 年（昭和 49 年）9 月，7 歳男児に対する虫垂切除手術に際し，麻酔剤ペルカミン S®（塩酸ジブカイン）を使用して腰椎麻酔後施術．執刀開始 4～5 分後に虫垂根部をペアン鉗子で牽引した時点で男児は悪心を訴えました．脈拍の異常，血圧低下，自発呼吸の減少を認め，救急蘇生の措置を行いましたが，3 分後に心停止．心拍，自発呼吸再開するも低酸素脳症による重度の脳機能後遺障害を生じました．

「**争点**」：腰椎麻酔の際の血圧測定の間隔の問題

　麻酔剤ペルカミン S® の添付文書に，注入後 10～15 分間は 2 分ごとに血圧測定をすべきだと記載されていたにもかかわらず，当時の医療慣行として一般的に行われていた 5 分間隔の測定をした結果，患者に重篤な後遺障害を与えたことが，医療側の過失になるかどうかが問われました．

「**判決**」：**医療水準は，医師の注意義務の基準（規範）となるもの**であるから，平均的医師が現に行っている**医療慣行とは必ずしも一致するものではなく**，医師が医療慣行に従った医療行為を行ったからといって，医療水準に従った注意義務を尽くしたと直ちにいうことはできない．

　添付文書の遵守義務について，明確な判断を示したものです．「添付文書の記載事項は，当該医薬品の危険性につき最も高度な情報を有している製薬業者が，患者の安全性を確保するために，医師等に対して必要な情報提供目的で記載するもの」であり，医薬品の使用に際しては，**添付文書に記載されている用法・用量，各種注意事項等を遵守**しなければ，「当該医師の過失が推定される」と判決には書かれています．

　法的な注意義務，説明義務の「物差し」ともいうべき医療水準が厳しくなっています．

　通常の医療現場の慣行によらず，添付文書の記載に従うべきであり，それが医療水準であると判示した重要な判例です．

3．感染予防

　　歯科治療は観血的処置を伴うことが多く，患者の血液や唾液との接触は避けられません．しかし，外来歯科患者では一般の歯科治療前に血液検査が行われることは稀です．感染症の有無が不明なことが多く，注射針のみならず探針，リーマーなどの鋭利な器材も多いことから，針刺し・切創・器具刺し事故などが起こりやすい環境にあります．日常診療では器具の洗浄や滅菌操作時の医療スタッフへの指導・配慮も重要です．

1）ユニバーサルプレコーションとは

　　1985年HIV（human immunodeficiency virus：ヒト免疫不全ウイルス）感染予防のために，医療従事者の保護を中心として，ユニバーサルプレコーションが考え出されました．対象は血液だけでなく体液，排泄物にも及び，肝炎ウイルスキャリアやエイズ患者などの重症感染症患者を特別扱いするものではなく，「すべての患者の体液・排泄物は感染源となりえる可能性がある」とする考え方です．
　　血液，体液，分泌物，排泄物や患者の創傷，粘膜などに接触する場合に手袋を着用し，処置後手袋を取ったあと手洗い（衛生的手洗い）を行います．
　　血液などで汚染される恐れのある場合にはガウンかマスクを着用します．

2）スタンダードプレコーションとは

　　1996年CDC（Center for Disease Control：アメリカ防疫センター）が公表した予防政策で，ユニバーサルプレコーションで対象とした血液や体液，排泄物に加え，手洗いや呼吸器系，結核予防対策も含まれています．
　　ユニバーサルプレコーションの手法に加え，患者周囲の汚染（寝具，ベッド，テーブル，ドアノブなど）の疑われる範囲に接触した場合にも手洗いを行います．CDCの手指衛生ガイドラインでは，目に見える汚れのない場合には，主に速乾性手指消毒薬を擦りこむことにより手洗いを行う方式を勧告しています．

感染事故を起こさないためには（図4, 5）

1) 感染防御のためにグローブ，マスク，ゴーグルを着用します．
2) 注射針はリキャップをせず，やむをえない場合は片手で行います．
3) 注射針，メス，鋭利な器具は方向を揃えておき，専用容器に廃棄します．
4) 感染症情報が明らかな場合はデンタルスタッフにも周知します．
5) 器材洗浄は厚手のゴム手袋を着用し，器具に直接触れないようにします．
6) 器具の取り扱い方法について熟知し，安全策が必要であれば改善します．

参考文献

1) 田口正博，西原達次，吉田俊介訳，小林寛伊監訳：歯科医療現場における感染制御のためのCDCガイドライン．メディカ出版，大阪，2004．

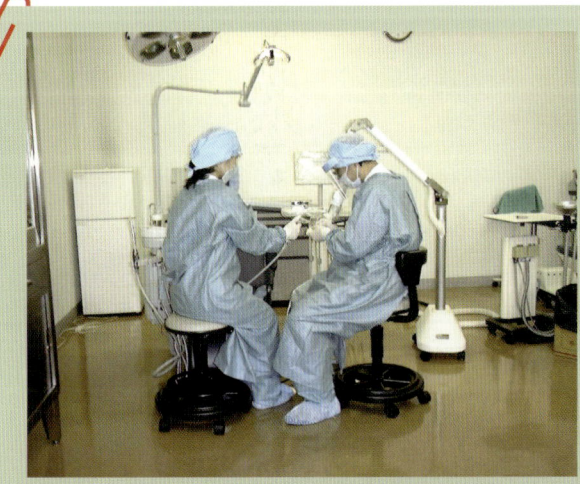

図4　ディスポーザブルの感染防護着を着用します
マスク，予防衣，手袋，防護メガネなど

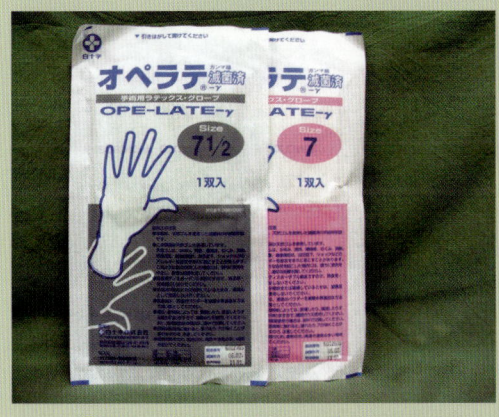
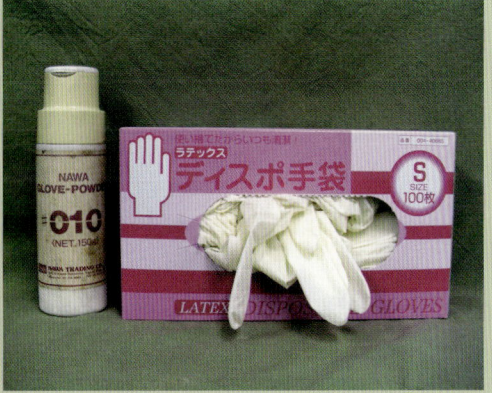

図5　用途に合わせて，滅菌，非滅菌手袋を使いわけます
手指の滑りが悪い場合には，グローブパウダーを併用します．

4．医療安全法と目的（医療事故，感染予防，医薬品の管理，機械器材の管理）

4．医薬品の管理

　　　医薬品の購入は，広く医薬品情報を収集し安全性や誤投薬防止の観点などから類似名称や類似外観，形状の薬は避けます．購入した医薬品の品目，規格，数量などが合致しているか，発注伝票（**表2**）に基づき確認します．

　　　購入した医薬品は医薬品管理簿を作成し，メーカー名，商品名，剤形，規格単位，数量，包装単位，有効期限を記載します（**図6**）．処方箋の記載事項も確

表2　発注伝票
医薬品在庫一覧表を作成しておき，発注の際には活用します．

メーカー名	品名・規格	容量	単価	数量
アステラス	サワシリンカプセル	PTP 250MG 500P	7,560	
アストラ	マーカイン注0.25%（シン）	20MLX1V	310	
オリエンタ	オキシドール	500ML	300	
オリエンタ	消毒用エタノール Ol ポリ瓶	500ML	600	
関東化学	メチレンブルー 希釈液 細菌染色用	100ML	710	
塩野義製薬	ケフレックスカプセル	PTP 250MG 500P	15,350	
昭和薬品	歯科用（口腔用）アフタゾロン0.1%	3GX50	10,130	
第一三共	ハイアミン液10%	1000ML	880	
第一三共	ロキソニン錠	PTP 60MG 1000T	24,000	
日本新薬	レフトーゼ錠（30MG）	PTP 30MG 500T	13,170	
萬有製薬	デカドロン注射液	3.3MG 1MLX50A	10,220	

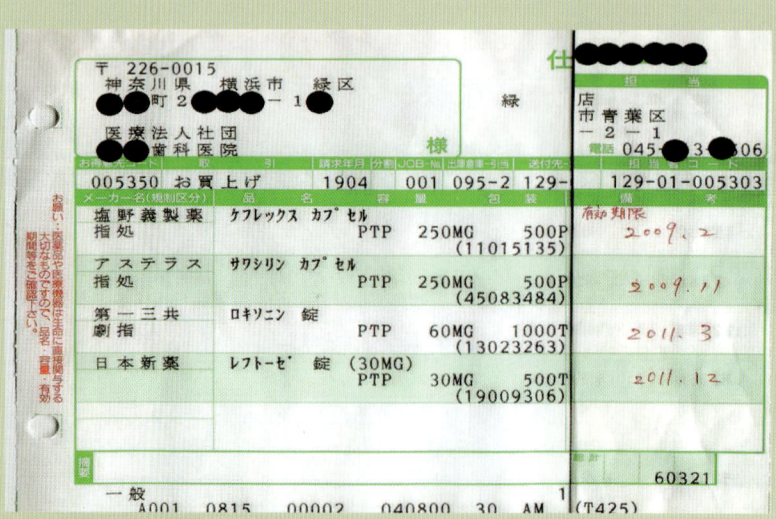

図6　医薬品管理簿
医薬品納入伝票に有効期限の記載がない場合にはその期日を追記，複写し，医薬品管理簿にします．

認しましょう（**表3**）．また，定期的に在庫チェックを行い，適正在庫を心がけます．

厚生労働省の医薬品等安全性関連情報など（**図7-1，7-2**），**医薬品の安全使用に関する情報の収集や添付文書の確認**・定期的な更新が重要です（p.18参照：薬剤添付文書が判断材料とされた医事紛争）．また，消毒薬（アルコールワッテ）など小分け・補充薬品では補充間違いの防止対策のため色分け（**図8**），ラベリングやマーキング（**図9**）などの区別のための工夫を行います．

表3　処方箋の記載事項の確認

1. 患者確認を徹底し，類似名称医薬品に注意
2. 判読しやすい文字で，患者氏名，性別，年齢，医薬品名，剤形，規格単位，分量，用法用量を記載
3. コンピューター入力の際には誤入力に注意
4. 単位等の記載方法を統一
   - 1日量と1回量．mg，ml，cc，g，バイアル等．
   - 散剤，水剤，注射剤の処方時は濃度（％）まで記載
   - 1V（バイアル），1U（単位），iv（静脈注射）などは誤りやすい

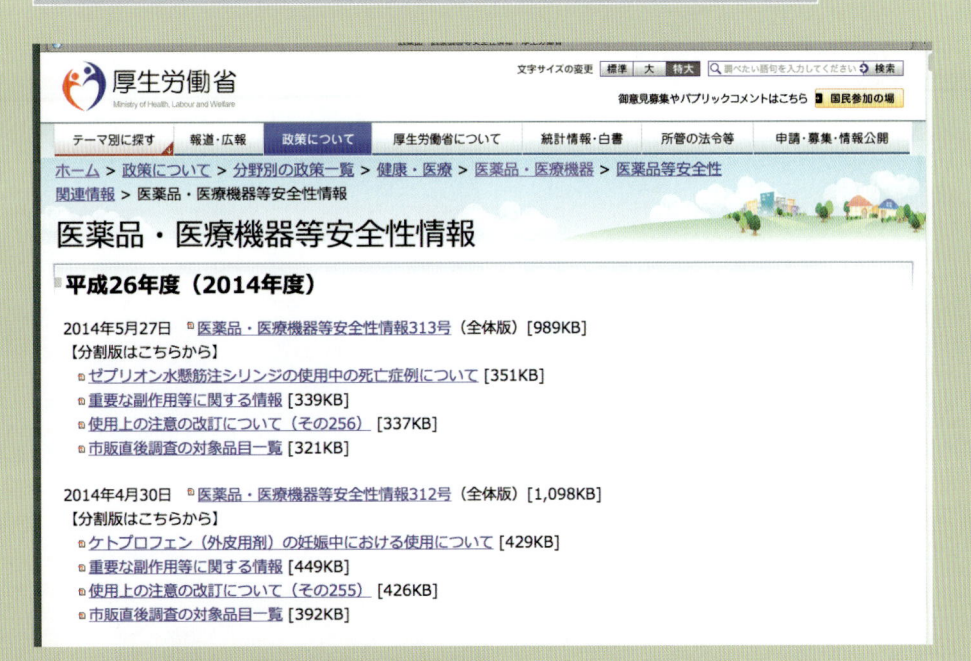

図7-1　厚生労働省の医薬品等安全性関連情報

4．医療安全法と目的（医療事故，感染予防，医薬品の管理，機械器材の管理）

2
妊娠と薬情報センター事業について

1．妊娠と薬情報センター事業について

　厚生労働省では，平成17年10月より，国立成育医療研究センター（旧国立成育医療センター）に「妊娠と薬情報センター」を設置し，妊婦あるいは妊娠を希望している女性に対し，最新のエビデンスに基づく相談業務を実施しています．さらに相談者を対象として妊娠結果の調査を行い，新たなエビデンスを確立する調査業務も合わせて行っており，医薬品医療機器等安全性情報No.268及びNo.279でご紹介しているところです．

・妊娠と薬情報センターホームページ：http://www.ncchd.go.jp/kusuri/index.html
・医薬品医療機器等安全性情報　No.268：
　http://www1.mhlw.go.jp/kinkyu/iyaku_j/iyaku_j/anzenseijyouhou/268.pdf
・同No.279：http://www1.mhlw.go.jp/kinkyu/iyaku_j/iyaku_j/anzenseijyouhou/279.pdf

図7-2　厚生労働省の医薬品等安全性関連情報
医薬品安全情報トピックスの事例「妊娠と薬情報センター事業について」

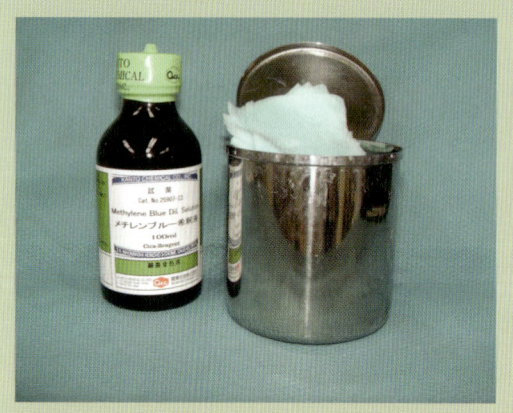

図8　アルコールをメチレンブルー希釈液で染色します．

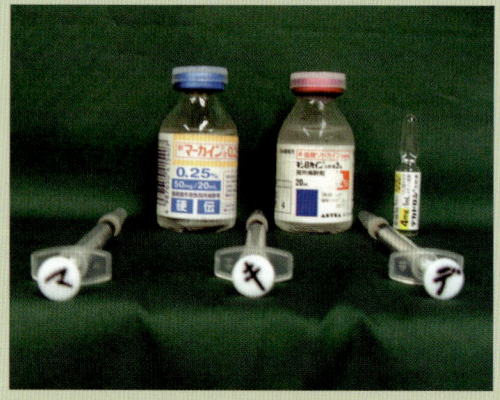

図9　シリンジにマークします．
マ：マーカイン®，キ：キシロカイン®，デ：デカドロン®

図10　エフゲン®

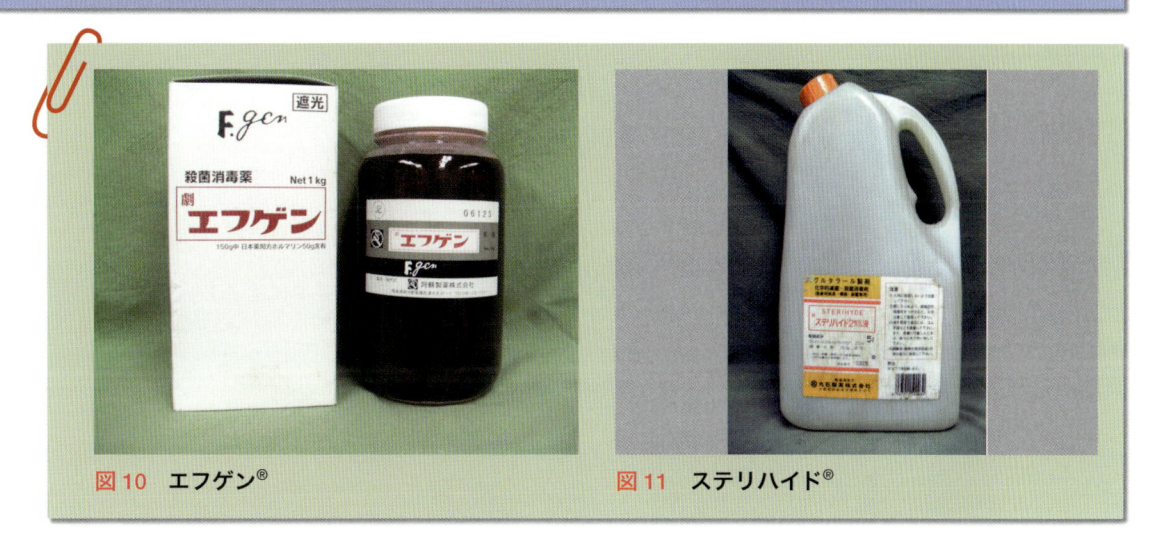

図11　ステリハイド®

1）毒物・劇物の管理の徹底

フッ化物，過酸化水素，ホルマリン製剤（図10），グルタール製剤（図11）などの毒物・劇物などの管理は鍵付き戸棚に保管するなど，十分注意を払う必要があります．

2）薬剤相互作用や口腔内症状が出現する薬剤を確認

1）抗凝固作用のある医薬品（ワーファリン®，パナルジン® など）．
2）血糖降下作用のあるトルブタミン，インスリン製剤．
3）免疫抑制剤や抗癌剤（ビスホスホネート系薬剤の顎骨壊死・顎骨骨髄炎）などの医薬品の服用の有無．
4）口腔内症状（口渇，歯肉肥厚（図12）など）の現れる医薬品（抗てんかん剤，Ca拮抗剤）．
5）医薬品に関連した副作用歴（薬疹（図13）），アレルギー歴（局所麻酔剤，ラテックスアレルギー（キウイ，マンゴーなど果物），歯科材料や合成樹脂，金属アレルギー（図14））については起こりうる症状，その処置方法について対応できるようにします．
6）他の医療機関から処方されている薬剤の検索方法について学習します．
7）現在の服薬状況から現病歴を類推できるように努めます．

4. 医療安全法と目的（医療事故，感染予防，医薬品の管理，機械器材の管理）

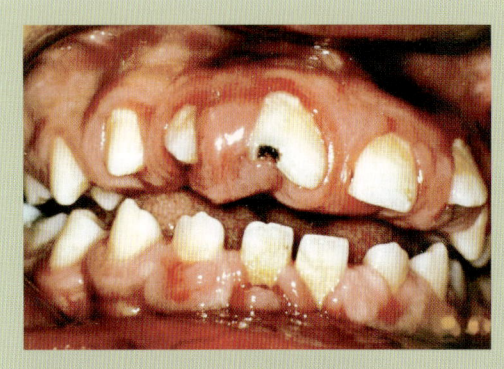

図12　ヒダントインによる歯肉肥大
上皮脚の繊維化により歯間乳頭部の顕著な肥厚を示します．

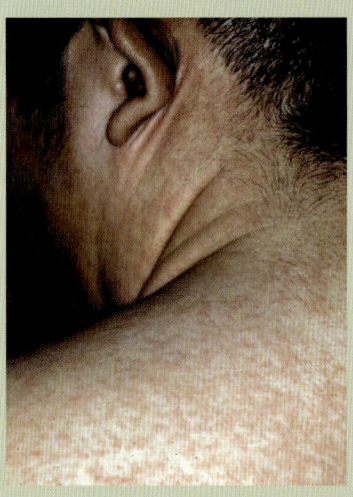

図13　薬疹
丘疹が播種状にみられます．

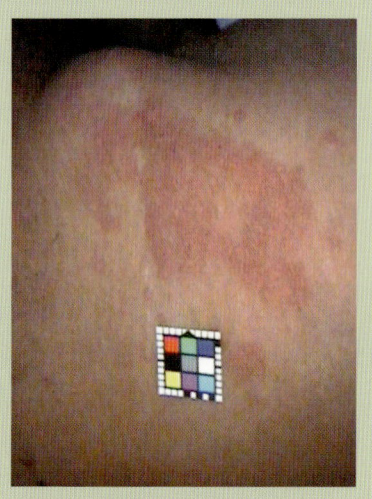

図14　金属アレルギー
鎖骨下部にみられた紅斑（写真中の色紙は色補正用のカラーチャートキャスマッチ）

5．機械器材の管理

　　　医療機器を適切に使用するための知識や操作方法について整理し，故障やトラブル時には迅速に対応できるように努めます．医療機器の添付文書や使用説明書は保存し，保守点検を計画的に行います（表4）．
　　　日常診療での点検項目を表5に示します．特に切削器具（タービン）は，粘膜損傷など重大事故につながりますので，注油をよく行い（図15），チャックの緩みの有無，ブレ，ベアリングの消耗や異常音がないかよく確認します．

医療ガスの管理方法：酸素，笑気，麻酔ガス，医療用圧縮空気については減圧弁，ボンベの耐圧検査などは業者に依頼します．

表4　機械器材の保守点検

① 医療機器名
② 製造販売業者名
③ 型式・型番・購入年
④ 保守点検の記録（年月日，保守点検者，点検の概要）
⑤ 修理の記録（年月日，修理者，修理の概要）
・保守点検を外部に委託する際も，実施状況等を記録し保存する．

表5　機械器材の点検項目の一例

始業時に点検する事例です．

1．機器の電源状態確認
- ユニットなどの診療機器
- エアーコンプレッサー
- セントラルバキューム

2．ユニット作動確認
- 各元コックを開く
- スリーウェイシリンジ・タービンエアー圧確認
- バキュームの吸引状態

3．ユニットを操作し，異常音・ガタ・振動確認
- 患者用椅子の動き・緊急停止装置
- 無影灯の上下・左右の動き，各部の異常音
- 緩み，さび等

4．エアータービン・ハンドピース等の確認
- バーの引抜き・回転ブレ
- ヘッドキャップの緩み
- 異常音・振動など

5．スリーウェイシリンダーの確認
- エアー・水・スプレーの切替
- 適量・適圧と温水・温風

6．エックス線撮影装置の確認
- 装置外観上の異常や油もれ
- アームの旋回動作確認

4. 医療安全法と目的（医療事故，感染予防，医薬品の管理，機械器材の管理）

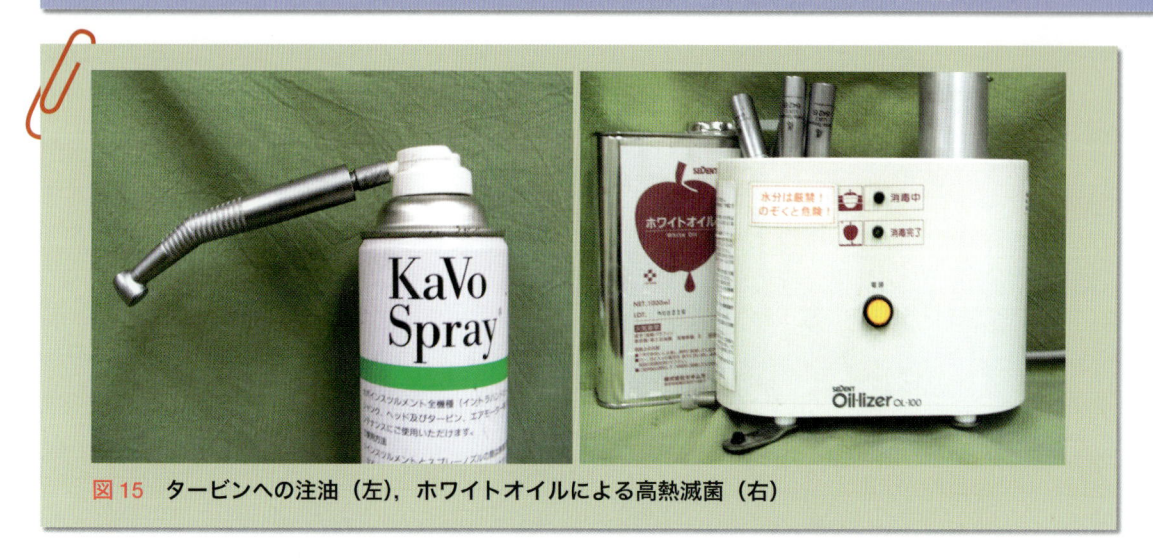

図15 タービンへの注油（左），ホワイトオイルによる高熱滅菌（右）

医薬品医療機器情報提供ホームページ

http://www.info.pmda.go.jp

厚生労働省や医薬品・医療用具などの製造業者が作成した情報を提供しています．医薬品医療機器総合機構安全部安全性情報課が管理を行っています．

医薬品の一般名や販売名から「副作用が疑われる症例報告に関する情報」を検索，閲覧できます．

（中島　丘）

参考文献

1) 北澤武文：平成18年度厚生労働科学研究　医薬品等の安全管理体制の確立に関する研究．平成19年3月，厚生労働省．
2) 日本歯科医学会：日本歯科医学会認定　歯科診療ガイドライン1　エビデンスに基づく一般歯科診療における院内感染対策．永末書店，京都，2007．
3) 日本歯科医師会：一般歯科診療ガイドラインによる院内感染対策Q&A，平成22年8月．（日本歯科医師会会員ホームページメンバーズルームからダウンロード可）
4) 日本歯科医学会厚生労働省委託事業「歯科保健医療情報収集等事業」
一般歯科診療時の院内感染対策　作業班：厚生労働省委託事業「歯科保健医療情報収集等事業」
一般歯科診療時の院内感染対策に係る指針，平成26年3月31日．
http://anshin.pref.tokushima.jp/med/experts/docs/2014060400036/files/fail2.pdf

II編

基礎知識

Ⅱ編　基礎知識

1．アシスタントワークの考え方

　フォーハンドテクニックを基本とする歯科診療を術者が1人で行うのでは効率が悪く，適正な術式は困難です．スムーズで効率のよい歯科診療を提供するために，デンタルスタッフとの連携，スタッフによる適切なアシスタントワークが必要です．

　歯科診療の臨床の場では，デンタルスタッフとの協調に努め，術者がよりスムーズに診療を進められることを考えなければいけません．また，アシスタントワークの習得ではチェアーサイドでの補助時には，術者の手技を観察するだけでなく，患者へのコンサルテーションなども注意深く聞き，歯科診療の参考にするとともに患者とのコミュニケーションの構築の仕方も学びます．さらに，アシスタントワーク中も術者になった気持ちで，より充実したアシスタントを心掛けます．アシスタントワークを通して多くの症例に接し，診断能力や治療計画の立案を学び，スムーズで適正な歯科診療を提供できる能力を養うことが必要です．アシスタントワークを研修する施設には，大学，短大，専門学校それに関連，連携する医療機関などがありますが，その考え方には，それぞれの特徴があります．その履修方法は，座学と実習を通して習得することになりますが，各学習の場に合わせて正しく学ぶ姿勢が大切です．

　研修施設実習の場合では，指導医あるいは担当医などの責任者（以下，責任者）の下で術者として歯科診療行為を行うことを学びます．しかし研修施設では高質な歯科医療の提供を保つために，臨床経験の少ない実習者に無条件で患者を担当させることはできず，アシスタントワークを通して知識，技術を判断したうえで，それぞれの実習者が診療可能な症例を担当させることになります．各研修施設において，指導者と同等，あるいはそれに近い歯科診療を提供するためにも，アシスタントワークは非常に重要であるといえます．

　アシスタントワークの一例を以下に紹介します．

１．診療前の器材・材料準備

　　　　診療ユニットの清掃・消毒後に，スムーズな歯科診療のために，予定する診療で使用する器材・材料を過不足なく準備します．

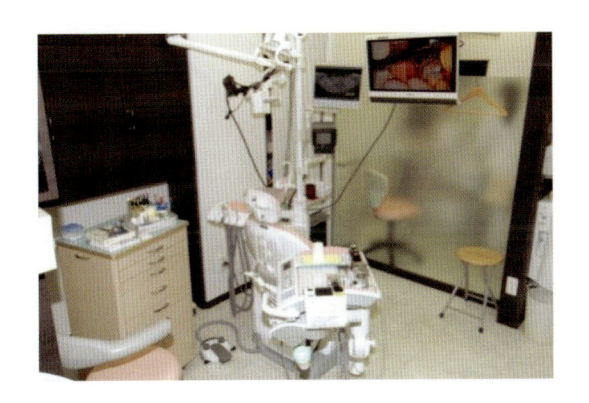

２．患者誘導

　　　　患者を待合室より診療ユニットへ誘導します．誘導時には患者の表情，動きから当日の体調を把握し，問題があれば責任者への報告が必要です．

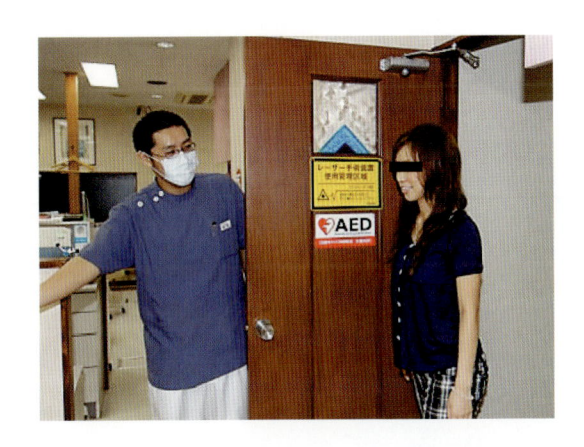

1. アシスタントワークの考え方

3. 問 診

前回までの診療について痛みや違和感などの問題がないかを確認するとともに，当日の診療予定について説明などできるように習得します．また，診療前の患者の不安を解消できる対応を心掛けます．

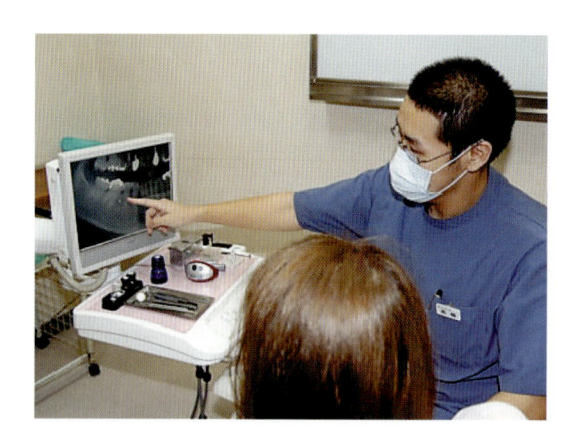

4. 責任者との連携

診療前準備が整い次第，責任者へその旨を伝え，診療を開始します．

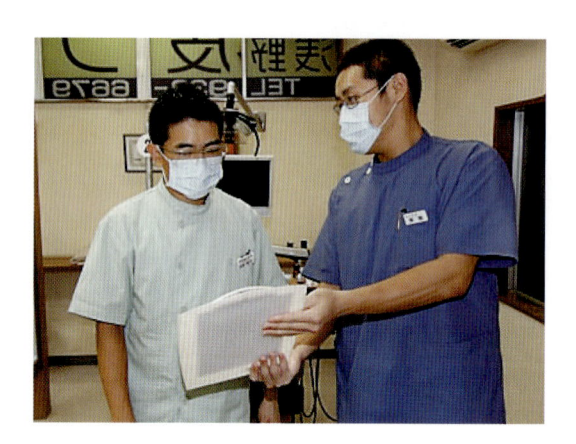

5. アシスタントワーク

アシスタントワーク中は決められた行動パターンに従い（行動パターン参照），迅速で安全なアシスタントに努め，責任者の指示の下，診療行為も行います．

6．術後の説明

　　患者が当日の診療内容を十分に理解できるように，処置内容を説明し，疑問点があれば明確に回答します．事務的な歯科における接遇ではなく，患者の表情，感情の変化を察知し，それらに対応できる能力が求められます．さらに，診療後の注意事項，次回の診療予定を告げて，患者が診療室から安全に退出できるよう誘導します．

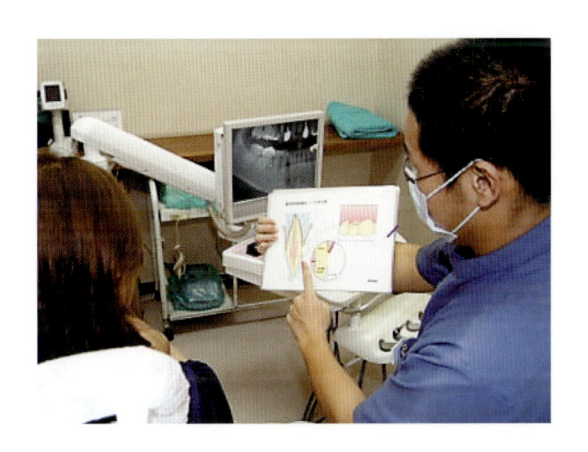

7．診療録記載

　　当日の診療内容を記載します．研修者は正しい診療録記載法を学び，責任者の求めがあれば，記載の補助を行います．診療後は，診療における疑問や不明点を解消するために責任者へ対して診療内容を再確認し，スキルアップに努めます．

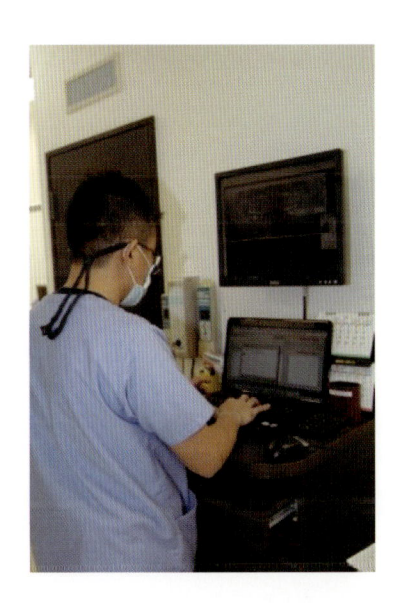

（浅野倉栄）

II編　基礎知識

2．診療の流れの理解

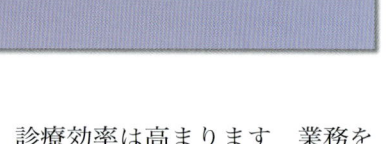

　　術者および補助者による診療の展開により，診療効率は高まります．業務を分担し，診療を進めることにより，患者の苦痛の軽減，安全の確保，診療時間の短縮につながります．
　　デンタルスタッフは，診療方針を理解し，事前に疾患の状態について把握し，処置内容を理解していなければ，チーム医療は確実にできません．このことは知識として身につけているだけでなく，行動として結びつける努力をすることが重要です．そうすることにより，やがて瞬時に的確なチーム医療が行えるようになるのです．
　　また術者は，医療従事者として安全な歯科医療を提供するためにも患者および補助者と信頼関係を築き，十分に準備を行い診療に対応することが重要です．
　　歯内療法の例をもとに治療の流れを考えますと，
　①診療方針の事前の理解と処置方法の理解
　②処置に必要な器材に関する知識と取り扱い方法
　③患者に対する配慮事項の理解
　が重要になります．
　　チーム医療を行うにあたって疾患の種類，診療方法，術式を把握し患者に与える影響について予測し，配慮注意（術後疼痛の発現の予測，投薬処置）をすることが必須です．

【例：歯内療法1回目の診療予定】
臨床診断：慢性根尖性歯周炎

1）治療方針

クラウンの除去後，感染根管治療を行う予定（方針の共有）（図1，2）．

2）器材の準備

ラバーダムを装着して根尖病変を有する根管充填材の除去を行います（図3，4）．この際，エックス線写真が示すように根尖病変を有する歯の根尖孔を穿通した場合，嫌気的条件下から好気的条件下になったために，急性化に転じることもありますので，注意を要します．すなわち根尖を穿通した刺激により根尖

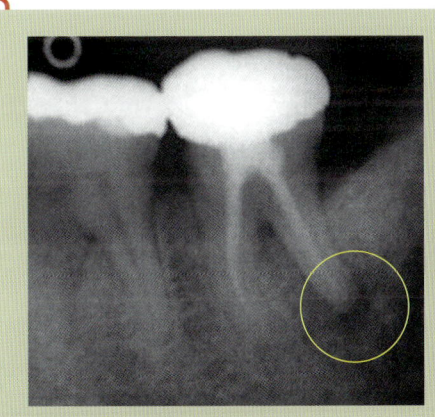

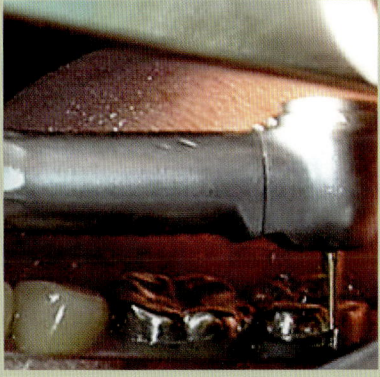

図1，2　感染根管治療
根尖病変のある歯を根管治療するときには注意します．根管穿通2～3日後に急性症状を生じることがあります．
治療前に患者に急性化することのあることを伝え，術者は急性化したときに対応できるようにアポイントなど準備します．

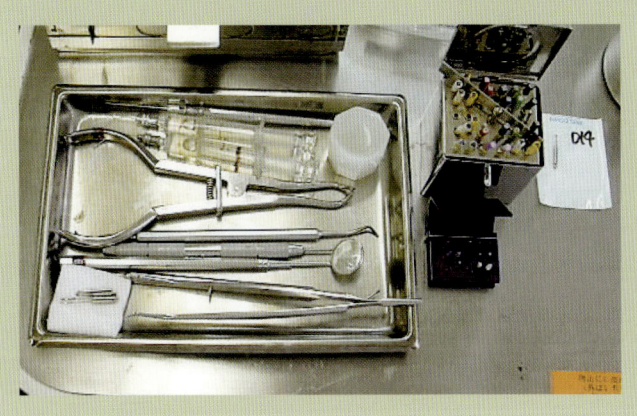

図3　器材の準備
感染根管治療の準備：ガッタパーチャの除去に使用する除去剤，エンジンリーマー，ピーソーリーマー

2．診療の流れの理解

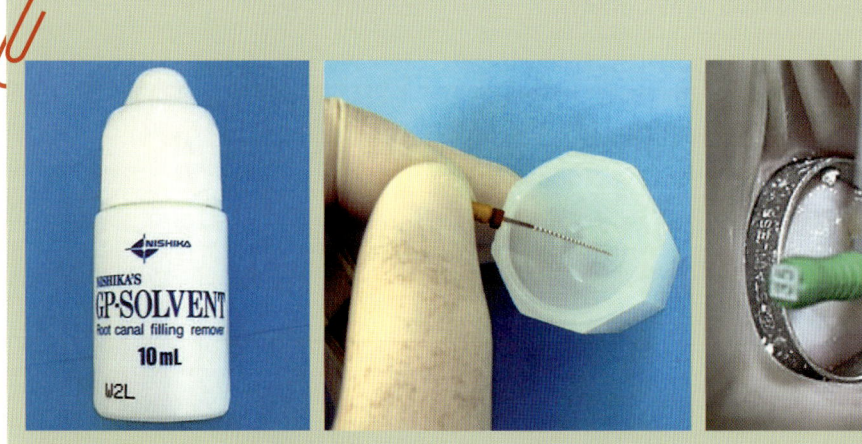

図4　ガッタパーチャの除去剤をファイルに浸し，ラバーダムを装着し根管治療を開始します．

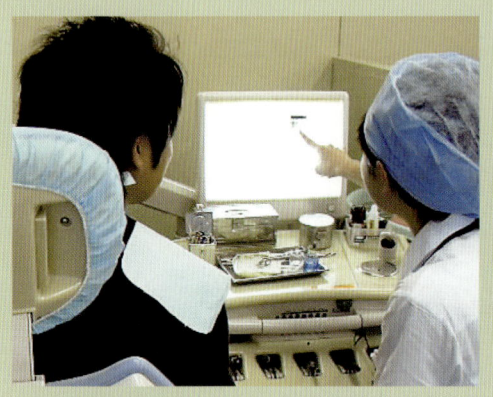

図5　術者が診療とエックス線写真の内容を説明します．

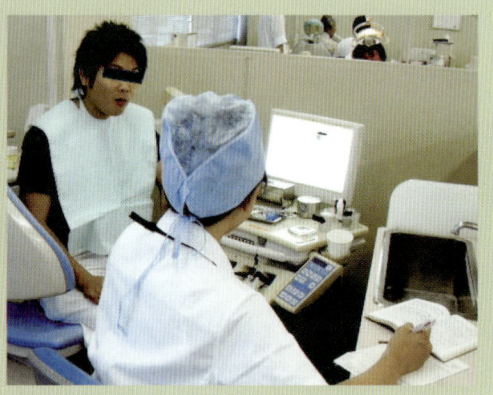

図6　術後疼痛に対する対処法の説明と鎮痛薬の説明をします．

病変周囲で局所免疫反応が生じ，2〜3日後に著しい自発痛，根尖からの排膿が生じることも考えられます．

3）患者に対する術後の説明と配慮事項の理解

緊急時の連絡方法とその対処方法，そのときの投薬処置についても治療後に配慮して伝え，次回の診療の予約を取ります（図5，6）．

（山口博康）

Memo

Ⅱ編　基礎知識

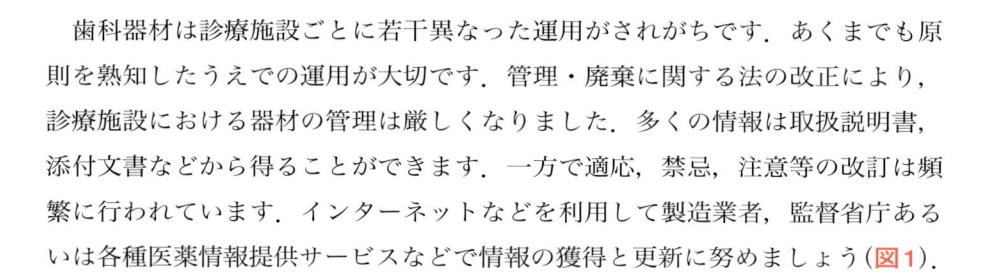

3. 使用器材

　歯科器材は診療施設ごとに若干異なった運用がされがちです．あくまでも原則を熟知したうえでの運用が大切です．管理・廃棄に関する法の改正により，診療施設における器材の管理は厳しくなりました．多くの情報は取扱説明書，添付文書などから得ることができます．一方で適応，禁忌，注意等の改訂は頻繁に行われています．インターネットなどを利用して製造業者，監督省庁あるいは各種医薬情報提供サービスなどで情報の獲得と更新に努めましょう(図1)．

1．材料・薬品

　図2に示すように，安全と清潔を基本として使用法，保管，廃棄に大別できます．材料管理一覧などを作成し，併せて使用期限なども記載しておくとよい

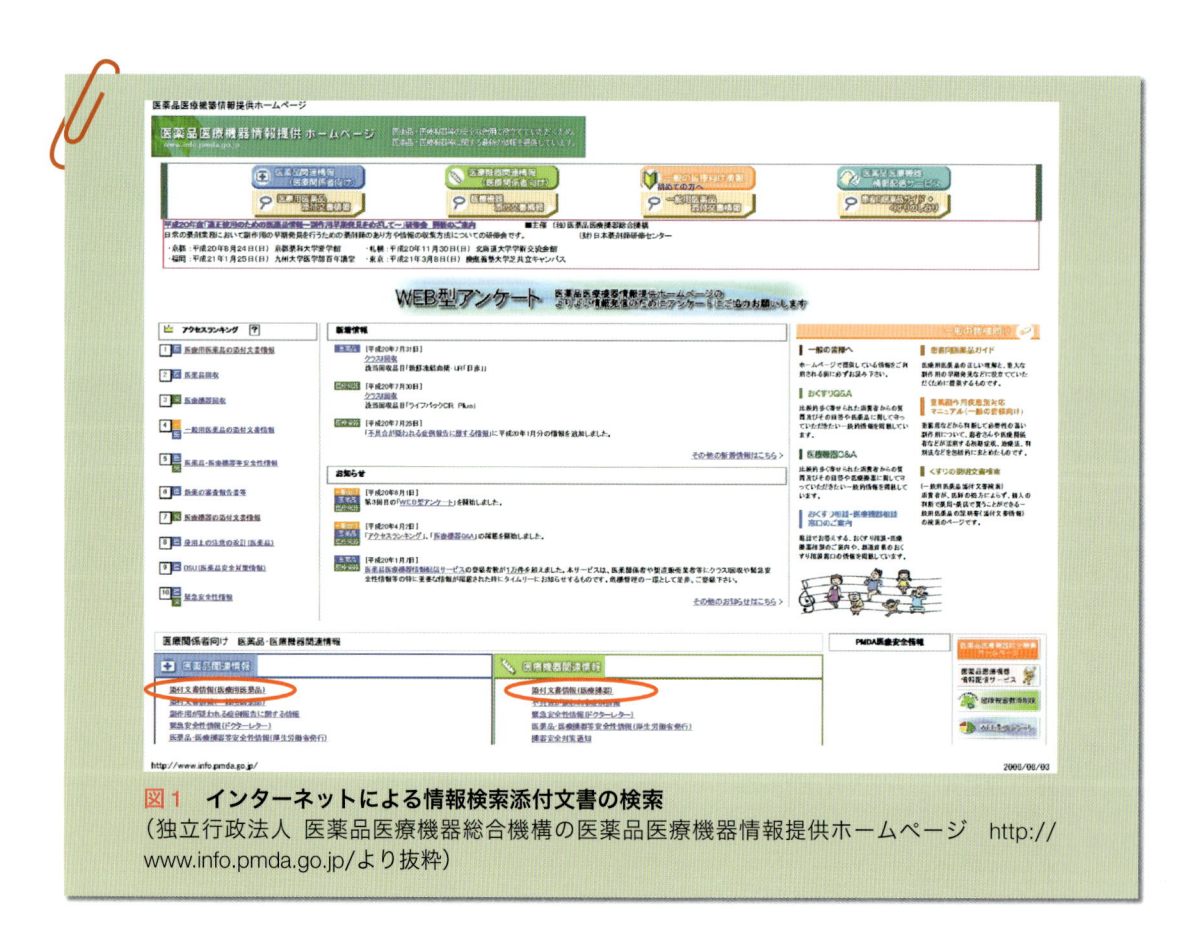

図1　インターネットによる情報検索添付文書の検索
（独立行政法人　医薬品医療機器総合機構の医薬品医療機器情報提供ホームページ　http://www.info.pmda.go.jp/より抜粋）

使用法	保管・補充	廃棄
・操作時間 　操作可能時間 　貼付時間 　硬化時間 ・計量 ・温度	・光 ・温度 ・湿度 ・密閉 ・使用期限	・一般ゴミ ・医療ゴミ ・化学物質

安　全・清　潔

図2　器材・薬品管理

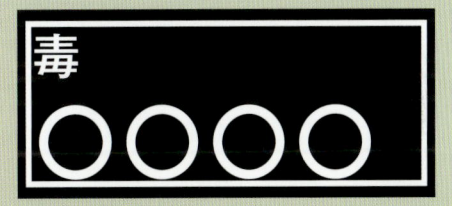

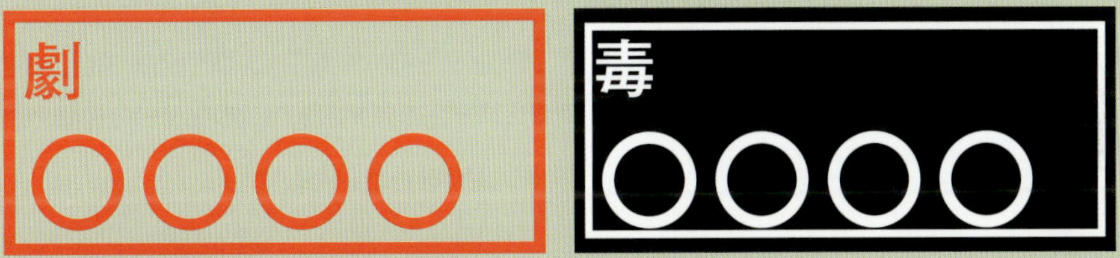

劇
〇〇〇〇

白地に赤字で劇マーク
商品名も赤字，赤枠
普通薬と分けて保管

毒
〇〇〇〇

黒地に白字で毒マーク
商品名も白字，白枠
金庫で保管

図 3-1　**劇薬・毒物**

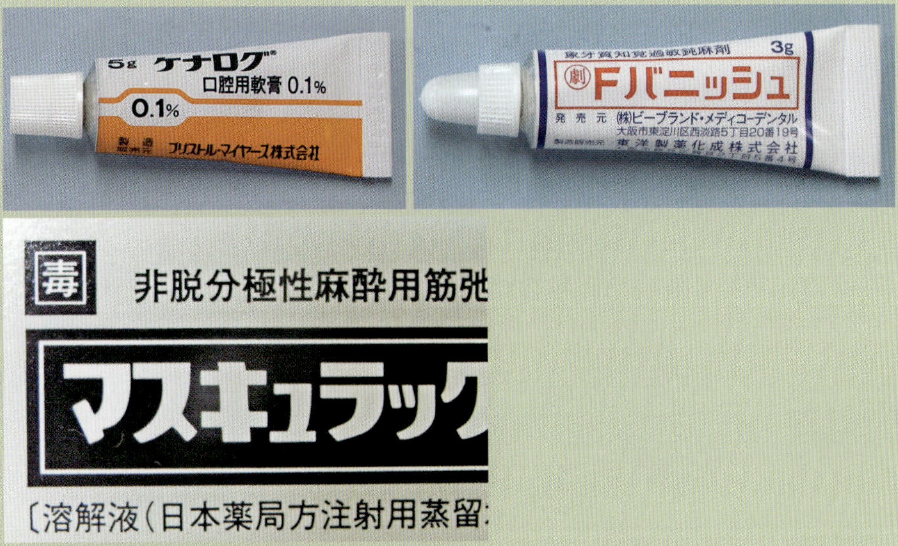

図 3-2　普通薬（左上），劇薬（右上），毒薬（下）

3．使用器材

でしょう．人が変わっても維持できる管理体制が必要です．

　①**薬剤**：普通薬・劇薬・毒薬の指定があります（図 3-1，3-2）．添付文書を読み，安全な管理・使用をします．多くが冷暗所保管です．最低限の量を保管し，有効期限も確実に把握します．

　②**材料**：保管の大別を表1に示します．合着材の中には自然発火するものもあります．説明書を確認しましょう．多くの歯科材料は，温度，湿度によって性能が大きく影響されます．また，時間（処理時間，硬化時間）についても厳格に守る必要があります．また，異なる製品間で混合した使用は原則として避けるべきです．材料の廃棄，特に化学物質・医療ゴミは適切に処分してください（図 4）．

2．器　材

　治療内容ごとのセットを把握しておくとよいでしょう[4]．また，消毒・滅菌レベル（口腔外，口腔内，外科処置）による管理も重要です．器材ごとに消毒法も異なり，グループごとに管理する必要があります．

表1　材料別の保管条件

	温度	湿度	光	密閉
レジン	冷	△	×	×
セメント	冷・常	△×	×	×
仮着・仮封材	冷・常	△×	×	×
アルジネート	常	×	×	×
寒天	冷・常	△	×	×
ラバー印象材	冷	△	×	×
ワックス	常	△	×	△
石膏	常	×	△	×

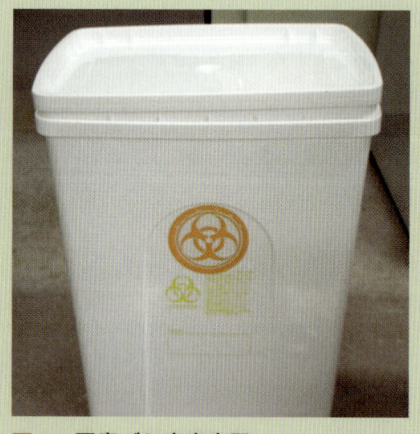

図4　医療ゴミ廃棄容器
　一度ふたを閉めると密閉され，開けることができなくなる専用容器．
　バイオハザードマークを貼付して専門業者に引き渡す．

II編　基礎知識

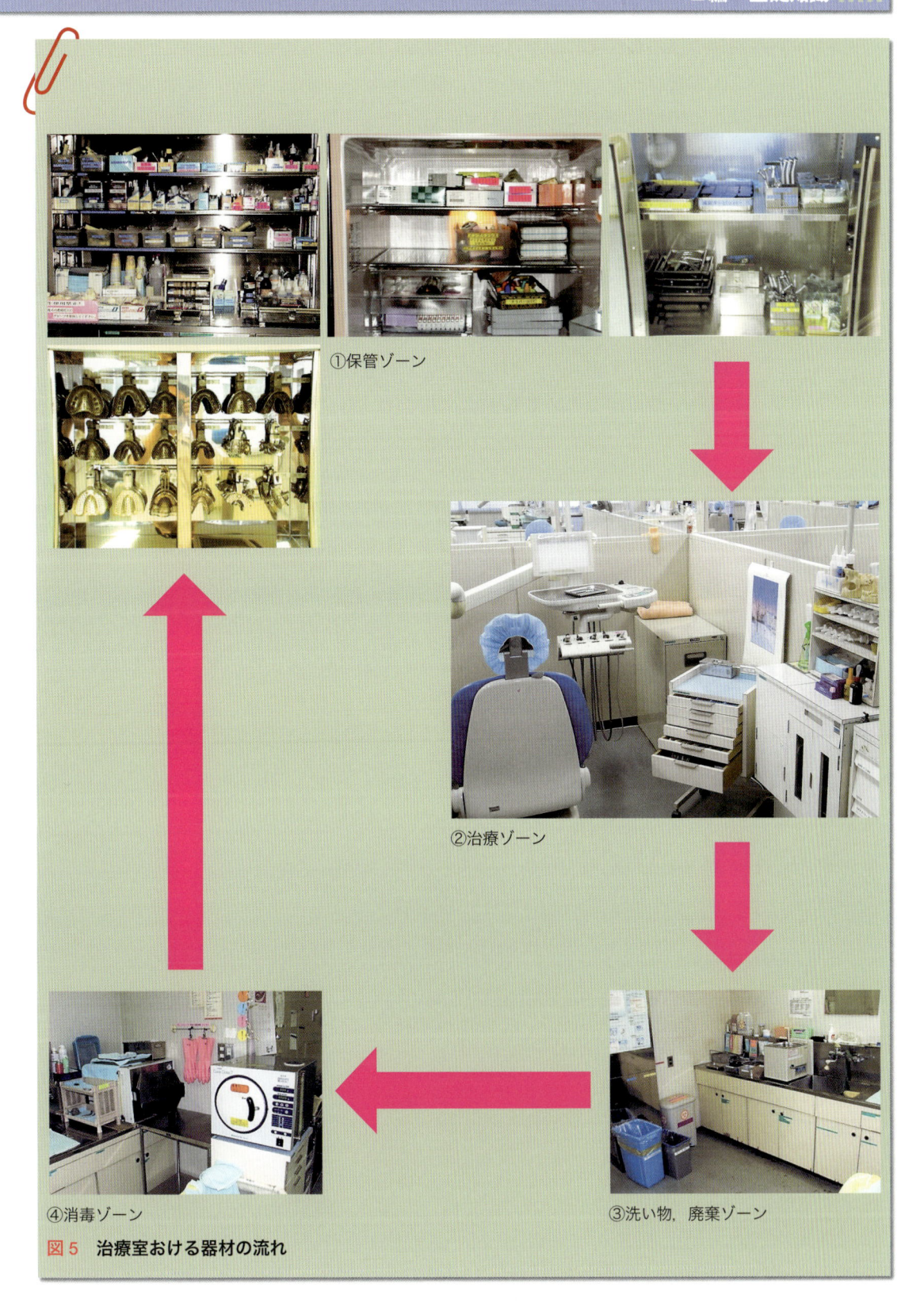

①保管ゾーン

②治療ゾーン

③洗い物，廃棄ゾーン

④消毒ゾーン

図5　治療室おける器材の流れ

3．使用器材

治療室を器材管理の面から考えてみましょう（図5）

　　　　①**保管ゾーン**：キャビネット，冷蔵庫など（薬剤，材料，器材）．使用頻度・衛生に応じて配置に工夫します．

　　　　②**治療ゾーン**：ユニット（清掃，機械メインテナンス）．ワゴン・キャビネット（頻度の高い器材を配置）．

　　　　③**洗い物，廃棄ゾーン**：シンク・トラップ，ゴミ箱，廃液管理（薬品を含む）．

　　　　④**消毒ゾーン**：オートクレーブ等の消毒機器．

　　　　⑤**歯科技工室**：清潔レベルの区分けに工夫が必要です．補充・廃棄などの管理．

　①〜④を人・物の流れがクロスせず一方向に流れるように工夫することで，効率的で衛生的に作業できます．

　　　　　　　　　　　　　　　　　　　　　　　　　　　　（髙瀬英世）

参考文献

1) 全国歯科衛生士教育協議会監修：最新歯科衛生士教本 歯科診療補助論．医歯薬出版，2007．
2) 全国歯科衛生士教育協議会編：新歯科衛生士教本 歯科診療補助．医歯薬出版，2007．
3) 全国歯科衛生士教育協議会編：新歯科衛生士教本 歯科診療補助―歯科材料の知識と取り扱い．医歯薬出版，2007．
4) 松井恭平，全国歯科衛生士教育協議会編：器材準備マニュアル 第3版．口腔保健協会，2006．

Memo

II編　基礎知識

4．診療室の環境整備

　医療行為を行うためには，当然その環境は整備されている必要があります．2008年4月より厚生労働省は歯科医療の充実を図るべく，歯科医療の特性に配慮した安全で安心できる総合的歯科医療環境の整備を強化して，歯科外来診療環境体制加算の健康保険収載までに至っております（図1）．
　2014年現在の歯科外来診療環境体制加算の施設基準は，以下となります．

1．歯科外来診療環境体制加算に関する施設基準

　（1）偶発症に対する緊急時の対応，医療事故，感染症対策等の医療安全対策

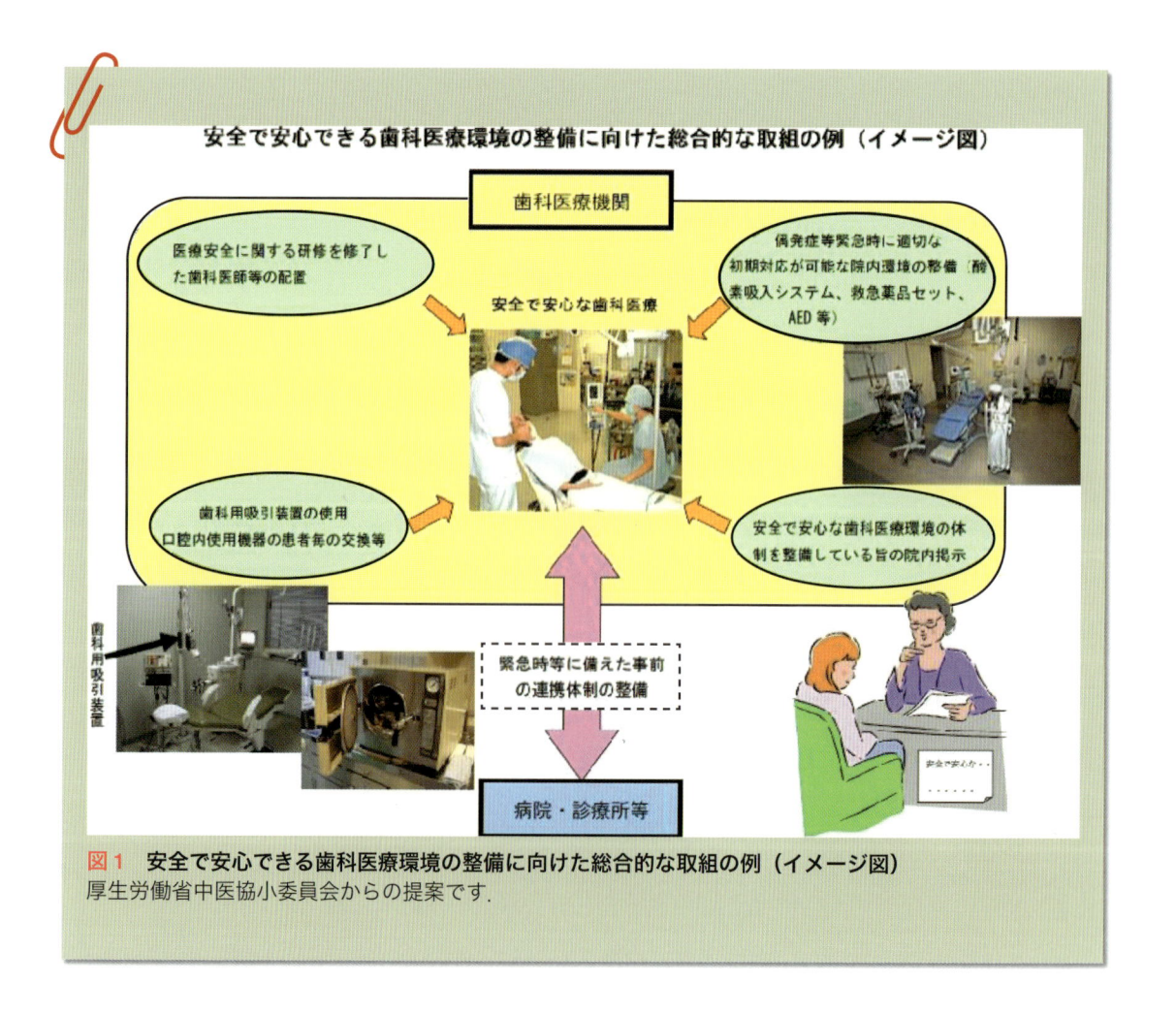

図1　安全で安心できる歯科医療環境の整備に向けた総合的な取組の例（イメージ図）
厚生労働省中医協小委員会からの提案です．

に係る研修を修了した常勤の歯科医師が1名以上配置されていること．
(2) 歯科衛生士が1名以上配置されていること．
(3) 患者にとって安心で安全な歯科医療環境の提供を行うにつき次の十分な装置・器具等を有していること．
　ア　自動体外式除細動器（AED）
　イ　経皮的酸素飽和度測定器（パルスオキシメーター）
　ウ　酸素（人工呼吸・酸素吸入用のもの）
　エ　血圧計
　オ　救急蘇生セット（薬剤を含む）
　カ　歯科用吸引装置
(4) 診療における偶発症等緊急時に円滑な対応ができるよう，別の保険医療機関との事前の連携体制が確保されていること．
(5) 口腔内で使用する歯科医療機器等について，患者ごとの交換や，専用の機器を用いた洗浄・滅菌処理を徹底する等，十分な感染症対策を講じていること．
(6) 感染症患者に対する歯科診療について，ユニットの確保等を含めた診療体制を常時確保していること．
(7) 歯科用吸引装置等により，歯科ユニット毎に歯牙の切削や義歯の調整，歯の被せ物の調整時等に飛散する細かな物質を吸収できる環境を確保していること．
(8) 当該保険医療機関の見やすい場所に，緊急時における連携保険医療機関との連携方法やその対応および当該医療機関で取り組んでいる院内感染防止対策等，歯科診療に係る医療安全管理対策を実施している旨の院内掲示を行っていること．

となっています．

　アシスタントワークの観点から医療安全に対する啓発は大切で，事故の予防に徹することが重要です．日頃から院内ミーティングやスタッフ間の医療安全情報を共有して，いざ事故が起きたときには敏速に対応できるように，日頃から研鑽している必要があります．そのためのマニュアル作りは必須で，医療安全法でもその策定は義務づけられています（**図2**）．アシスタントワーク時におけるヒヤリ・ハット報告書，医療機器保守点検チェック，医薬品などの書面による管理が必要となるので，その業務について理解をしておく必要があります（**図3**）．また，救急蘇生法の受講や医療安全に関する講習会への出席も少なくとも年1回は行うように義務づけられておりますので，診療スタッフとともに積極的に受講を行いましょう（**図4**）．

（別部智司）

4．診療室の環境整備

図2　医療安全マニュアルの一例
各医療施設ではマニュアルの整備が義務づけられています．

図3-1　医療機器月次点検チェックシート

図 3-2 医療機器始業点検チェックシート

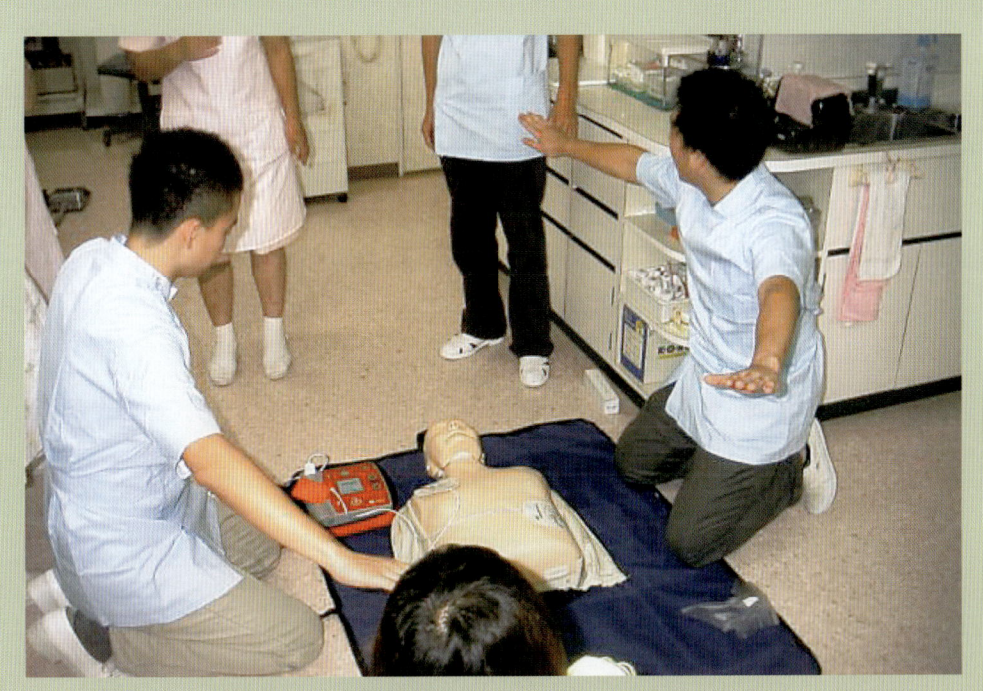

図 4 院内における救急蘇生法の受講風景

Ⅱ編　基礎知識

5．感染予防対策と滅菌法，消毒法（手技，器材，廃棄法）

1．感染予防対策と滅菌法，殺菌法，消毒法

　　　　　　消毒や滅菌を行う前に流水下で洗浄し，付着した汚物，血液，セメントなどの歯科材料を除去します．バーなどの錆びやすい器具やプラスチックなどの耐熱性でない器具，高圧に弱いガラス器具はエチレンオキサイドガスによるガス滅菌（図1）を行います．

　それ以外は高圧蒸気滅菌法（オートクレーブ）が最適です．ガス滅菌器がなければグルタラール製剤もしくは次亜塩素酸ナトリウム水溶液（0.1〜1.0％）に60分浸漬します（図2）（WHOでは30分以上の浸漬が基準ですが，各メーカーは体液が付着した場合には60分以上の浸漬を推奨しています）．洗浄や浸漬用にはベンザルコニウムや防錆剤が配合された各種製品もあります（図3）．

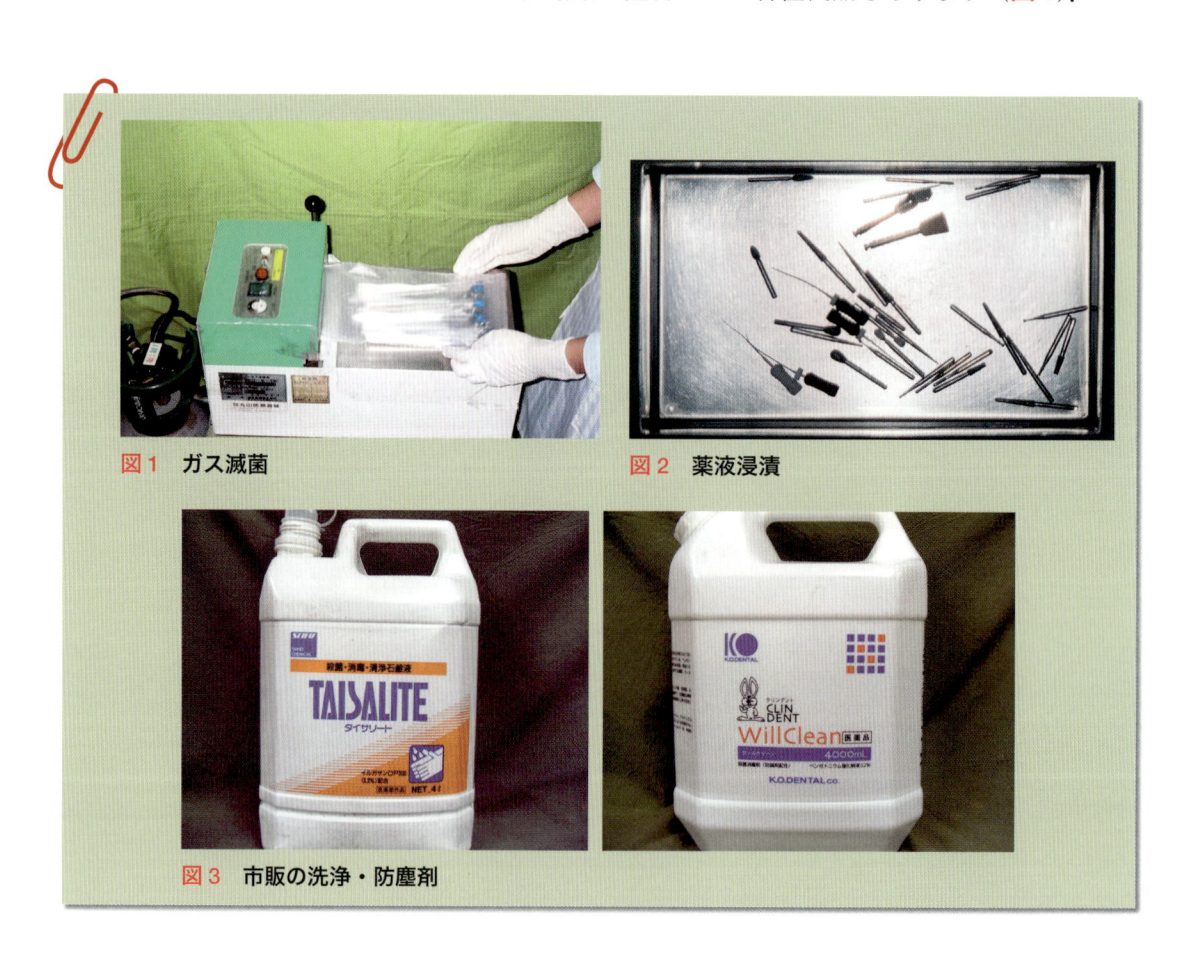

図1　ガス滅菌

図2　薬液浸漬

図3　市販の洗浄・防塵剤

技工用器具など直接患者の唾液に触れない低レベル消毒器具は紫外線殺菌装置（図4）や噴霧式消毒（図5）を活用します．

　バリアフィルムは，表面を覆うことによってチェアー周辺だけでなく，術者の操作する器具（手掌接触面）にも必要に応じて用います（図6）．

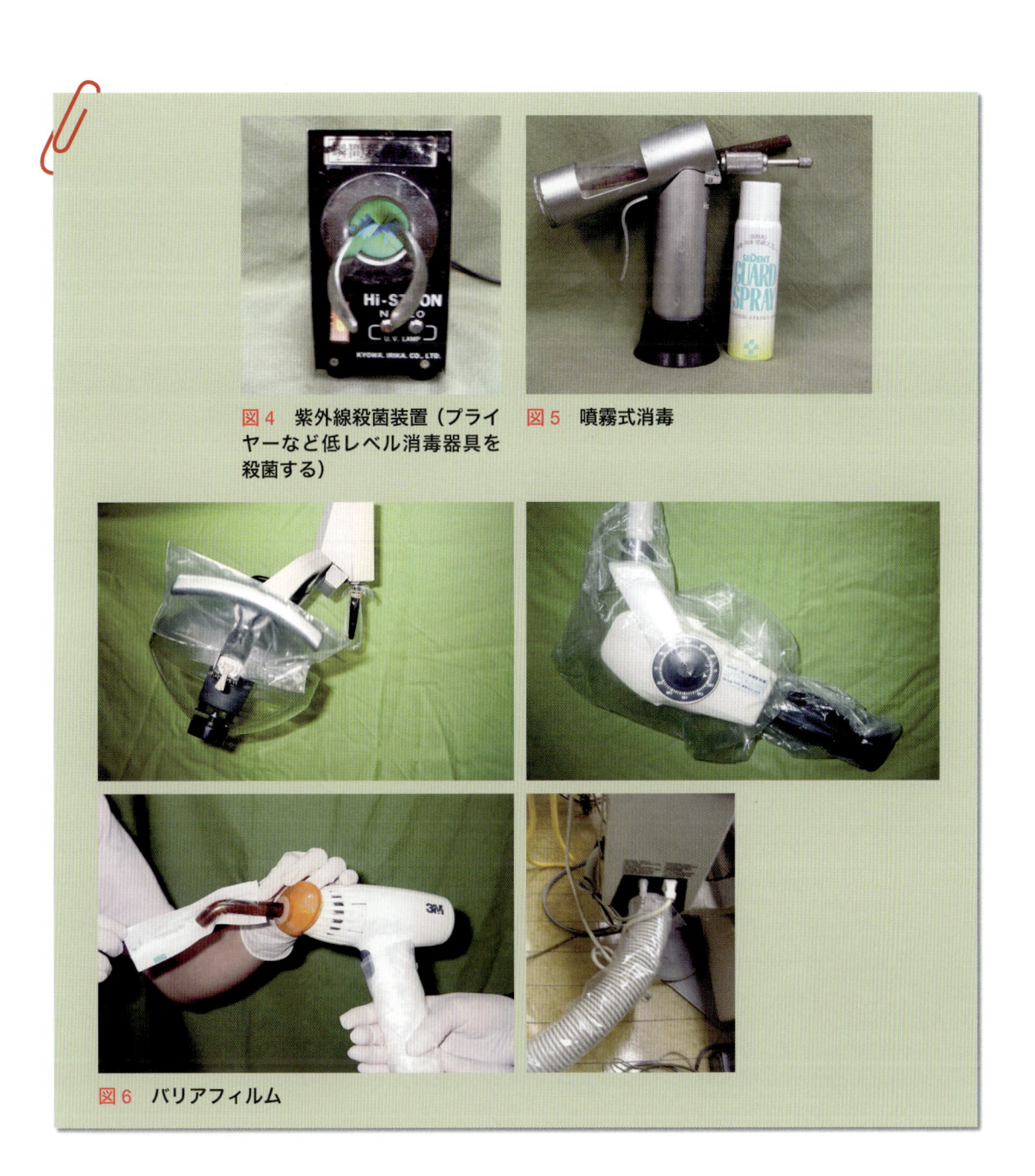

図4　紫外線殺菌装置（プライヤーなど低レベル消毒器具を殺菌する）

図5　噴霧式消毒

図6　バリアフィルム

5．感染予防対策と滅菌法，消毒法（手技，器材，廃棄法）

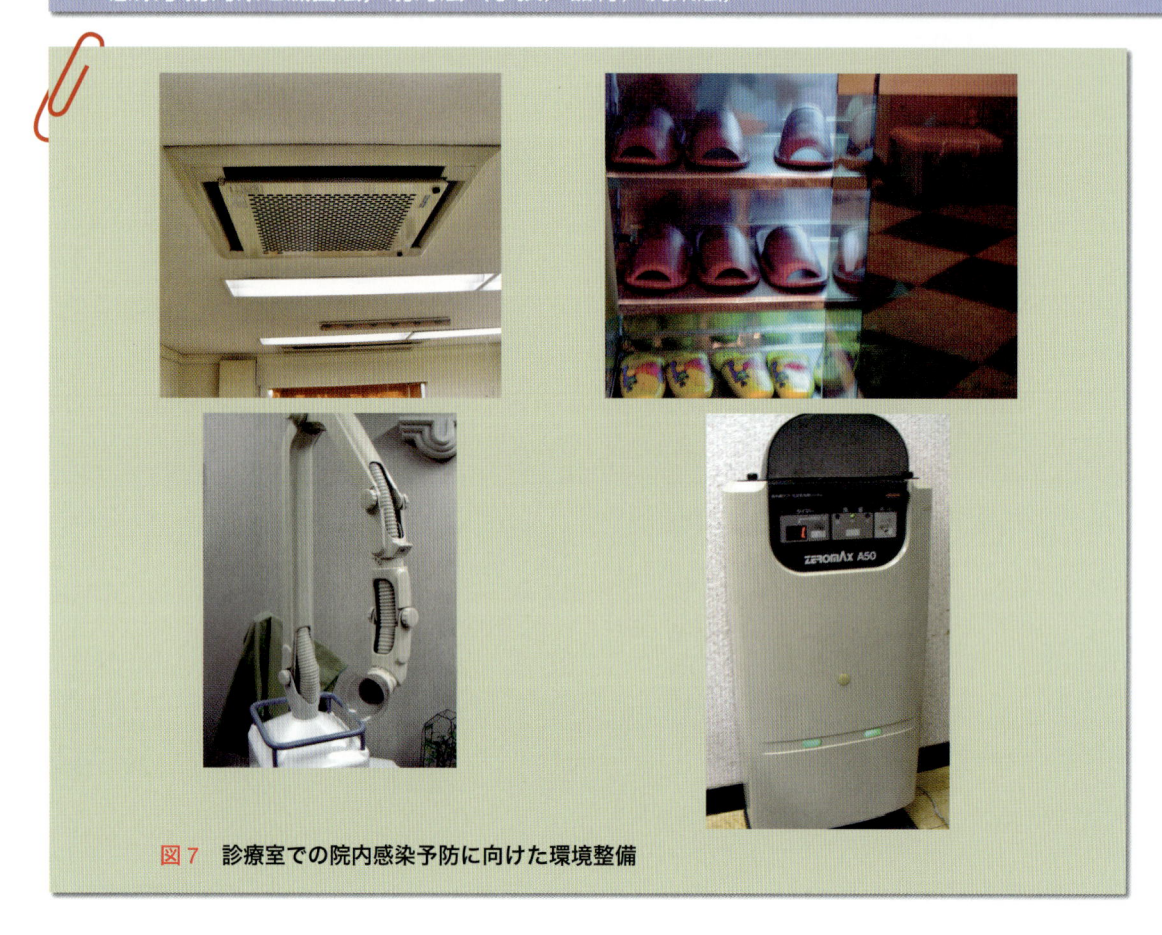

図7　診療室での院内感染予防に向けた環境整備

　診療室での感染予防のための環境整備として，クリーンシステムや紫外線空気清浄装置，口腔外バキューム，スリッパの紫外線保管，などが考えられます（図7）．

　手指消毒法は，かつては滅菌ブラシによる機械的清浄と化学的消毒によるFürbringer（フェールブリンゲル）法が基本でしたが，手指に傷をつけることより，通常の歯科治療では，石鹸で手洗いを入念に行って流水下で流した後，ペーパータオルで拭き取ります．次いでアルコール含剤（ウェルパス®など）を手掌に噴霧した後，それを手指の皮膚に擦り込む方法が簡便であることから推奨されています（図8）．

　消毒剤は従来の製品のほか，綿球に薬液を浸透させたものや，ワンパック包装になりユーカリ油で芳香した商品などが各種販売されています（図9）．

Ⅱ編　基礎知識

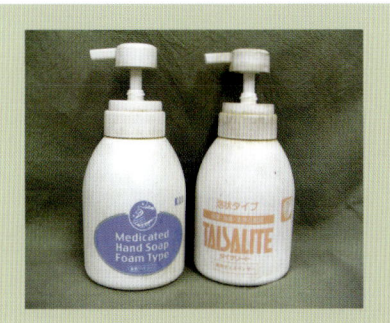

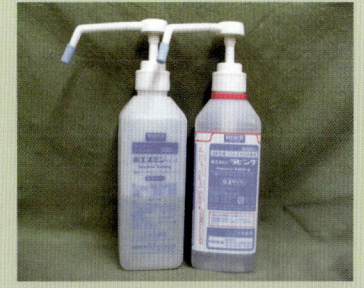

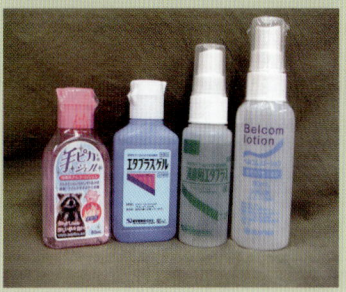

図8　手指洗浄石鹸（左）と擦過式アルコールローション（右）

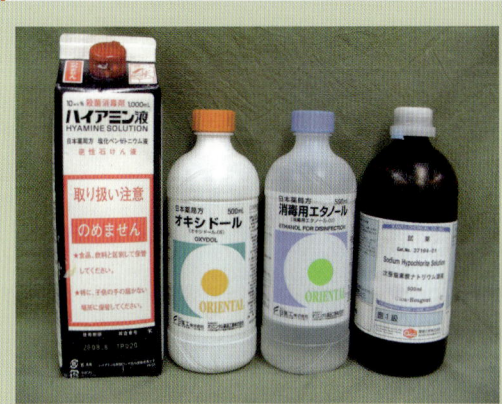

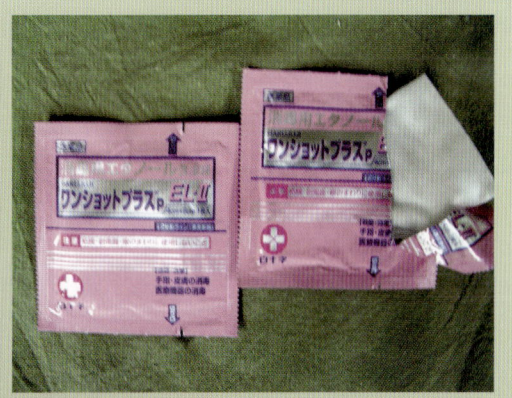

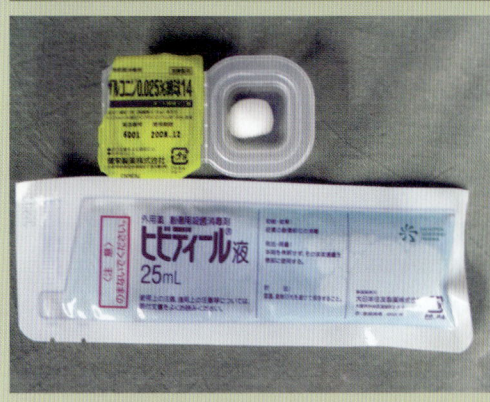

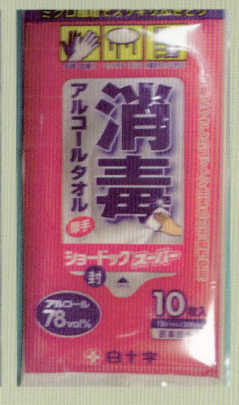

図9　各種消毒剤

51

5．感染予防対策と滅菌法，消毒法（手技，器材，廃棄法）

1）その他注意，滅菌の事項

ガス滅菌した器材の外袋には滅菌を行った日付を記載します（図10）．

2）MRSA（Methicillin-resistant Staphylococcus Aureus）への対応例

メチシリンで代表されるペニシリン・セフェム系などのβ-ラクタム系抗菌薬のほとんどに耐性を示す黄色ブドウ球菌です．皮膚褥瘡より検出されましたので，ラッピングして車椅子に移乗し歯科治療を行うようにします（図11）．

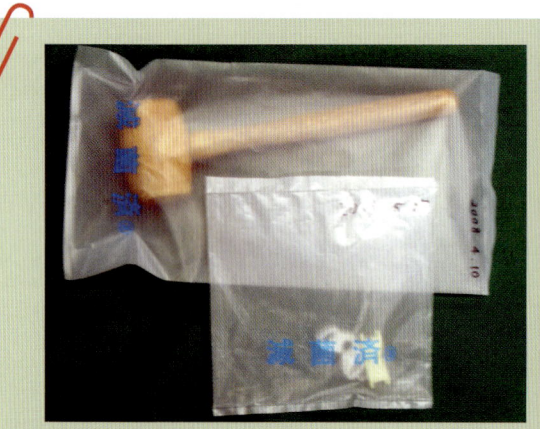

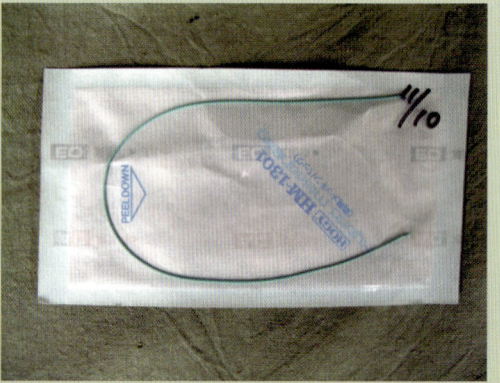

図10　ガス滅菌を行った日付を記載

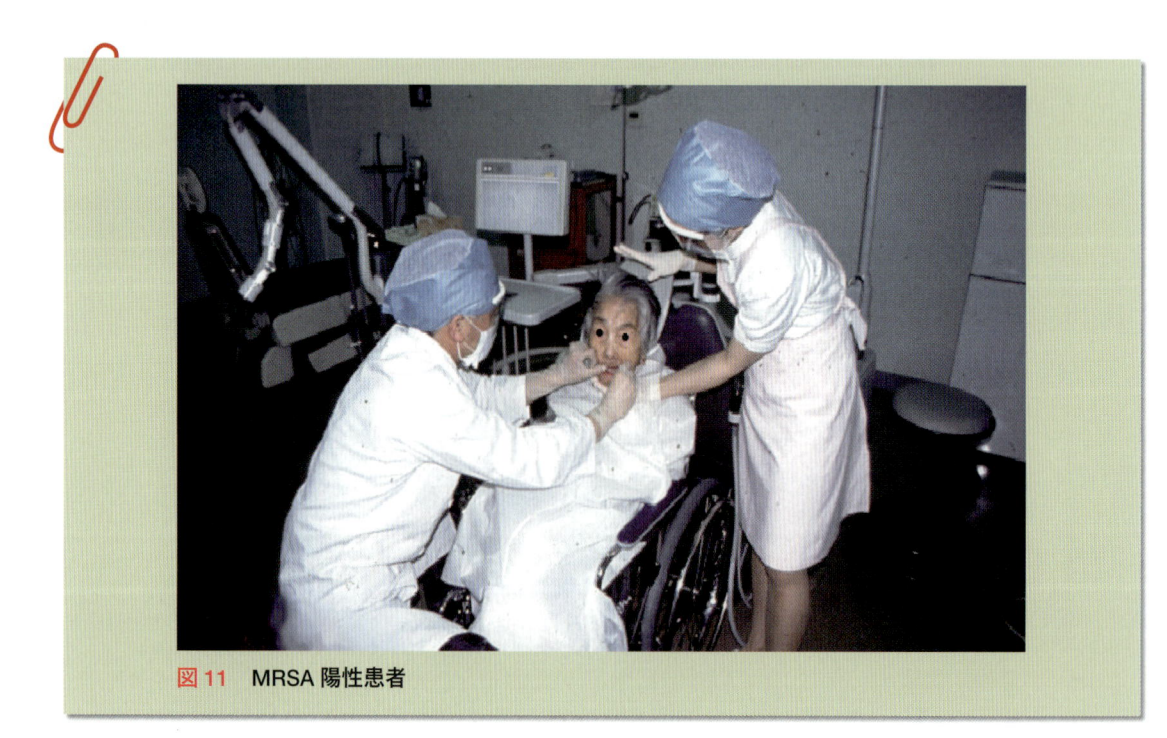

図11　MRSA陽性患者

2．廃棄法

　　感染性廃棄物，特別管理産業廃棄物，産業廃棄物は一般廃棄物と一緒に廃棄はできません．産業廃棄物は，事業活動から生じた廃棄物のうち「廃棄物の処理及び清掃に関する法律（廃棄物処理法）」により規定されているもので，一般家庭からでる廃棄物と区別されています．

> ●バイオハザード赤
> ・血液，体液などの液状物，歯を含む臓器
> ●バイオハザード黄色
> ・注射針など鋭利なもの，病原微生物の培地，シャーレ
> ●バイオハザード橙
> ・プラスチック，紙，布，印象材など

歯科診療室では図12～14のような器材処理専用容器を使用しています．

（中島　丘）

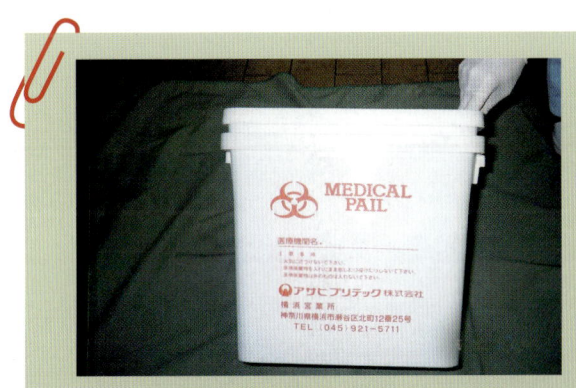

図12　廃棄物処理容器

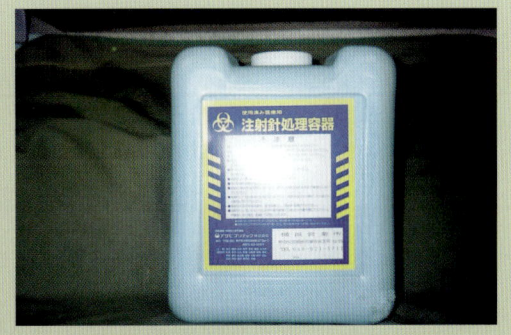

図13　注射針処理容器

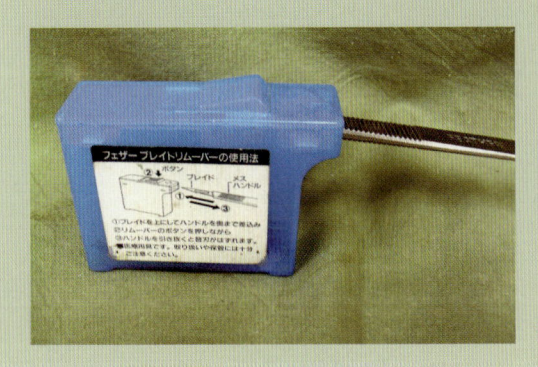

図14　フェザーフォールド

Ⅱ編　基礎知識

6．器材の準備
（ロールワッテ，綿球，カット綿，小折ガーゼの作製法）

　有効に目的を達するために，用途に合った大きさに作製することが大切です（表1）．

　作製したもの（図1～22）はワッテ缶やカストなどに入れ，滅菌をしてから使用します．

　最近は市販品がいろいろ出ており，滅菌済みの製品もあります．

表1　用途に合った大きさ

種類		形・大きさ	用途
防湿用		ロール状 大人用　φ10×30 mm 小児用　φ7×20 mm	・簡易防湿に用い，処置する歯の頬側・舌側や唾液腺開口部におきます． ・口唇の排除などにも用います．
綿球	洗浄用	球状 φ15～20 mm	・薬液を浸し，抜歯窩や口腔内の消毒洗浄に用います．
	拭掃用	球状 φ5～8 mm	・歯や粘膜などを拭き取る際やアルコールなどをつけて修復物を装着前に拭掃・乾燥する際に用います．
	塗布用	球状 φ1 mm φ2～3 mm φ3～5 mm	・齲窩および窩洞内薬物塗布 ・粘膜や皮膚への薬物塗布 ・フッ化物歯面塗布や修復物拭掃 ・薬液の塗布
カット綿		3×3 cm 4×4 cm 5×5 cm	・小器材の清拭 ・口腔内の清拭
小折ガーゼ		正方形　3×3 cm 　　　　4×4 cm 　　　　5×5 cm 長方形	・抜歯や切開 ・SRP時のスケーラーの清拭

防湿用，綿球，小折りガーゼ作製の仕方

●防湿用
綿花を繊維にそって一定の幅の帯状にカットし，最も薄い1枚に剝ぎます．

【手で巻く方法】

①左手の掌に綿花を前方に垂らしておき，綿花の一端を折り返します（図1）．
②右手第2・第3・第4指で，折り返した部分を芯にして巻いていきます（図2）．
③目的の太さに巻いたら，綿花からロールを引きちぎり，末端までしっかり巻きます（図3，4）．

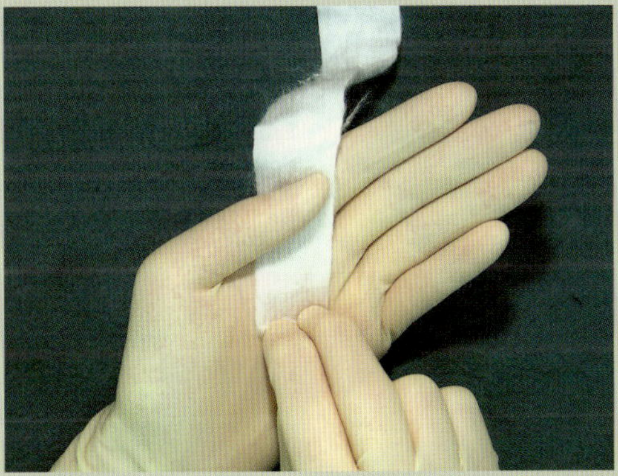

図1

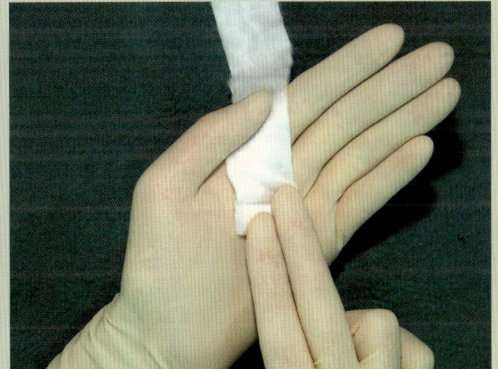

図2

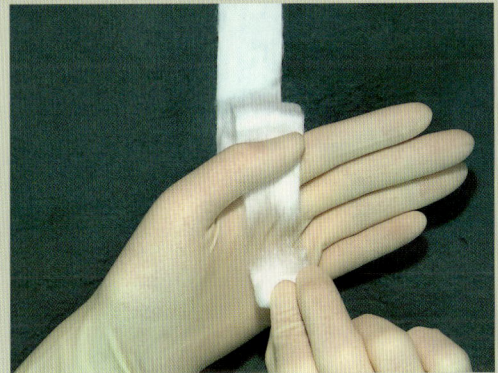

図3

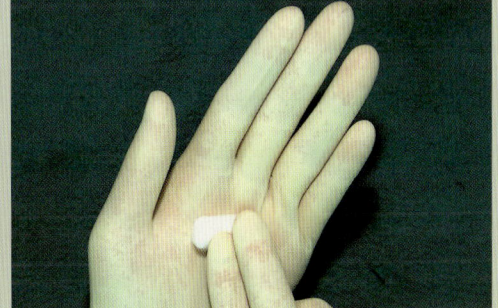

図4

6. 器材の準備（ロールワッテ，綿球，カット綿，小折ガーゼの作製法）

【ピンセットで巻く方法】

①帯状に切った綿花の一端をピンセットで挟み，ピンセットを回転させて巻きます（図5, 6）．

②綿花からロールを引きちぎり，再びピンセットを回転させて末端まで巻きます（図7, 8）．

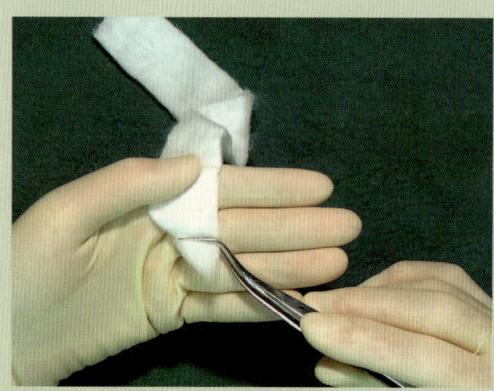

図5 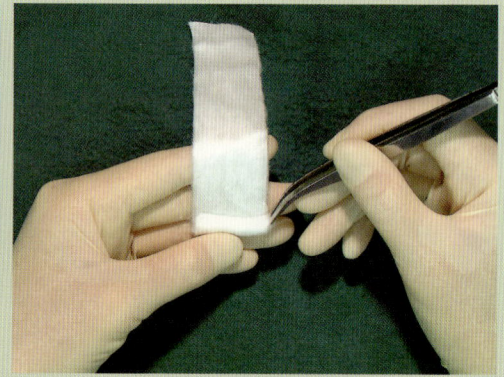　　　　　　　　　　　　　図6

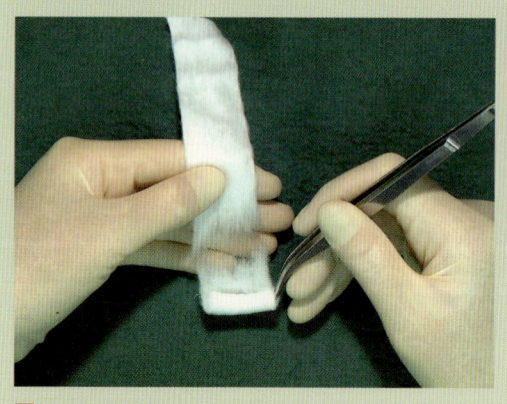

図7 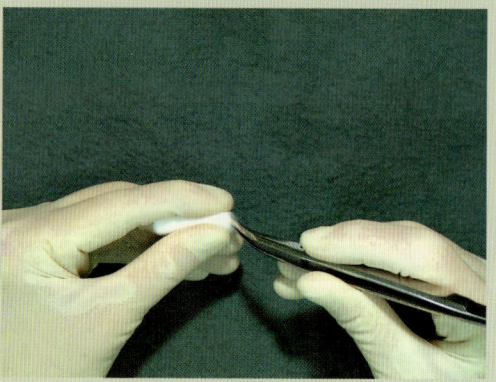　　　　　　　　　　　　　図8

手で巻く方法，ピンセットで巻く方法とも，最後に端はハサミで切りそろえます（図9）．

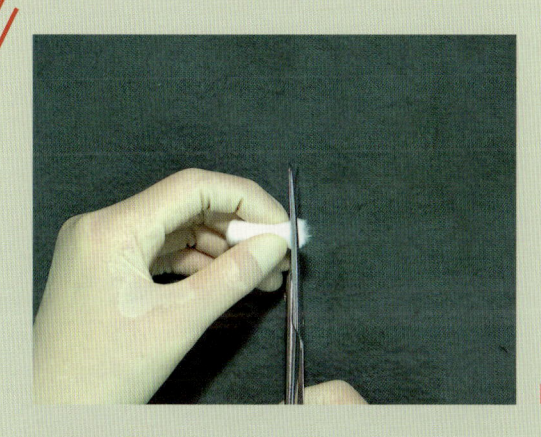

図9

● 綿　球

【洗浄用】

①綿花をほぼ円形になるようにちぎり，より小さい円形の綿花を重ねていきます（図10）．

②内側の綿花を包むようにして外側の綿花を寄せ集め，球になるようによじります（図11，12）．

図10　　　　　図11

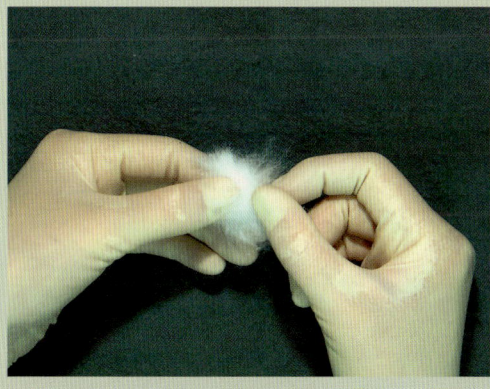

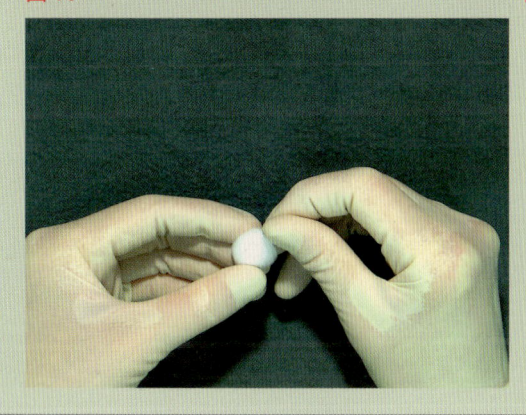

図12

6．器材の準備（ロールワッテ，綿球，カット綿，小折ガーゼの作製法）

【拭掃用・塗布用】

①綿花を左手の指の間に挟み，ごく少量の綿花をピンセットで取ります(図13)．
②左手の指先とピンセットの先端との間で，用途に合った大きさに丸めます（図14）．
③左手の指先で形を整えます（図15）．

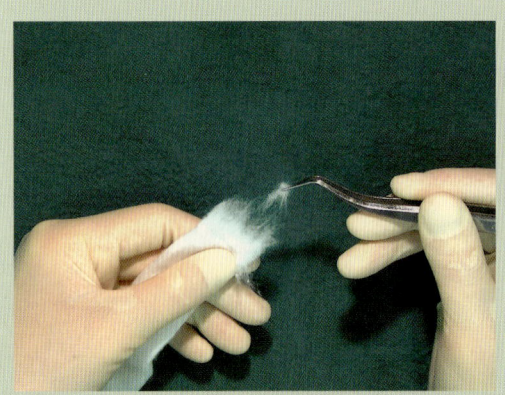

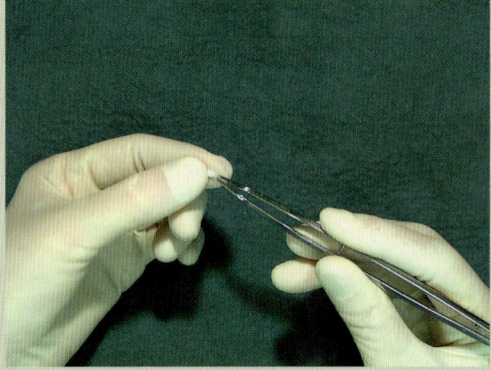

図13

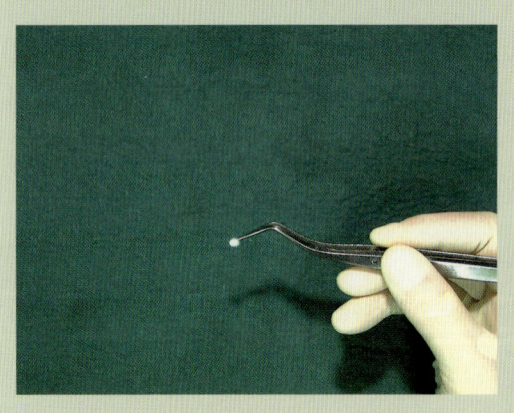

図14

図15

●小折ガーゼ
【正方形】
　①正方形に切ったガーゼの1/3を折り，回してさらに折ります（図16，17）．
　②耳があるものは最後に折ります（図18，19）．

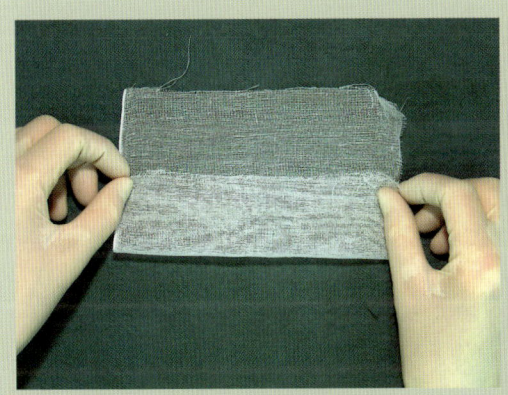

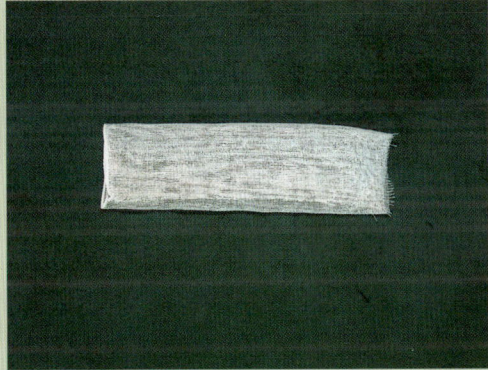

図16

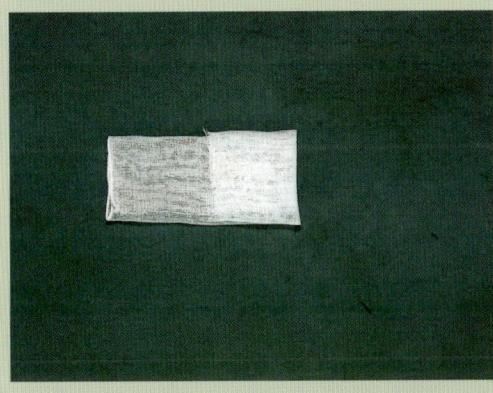

図17

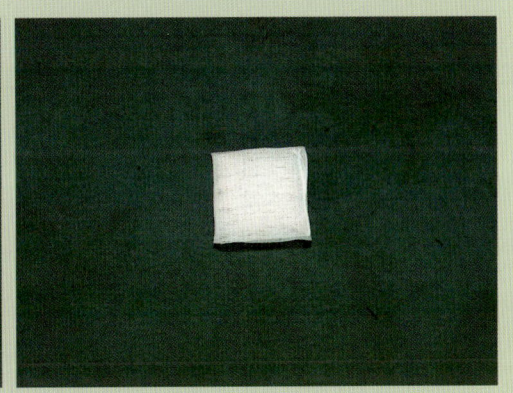

図18

図19

【長方形】
　①正方形に切ったガーゼを三つ折りにします（図16，17）．
　②両端から1/4を内側に折り，さらに真ん中で折ります（図20～22）．

6. 器材の準備（ロールワッテ，綿球，カット綿，小折ガーゼの作製法）

※切れ端の繊維が外に出ないようにします．
※高圧蒸気滅菌をした場合，セルロースが酸化して黄変することがあります．

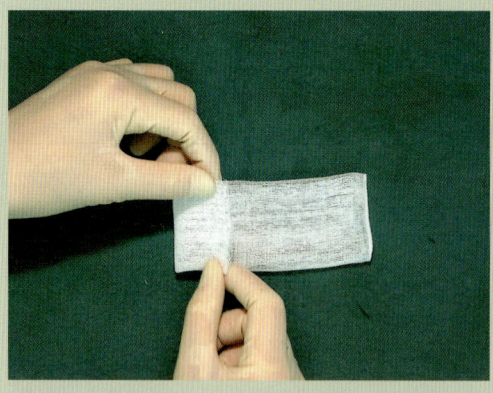

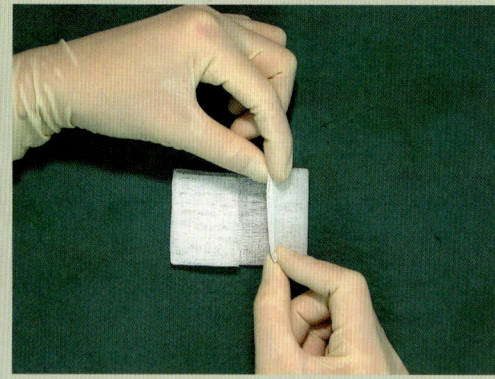

図20

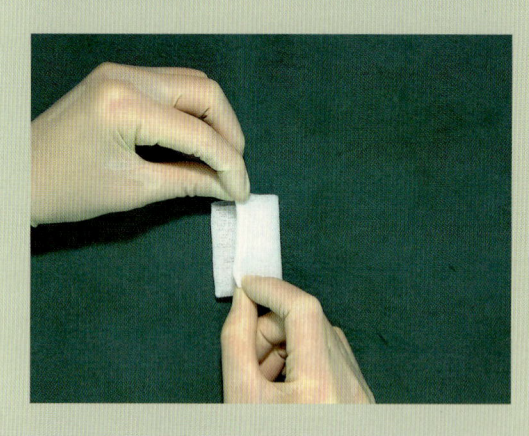

図21

図22

（別部智司）

参考文献

1) 全国歯科衛生士教育協議会編集：歯科衛生士教本　歯科診療補助．医歯薬出版，第1版，第11刷，2005．
2) 歯科医学大事典編集委員会編集：歯科医学大事典（縮刷版）．医歯薬出版，第1版，第5刷，1997．

Memo

Ⅱ編　基礎知識

7．各種器材の名称，用途，取り扱い

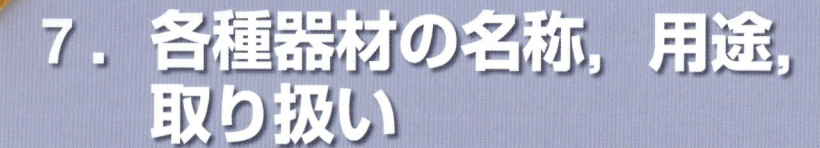

1．バキュームチップ（図1, 2）

1）用　途

①粉塵や液体の吸引
②視野とコントロールスペースの確保
③頰粘膜，口唇，舌の圧排と保護
④電気メス使用時の臭気による不快感の除去

2）バキューム操作（図3〜5）

①補助者は右手にバキューム，左手にスリーウェイシリンジを持ちます．
②歯列に沿って挿入し，歯列と平行になるように頰や口唇を外側に広げるようにします．
　※口角・小帯・前歯部歯肉境移行部・咽頭部・舌根部・軟口蓋部は，引っぱったり押し付けたりすると，痛みや嘔吐反射が起きるなど不快を感じる部位なので注意します．
③咽頭に溜まった水や唾液は臼後三角で吸引します．
④チップの先端はできるだけ歯列に向け，粘膜などを吸引しないようにします．

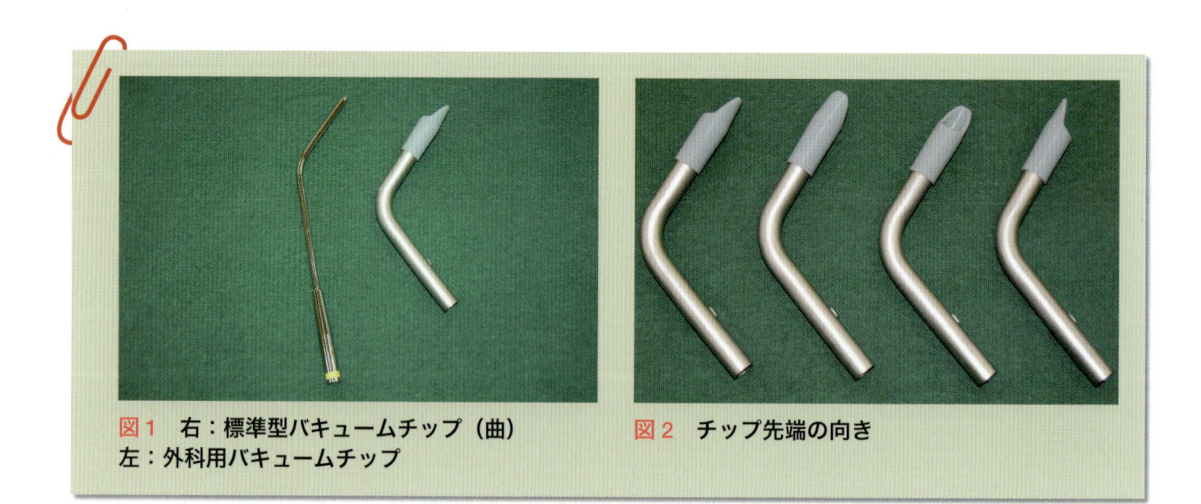

図1　右：標準型バキュームチップ（曲）
　　　左：外科用バキュームチップ

図2　チップ先端の向き

図3　上顎前歯部唇側

図4　下顎前歯部唇側

図5　右側臼歯部頬側

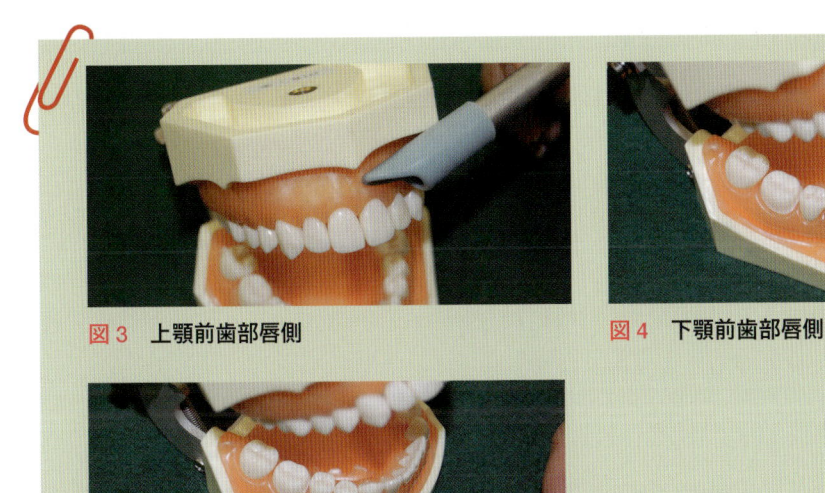

3）その他

①バキュームは，屈曲型のチップはパームグリップ（掌握状）で，直型はパームグリップか逆パームグリップで，外科用はペングリップ（執筆状）で把持します．
②術者の視野や操作を妨げない位置に挿入します．
③長時間の吸引で軟組織を乾燥させないように注意します．
④使用の前後に，コップ1杯の水を吸引させます．
⑤使用後は先端と金属部分をはずし，超音波洗浄器で洗浄し滅菌します．

2．ラバーダム

1）用　途

①防湿
②器具や薬剤による粘膜損傷の防止
③施術野の確保，明視
④器具の誤飲・誤嚥防止

2）器　材（図6）

①ラバーシート

市販品には12 cm角と15 cm角のものがあります．シートの厚さはライト，ミディアム，ヘビーなどの種類があり，色は多種あります．材質はアレルギー

7．各種器材の名称，用途，取り扱い

が比較的少ない SEBS（スチレン-エチレン-ブチレンブロック共重合体）の合成ゴムが主に使用されています．

②ラバーダムクランプ

　　　歯にシートを固定するために用います．有翼型と無翼型があり，さらに前歯用，小臼歯用，大臼歯用，乳臼歯用に分類され，上顎用・下顎用，左側用・右側用に分かれているものもあります．

③ラバーダムパンチ

　　　ラバーシートの穿孔に用います．大小5つの穴があいており，歯種によって使い分けます．

④クランプフォーセップス

　　　クランプを歯に着脱するときに用いる鉗子で，先端の突起をクランプの孔に入れてクランプを広げます．

⑤ラバーダムフレーム

　　　突起にラバーシートを引っ掛けて保持，固定させるのに用います．ステンレス製のヤングのフレームが一般的に使用されており，大（永久歯用）・小（乳歯用）のサイズがあります．

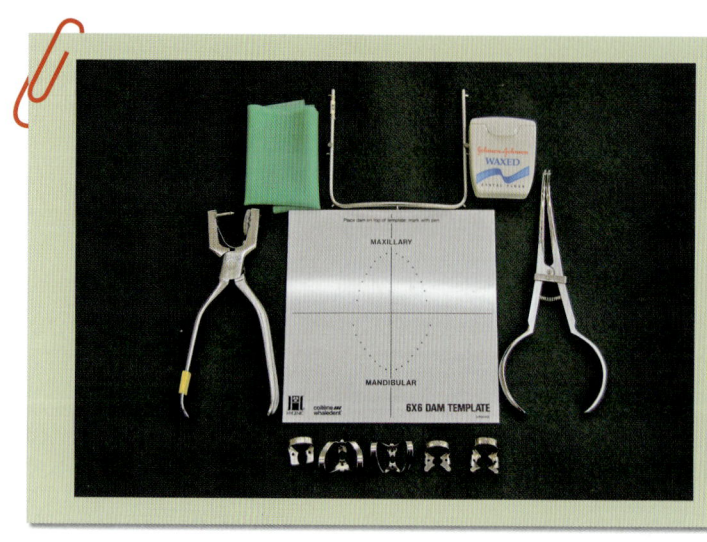

図6　上段：ラバーシート，ヤングのフレーム，デンタルフロス
中段：ラバーダムパンチ，テンプレート，クランプフォーセップス
下段：クランプ（左から無翼型，有翼型―上顎前歯部用・下顎前歯部用・小臼歯用・大臼歯用）

⑥ラバーダムテンプレート
　　　ラバーダムシートの穿孔位置を決める目安として使用します．プラスチック製のプレートで歯列に沿って孔があいています．

⑦デンタルフロス
　　　クランプに装着し，誤飲を防止します．また，多数歯を露出させる場合にクランプを装着した歯以外の歯をデンタルフロスで結紮し，固定します．デンタルフロスは滑りがよく水分を弾くワックスタイプがよいでしょう．

3）手順上のポイント
　①穿孔の位置とフレーム上部の位置に注意し，鼻にシートがかかるのを防ぐようにします．
　②術者は後方位でクランプフォーセップスを逆手で握ると操作が安定します．
　③クランプを装着するときは，舌側（頰側）の歯頸部にクランプの爪を当て，歯の曲面に沿わせて反対側の歯頸部に下ろすように装着します．
　④シートは偏りやたわみがないようにきちんとフレームの突起にかけ，端の始末をしてダムを作り，水分や薬液が垂れるのを防ぎます．

3．印象用トレー
1）既製トレー
　　　多様な形態や大きさがあります．

【所用条件】
　①均等に適合し，必要に応じて形態と大きさを成形することができる．
　②適切に被覆し，小帯などの生理的機能運動を障害しない．
　③印象採得時に変形や破損などが生じない．
　④印象材を的確に保持できる．
　⑤印象材の撤去や消毒が容易である．

【種　類】
　①形　態（図7）

全部顎用トレー	有歯顎用トレー 無歯顎用トレー	・上顎用・下顎用 ・上顎用・下顎用
局部顎用トレー	片側用トレー 回転トレー バイトトレー 個歯トレー	・前歯部用・臼歯部用

7. 各種器材の名称, 用途, 取り扱い

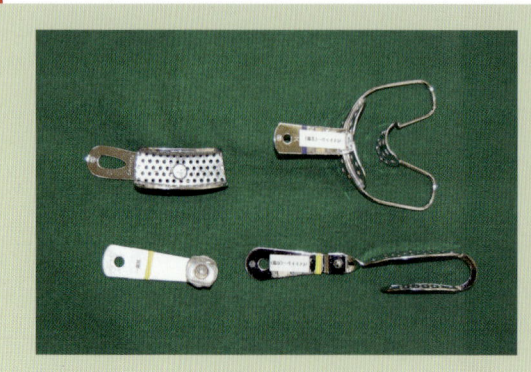

図7 上段：回転トレー, バイトトレー（臼歯部用）
下段：個歯トレー, バイトトレー（前歯部用）

②保　持（図8）

網トレー	網目により保持する．アルジネート印象用として多く使用されます．
有孔トレー	多数の孔があるもので，多様な形態があります．アルジネート印象やシリコーン印象材ヘビータイプの一次印象に用います．
リムロックトレー	保持装置としてトレーの周縁と上顎では口蓋部に線上のくさびが付与されています．さらにトレーの体部と柄部に連結した冷却装置が付与されたものが寒天印象用トレーです．

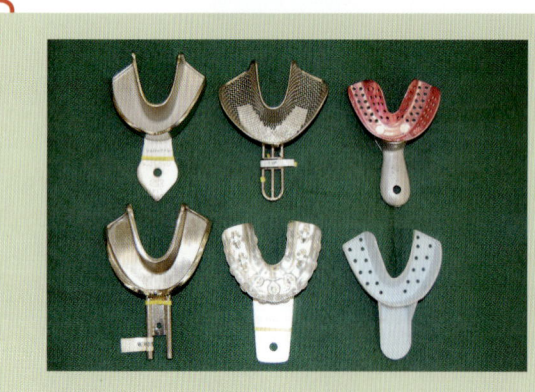

図8 上段：リムロックトレー, 網トレー, 有孔トレー
下段：寒天印象用トレー, 有孔トレー, 有孔トレー（プラスチック製）

③使用材料

アルミニウム	変形や適合が容易です．
ステンレス	耐久性に優れており，錆や変色が起きません．
ブリタニア	スズやアンチモンを含み，変形や適合が容易です．
真鍮	銅と亜鉛の合金で，強固で変形が少ないです．
プラスチック	加熱により変形，適合できるものがあります．安価で，ディスポーザブルとしても使用できます．

【準備と後始末】

①トレーが粘膜に当たる場合や歯列弓とトレーの幅が合わない場合は，ト

レーを広げて調整します．
②トレーの辺縁が不足の場合は，ユーティリティワックスで調整します．
③トレーにアルジネート印象材を盛る前に，トレーに分離剤をスプレーしておくと後始末が容易です．
④アルジネート印象材を外した後のトレーは，トレークリーナーに浸しておくと残った印象材が溶解し，清掃が容易になります．

2）個人（各個）トレー

最終印象を採得するために，個々の患者の口腔に合わせて作製される印象用トレーです．材質は主にトレー用常温重合レジンが用いられますが，トレーコンパウンドやシェラークベースプレートが用いられることもあります．保持装置は一般的には付与せず印象用接着剤を用います．

4．スパチュラ（図9）

セメント，印象材，石膏，ワックスなどの練和や成形に用います．

1）セメントスパチュラ

金属製とプラスチック製があり，セメントの種類によって使い分けます．
リン酸・ユージノールセメント：ステンレス製
カルボキシレート・グラスアイオノマー・レジンセメント：プラスチック製
ケイ酸セメント：特殊鋼製またはプラスチック製

2）石膏用・印象用スパチュラ

金属製のヘラと木製の柄部とからできています．印象用スパチュラはラバー

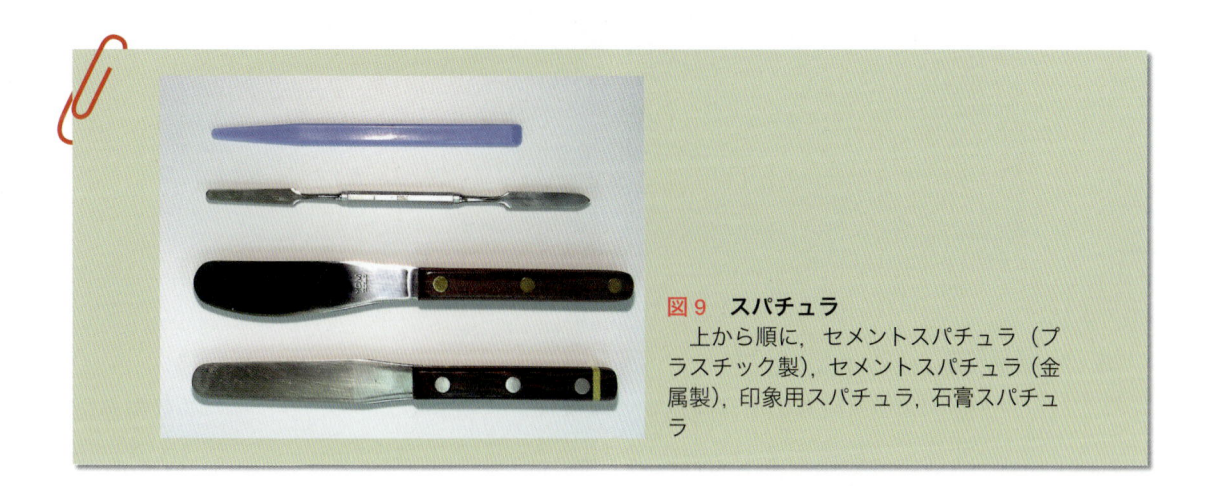

図9　スパチュラ
上から順に，セメントスパチュラ（プラスチック製），セメントスパチュラ（金属製），印象用スパチュラ，石膏スパチュラ

7．各種器材の名称，用途，取り扱い

ボールの壁面に沿って練和や脱泡ができるようにヘラに彎曲があります．

3）ワックススパチュラ

金属製で，両端がヘラになっています．ワックススパチュラは咬合採得時，仮床試適，印象をワックスでボクシングする際に加熱して使用します．

5．ワックス

歯科用ワックスは，植物性，動物性（蜜ろう），鉱物ろうや石油由来のパラフィン，マイクロワックスなどの原料と樹脂などを配合して作られています．40～60℃前後で硬軟の調整ができ，500～600℃で，ほぼ完全に焼却・揮散します．

種類	用途	特徴・性質
パラフィンワックス（板状）	義歯床の仮床，咬合堤の作製 咬合採得，スペーサー 人工歯の配列	パラフィンを主成分とし，中性・硬性の2種（JIS規格）があります．
ユーティリティワックス（棒状）	印象用トレー周縁の修正 咬合採得	主成分は蜜ろうで，常温で軟らかく接着性があります．
バイトワックス（板状・歯列状）	咬合採得	強度，流動性にやや欠けますが，使用法が簡便なので咬合採得に最も使用されています．
インレーワックス（六角棒状）	鋳造修復物（インレー・クラウンなど）のワックスパターン作製	模型や歯質と区別しやすいように青・緑・オレンジ色などに着色されており，温度の高低に対してハード・ミディアム・ソフトがあります．
シートワックス（薄い板状）	鋳造金属床，鋳造鉤などのワックスパターン作製	パラフィンワックスの一種で，厚さは0.25～0.55mmに規制されています．温水中で軟化させ模型に圧接します．
スティッキーワックス（六角棒状）	補綴物の仮着 切損した模型の接合	室温では硬くてもろく，60～65℃で溶解し，粘りのある液状となります．
ボクシングワックス（板状）	石膏模型作製用のボクシング	模型の形態を整えるために石膏注入前にユーティリティワックスを全周に巻き，その周囲にボクシングワックスで箱枠を作ります．
レディキャスティングワックス（細い棒状）	鋳造クラスプ・バーのろう原型作製 スプルー用	インレーワックスに比べ，やや軟らかく模型面へのなじみがよいです．
印象用ワックス（棒状）	義歯粘膜面の印象採得	口腔内で流動性を生ずるように調整されています．

6．寒天コンディショナー

寒天印象材を溶解ゾル化させ，常時使用できるように保存するための恒温槽です．工程は①ボイリング（液化）100℃で10分，②ストレージ（貯蔵）約

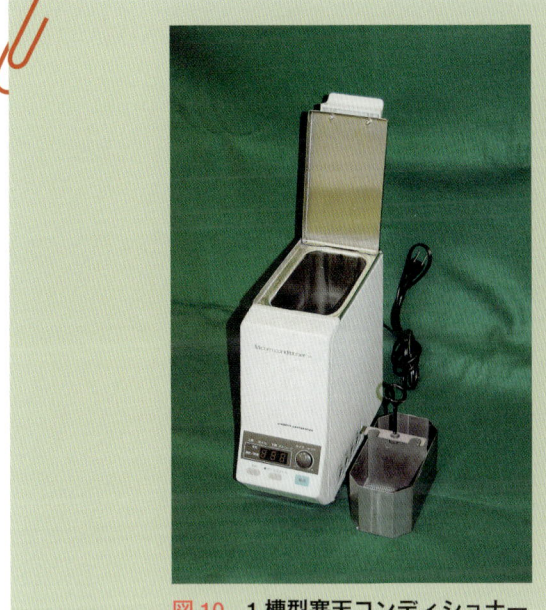

図10　1槽型寒天コンディショナー 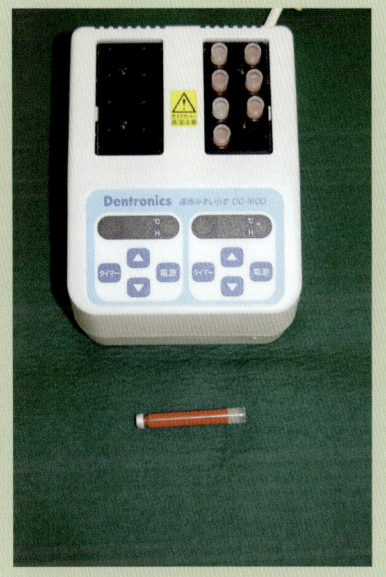　　図11　全自動式乾式寒天コンディショナー

60℃で10分，トレー用寒天はさらに③テンパリング（熟成）が約45℃で5〜10分必要になります．

　寒天の劣化や変性につながるおそれのある，長時間のボイル，ストレージは避けるようにし，必要以上の量は溶解しないように注意しなければなりません．

1）1槽型寒天コンディショナー（図10）

ウエットタイプで，主にシリンジタイプの印象材に使用します．100℃で溶解後，60℃前後に温度を下げて係留します．トレー用寒天には他に熟成槽が必要となります．

2）全自動式乾式寒天コンディショナー（図11）

ドライタイプで水を使用しません．カートリッジタイプ用とシリンジタイプ用があり，全工程を自動的に行えて衛生的です．

7．練成充塡器（成形充塡器・ストッパー）（図12）

ガッタパーチャ，セメント，修復用レジンなどの練成充塡材を窩洞に移送し，塡塞，成形するための主要器具です．用途により，材質はステンレス製，プラスチック製，セラミック製，樹脂加工したもの，頭部の形状はヘラ状，球状，

7. 各種器材の名称，用途，取り扱い

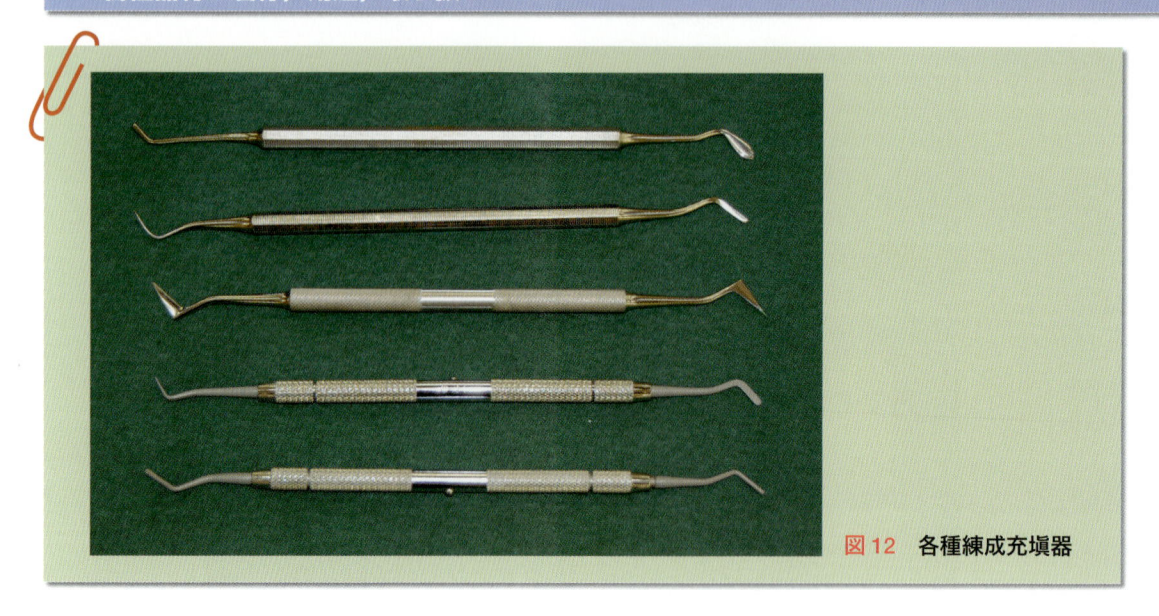

図12　各種練成充填器

平頭，カモの口状などがあります．

8．歯間分離用器材

隣接面齲蝕の診査や治療，矯正用バンド装着の前準備などで接触点を一時的に分離するために使用される器材です．歯間分離法には即時歯間分離法と緩徐歯間分離法があります．即時離開の場合は，歯や歯周組織を損傷しないように最大離開幅は 0.5 mm までとし，それ以上の離開が必要な場合は緩徐離開を用います．

1）即時歯間分離法に用いる器材
①ウエッジ（くさび）

　　　　　オレンジウッドや朴（ほお）の木で作られた吸水膨張性のくさび状の木片です．

②セパレーター
　　　　（ⅰ）くさび型
　　　　くさび状の金属をネジの力で頰側，舌側から割り込ませ分離をします．前歯部に多用されるアイボリーのシンプルセパレーター（図13）と臼歯部に多用されるエリオットセパレーター（図14）があります．
　　　　（ⅱ）牽引型
　　　　接触点を中心に両方の歯を外側に引き離すもので，フェリアーセパレーターが用いられます．

図13　アイボリーのシンプルセパレーター　　図14　エリオットセパレーター

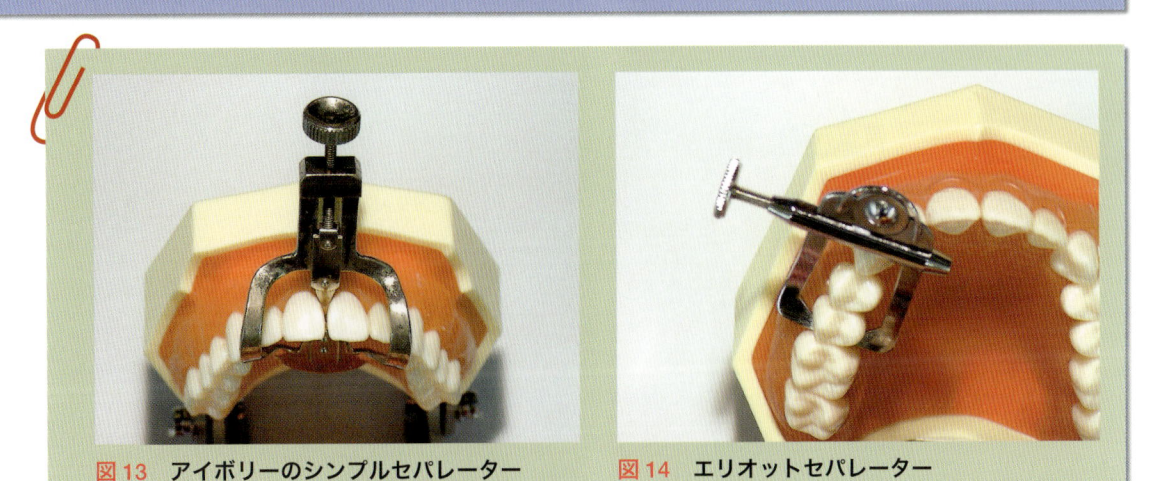

2）緩徐歯間分離法に用いる器材

①ラバー

　　　　ラバーダムシート，セパレーティングエラスティックなどを歯間に挿入します．

②セパレーティングワイヤ

　　　　直径0.4～0.5 mmの真鍮線を，プライヤーを用いて接触点下を通過させ，両端をねじり，数mm残して切断し圧接します．2～3日ほどで十分な離開が得られます．

9．隔壁調整用器材

　　　　Ⅱ級窩洞などの側方開放型の窩洞に成形修復物を塡塞する際に，隔壁として厚さ0.02～0.05 mmのステンレス製のストリップスを用います．

1）マトリックスバンドとマトリックスバンドリテーナー（図15，16）

　　　　マトリックスバンドは多くの種類とサイズがあり，マトリックスバンドリテーナーはマトリックスバンドを保持させるための器具です．一般的にはトッフルマイヤー型マトリックスとトッフルマイヤー型リテーナーが用いられており，成人用と小児用があります．
　　　　適応するバンドを選び，該当歯に合わせて金冠バサミ，アブレーシブポイントなどで修整してから，マトリックスバンドリテーナーの溝に差し込みます．その際，左右側を間違えないようにし，溝は歯肉側に向けて装着します．

7．各種器材の名称，用途，取り扱い

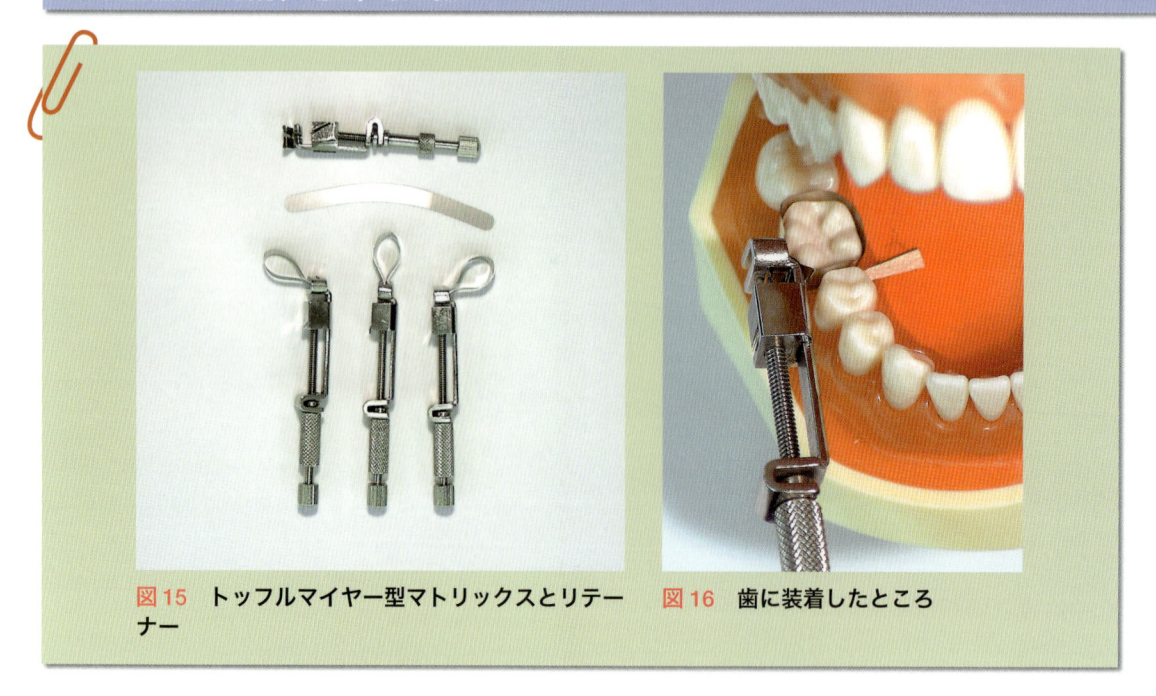

図15　トッフルマイヤー型マトリックスとリテーナー

図16　歯に装着したところ

2）Tバンド

　　　　T型のバンドで，直型と曲型にそれぞれ大・小のサイズがあります．ラバーダム防湿でクランプをかけた歯に適用されることが多く，マトリックスリテーナーバンドは必要としません．
　　　T部の突起を折り曲げて端を通し輪を作ります．歯に適合させてプライヤーで引っ張り，先端を折り返して固定します．

10．リーマー，ファイル（表1）

　　　　ISO規格に準じて製造されています．長さは標準（25 mm），ロングシャンク（28 mm），ショートシャンク（21 mm）などがあります．

1）リーマー（図17）

　　　　断面は正三角形または正方形で，一定の角度をつけたステンレス鋼線あるいはカーボン鋼線をねじって螺旋状に製造されています．穿通性と回転切削に優れており，根管や根管孔の穿通および根管拡大に使用します．
　　　電気エンジン用にピーソーリーマー，ラルゴーのリーマー，ゲイツのリーマーなどがあり，根管口を漏斗状に拡大するときに用います．太さは数種類あります．

表1　リーマー・ファイルのISO規格

規格番号	柄の色	直径	
		先端部の太さ（mm）	刀部末端の太さ（mm）
08	銀	0.08	0.40
10	紫	0.10	0.42
15	白	0.15	0.47
20	黄	0.20	0.52
25	赤	0.25	0.57
30	青	0.30	0.62
35	緑	0.35	0.67
40	黒	0.40	0.72
45	白	0.45	0.77
50	黄	0.50	0.82
55	赤	0.55	0.87
60	青	0.60	0.92
70	緑	0.70	1.02
80	黒	0.80	1.12
90	白	0.90	1.22
100	黄	1.00	1.32
110	赤	1.10	1.42
120	青	1.20	1.52
130	緑	1.30	1.62
140	黒	1.40	1.72

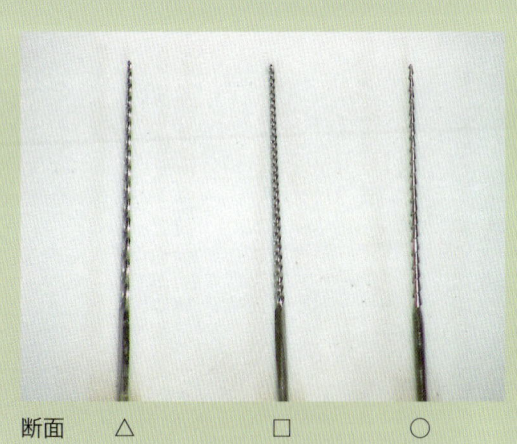

断面　　△　　　□　　　○

図17　左よりリーマー，Kファイル，Hファイル

2）ファイル

①Kファイル（図17）

　　　　　断面が正方形で，一定の角度をつけたステンレス鋼線あるいはカーボン鋼線をリーマーの2倍ねじって製造されています．根管拡大や根管壁の平滑化に用いられます．

7．各種器材の名称，用途，取り扱い

図18　ピーソープライヤー，ヤングプライヤー，三嘴鉗子

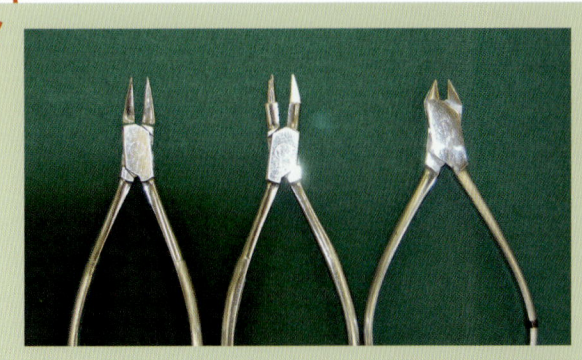

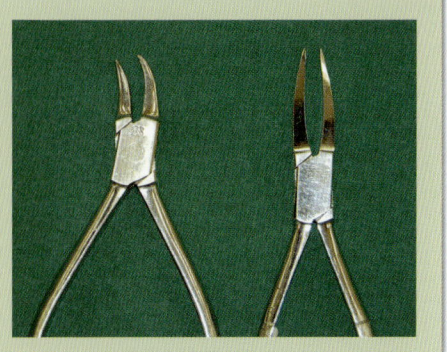

図19　ゴードンプライヤー，ホーの鉗子

②H型ファイル（図17）

　　　断面が円形で，ステンレス鋼線に研削仕上げによって連続した鋭い刃がつけられており，根管壁の切削と平滑化を効率的に行えます．使用時は回転運動ではなく，根管壁に押し当てて引き上げるような操作や，軽く上下に動かしながら根管壁を削り取るような操作を行います．

11．プライヤー（図18, 19）

ピーソープライヤー	補綴用は直嘴で一方は平面，もう一方は凸面で，金属冠環の成形に用います．矯正用は線鉤の屈曲に用いるため，先端の長さが等しく先が細くできています．
ヤングプライヤー	先端の2分の1が，一方が角型でもう一方が3段の丸型の断面で，先端に向かって細くなっています．最も一般的な線屈曲用のプライヤーです．
三嘴鉗子	二股の先端部にもう一方の先端が入り込むようになっており，線をV字形や急角度に屈曲するのに使用します．
ゴードンプライヤー	ピーソープライヤーの先を彎曲させたような形態で，帯環金属冠やバンドの賦形や線の屈曲などに用います．
ホーの鉗子	頭部は小さな円形で内側には保持しやすいように細かな溝が刻まれています．用途はさまざまで，ワイヤーの結紮や主線の着脱などの矯正治療時だけでなく，細かい器材の保持，ウェッジの挿入などにも使用されます．

12．歯肉圧排用器材

歯肉圧排糸（図20）

　　　歯肉縁下の支台歯形成や印象採得，補綴物や鋳造冠などの装着を行うときに，歯肉を一時的に排除して歯肉に損傷を与えないようにするために使用します．一般的に歯肉の収斂作用のある塩化亜鉛，塩化アルミニウム，塩酸エピネフリンなどを含浸させた綿糸を挿入する方法が行われています．

（別部智司）

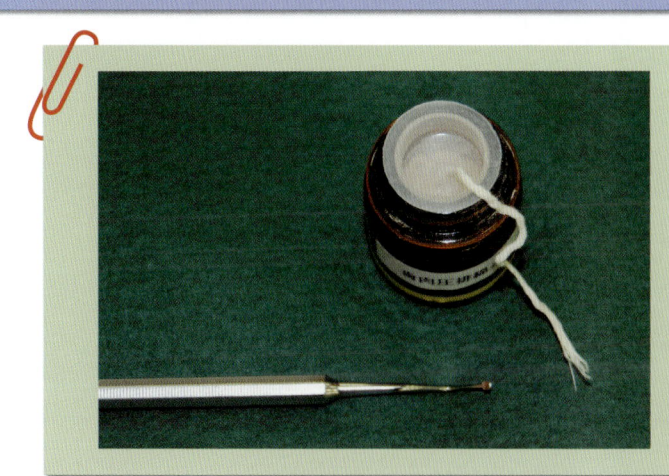

図 20　歯肉圧排糸とジンパッカー
　ジンパッカーは尖端に溝が掘ってあり圧排糸をとらえやすくなっています．

参考文献

1) 全国歯科衛生士教育協議会編集：歯科衛生士教本　歯科診療補助．医歯薬出版，第 1 版第 11 刷，2005．
2) 全国歯科衛生士教育協議会編集：新歯科衛生士教本　歯科診療補助　歯科機器の知識と取り扱い．医歯薬出版，第 1 版第 12 刷，2007．
3) 全国歯科衛生士教育協議会編集：新歯科衛生士教本　歯科診療補助　歯科材料の知識と取り扱い．医歯薬出版，第 1 版第 10 刷，2007．
4) 全国歯科衛生士教育協議会監修：最新歯科衛生士教本　歯科診療補助論．医歯薬出版，第 1 版第 1 刷，2007．
5) 全国歯科衛生士教育協議会編集：新歯科衛生士教本　保存修復学・歯内療法学．医歯薬出版，第 1 版第 12 刷，2007．
6) 歯科医学大事典編集委員会編集：歯科医学大事典（縮刷版），医歯薬出版，第 1 版第 5 刷，1997．

Ⅱ編　基礎知識

8．口腔内診査記録法

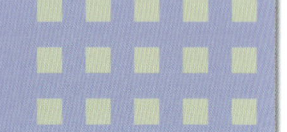

1．受付の対応法

　歯科を受診する人は，口腔に関連した病状を主訴に来院します．来院者と初めに接するのは受付のスタッフです．現在，医療安全セミナーの講演会がしばしばなされていますが，その多くはクレーム処理です．その中で受付の印象が悪いことが挙げられます．ここでの対応が，来院者に医院の第一印象を与えることになります．来院者は，その医院の大部分の印象を受付で判断します．受付での対応法は，患者が理解できる言葉を用いて，来院者の気持ちを理解しながら対応を進める必要があります．院長のスタッフ指導能力から，院長自身の性格までが読み取られてしまうのです．そして，内科診断学に則した来院者の振る舞いを観察させて，気が付いたことがあったら必ず報告させ，患者の診断に役立てるようにします．

2．医療面接

　受付では，来院者自身に問診表を渡し記入してもらうことになります．近年では医療の発展で有病者，高齢者が多く来院されますので，問診表はわかりやすい単語で，既往疾患を具体的に記入できるものを使うようにします（図1）．受付担当者は，問診表に記載漏れがないかを確認して，治療者側に渡します．

　来院者が記入した問診表を見ながら，術者は来院者と医療面接を行いカルテに記載していきます．医療面接については近年，特にその意義や実践方法がしっかり教育されるようになってきました．現在行われている医療面接には，役割が3つに分けられます．一つ目は情報収集，二番目は医療者-患者関係の構築，すなわちラポールの形成，そして三番目は患者の啓発と動機づけが挙げられます．これらのことについては，デンタルスタッフ全員が勉強して共通認識をもつ必要があります．情報収集に際しては，患者の行動，会話，問診では歯科治療に役立つように行わなければなりません（図2）．まず，主訴について現症，現病歴を記載し，全身的な既往歴および基礎疾患（高血圧，心臓疾患，脳血管障害，肝臓疾患，糖尿病など），薬剤過敏症，歯科麻酔の経験などを確認し，細かく聴取します．この際に患者との心の交流を行うように聞き出すことが重要となります．医療者に対する不信があったり，気が付かない重要既往疾患を見落とすことにもつながりかねません．この医療面接では，二番目の役割

軸であるラポールの形成を早く獲得できるかのポイントにもなります．

3．口腔内診査および関連部位の触診

次いで口腔内の診査に移りますが，主訴の部分を後回しにして一般的な診査を先に行うのは，来院者に不信を抱かせる場合もありますので，まず主訴に対する診査を行い，その所見を来院者に説明し，診断の結果が急を要する状態ならば応急処置を行うことを伝えます．

問診表による全身評価

● 現在の身体の具合はいかがですか？（**身長・体重の記載項目を入れる**）
1. とくに異常はない（**バイタルサイン・発熱など必要に応じて検査する**）
2. 薬を飲んでいる（薬の種類　　　　） ← 必ず調べる
3. 病院へ通っている（内科・外科など）（病院名　　　　）
4. 手術をしたこと（ない・ある）（何の　　　　）

● いままでに下記の症状・病気がありますか？
1. 麻酔の注射で気分が悪くなった　　　　（はい・いいえ）
2. 心臓の病気（ペースメーカーの有・無）（はい・いいえ）
3. 肝臓の病気　　　　　　　　　　　　　（はい・いいえ）
4. 腎臓の病気　　　　　　　　　　　　　（はい・いいえ）
5. 肺の病気・ぜんそく　　　　　　　　　（はい・いいえ）
6. 血液の病気・出血傾向　　　　　　　　（はい・いいえ）
7. 高血圧　　　　　　　　　　　　　　　（はい・いいえ）
8. 糖尿病　　　　　　　　　　　　　　　（はい・いいえ）
9. けいれん　　　　　　　　　　　　　　（はい・いいえ）
10. 神経系の病気　　　　　　　　　　　　（はい・いいえ）
11. 骨粗鬆症　　　　　　　　　　　　　　（はい・いいえ）
12. 喫煙　　　　　　　　　　　　　　　　（はい・いいえ）

図1　問診表（来院者用）

8. 口腔内診査記録法

・SOAP の実施

　　　　カルテ記載には，SOAP（S＝Subjective：患者の主観的な訴え，O＝Objective：歯科医師の客観的な診査，A＝Assessment：診断，P＝Planning：治療計画）の方法を用いることが推奨されます．主訴は，SOAP による診断に沿って治療計画を立案して治療します．症状が落ち着いたら一般的な口腔診査を行い，必要に応じて一口腔単位の治療を行います．現在の日本の健康保険医療制度では，正しく制度に則した医療を行うためにも，行政側から医療指導がより行われるようになりました．カルテが正しく記載されているか重要なポイントとなり，正しくなければ指導されることがありますので，初期のうちから正しい記載方法を習得しておくことが肝要となります．歯および歯周組織の診査を

```
　　　　　　　　問診表（歯科医用）　　主治医
診療録 No.　　　　　　　　　　　初診日　年　月　日
患者氏名　　　　　年齢　歳, 性別　生年月日　年　月　日
　　　　　　　　　　　　　　　　身長　　cm　体重　　kg

主訴：

現症：

現病歴：

既往歴：
常用薬：
麻酔経験：有　無
抜歯経験：有　無
アレルギー：有　無

治療希望：



主訴に対する診断名：

診断の根拠：

原因：
```

図2　問診表（歯科医師用）

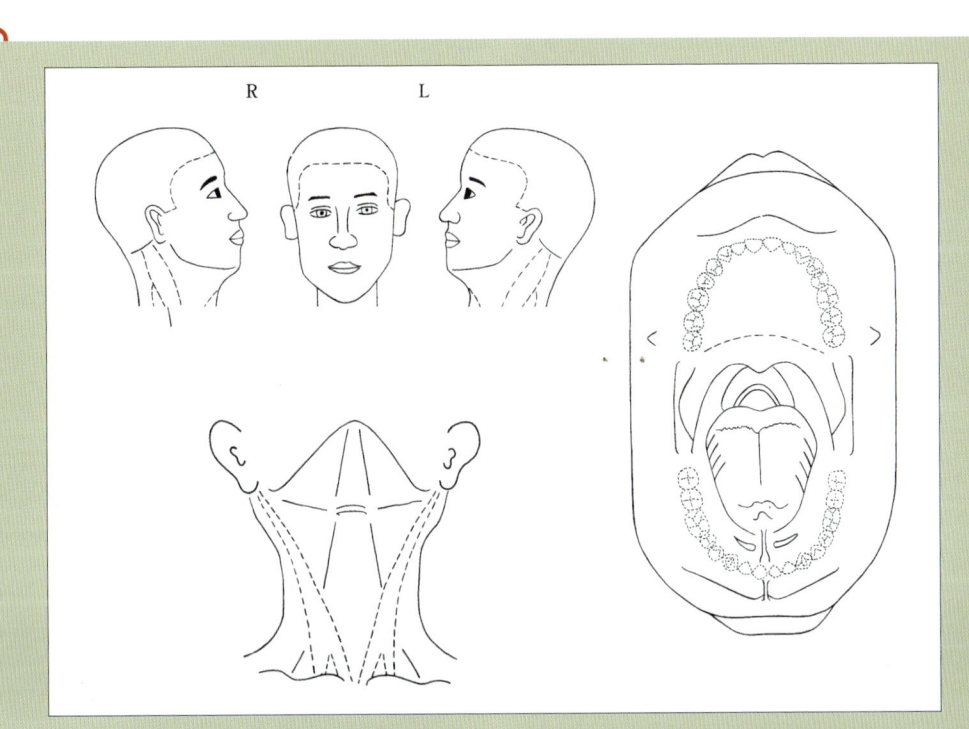

図3 口腔軟組織および頭頸部の診査表

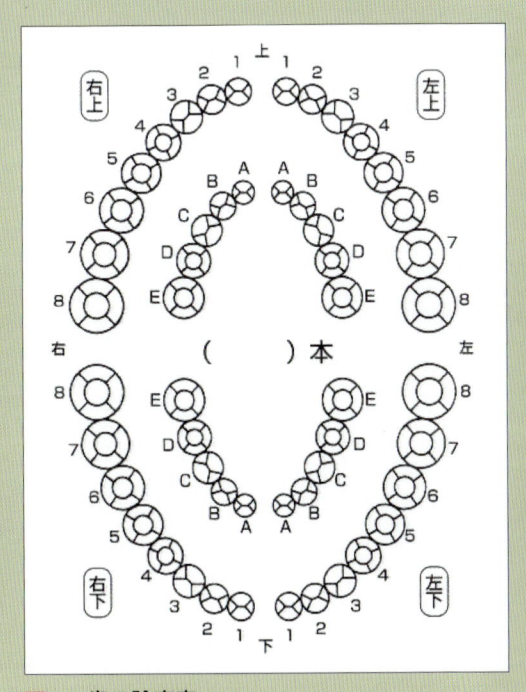

図4 歯の診査表

8．口腔内診査記録法

行い，次いで咬合状態および舌など口腔粘膜の診査を行います．場合によっては，頭頸部や顎関節などの視診，触診の診査も行います．口腔関連組織の診査表は視覚的に理解しやすいように，図を用いると理解しやすく，便利です（図3）．

術者が口頭で診査の結果を記録者であるスタッフに伝える場合，その医院で

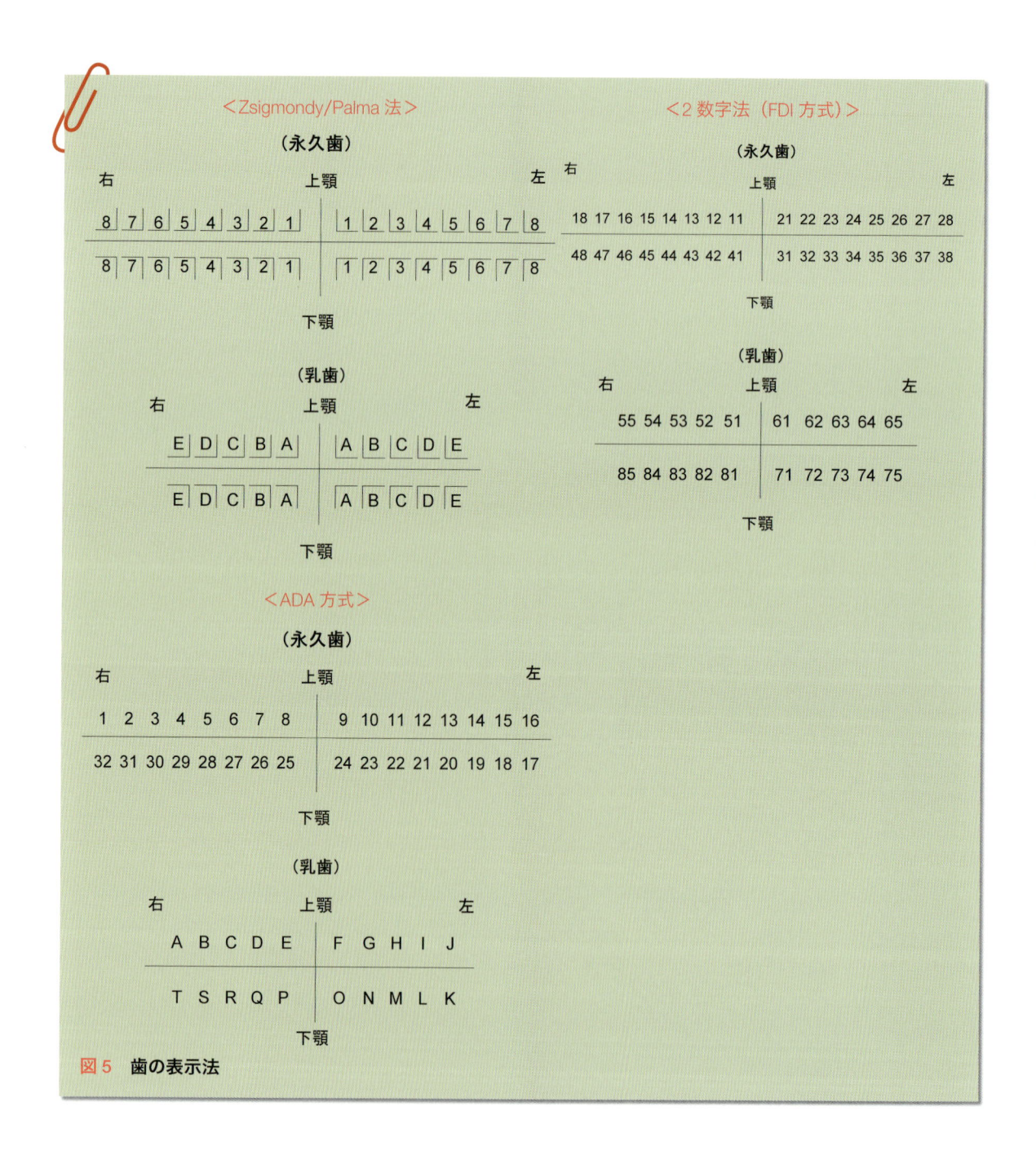

<Zsigmondy/Palma法>

（永久歯）

右　　　　　上顎　　　　　左

| 8 | 7 | 6 | 5 | 4 | 3 | 2 | 1 | 1 | 2 | 3 | 4 | 5 | 6 | 7 | 8 |
| 8 | 7 | 6 | 5 | 4 | 3 | 2 | 1 | 1 | 2 | 3 | 4 | 5 | 6 | 7 | 8 |

下顎

（乳歯）

右　　　　　上顎　　　　　左

| E | D | C | B | A | A | B | C | D | E |
| E | D | C | B | A | A | B | C | D | E |

下顎

<2数字法（FDI方式）>

（永久歯）

右　　　　　上顎　　　　　左

| 18 17 16 15 14 13 12 11 | 21 22 23 24 25 26 27 28 |
| 48 47 46 45 44 43 42 41 | 31 32 33 34 35 36 37 38 |

下顎

（乳歯）

右　　　　　上顎　　　　　左

| 55 54 53 52 51 | 61 62 63 64 65 |
| 85 84 83 82 81 | 71 72 73 74 75 |

下顎

<ADA方式>

（永久歯）

右　　　　　上顎　　　　　左

| 1 2 3 4 5 6 7 8 | 9 10 11 12 13 14 15 16 |
| 32 31 30 29 28 27 26 25 | 24 23 22 21 20 19 18 17 |

下顎

（乳歯）

右　　　　　上顎　　　　　左

| A B C D E | F G H I J |
| T S R Q P | O N M L K |

下顎

図5　歯の表示法

決められたルールに従い，お互いがそのルールを理解していることで能率的に行えます．歯と歯周組織の検査は歯の検査から行い，その所見をカルテに記載するか補助者に依頼します（図4）．検査の順番は，右上から左上，左下，右下へと逆Cの形に診査を進める方法あるいは左上から行うCの形に検査する方法などを取り決めておきます．乳歯についても同様に行います．また，歯の表示法についても医院の中で統一しておき，記載ミスを少なくします．歯の表示法には，従来から使われてきたZsigmondy/Palma法の他にも，2数字法やADA方式があり，数字だけで歯を表記できるので便利であるとともに，左右上下の誤りを少なくできる利点があります（図5）．また，個々の歯の診査ばかりではなく，咬合の診査も重要です．現在では，こうした診査の結果をコンピュータに記録する方法もよく行われています．

歯科医院における口腔内診査に必要な器材として，少なくともミラー，探針，ピンセットを用意します．齲蝕の診査には，先端の鋭くない国際基準のCPIの探針（図6）使用が推奨されます．補助者は常に照明を適正な位置に設定し，明るくすることで見落とし，誤診が少なくなりますので診査を手助けします．

歯の検査を詳しく行うときは，齲蝕の診査に咬翼法エックス線写真，デンタルフロス，拡大鏡，透照診用ライト，DIAGNOdent® などを用いると便利です（図7～9）．咬翼法エックス線写真は特に若年者の齲蝕の診査に有用で，臼歯部

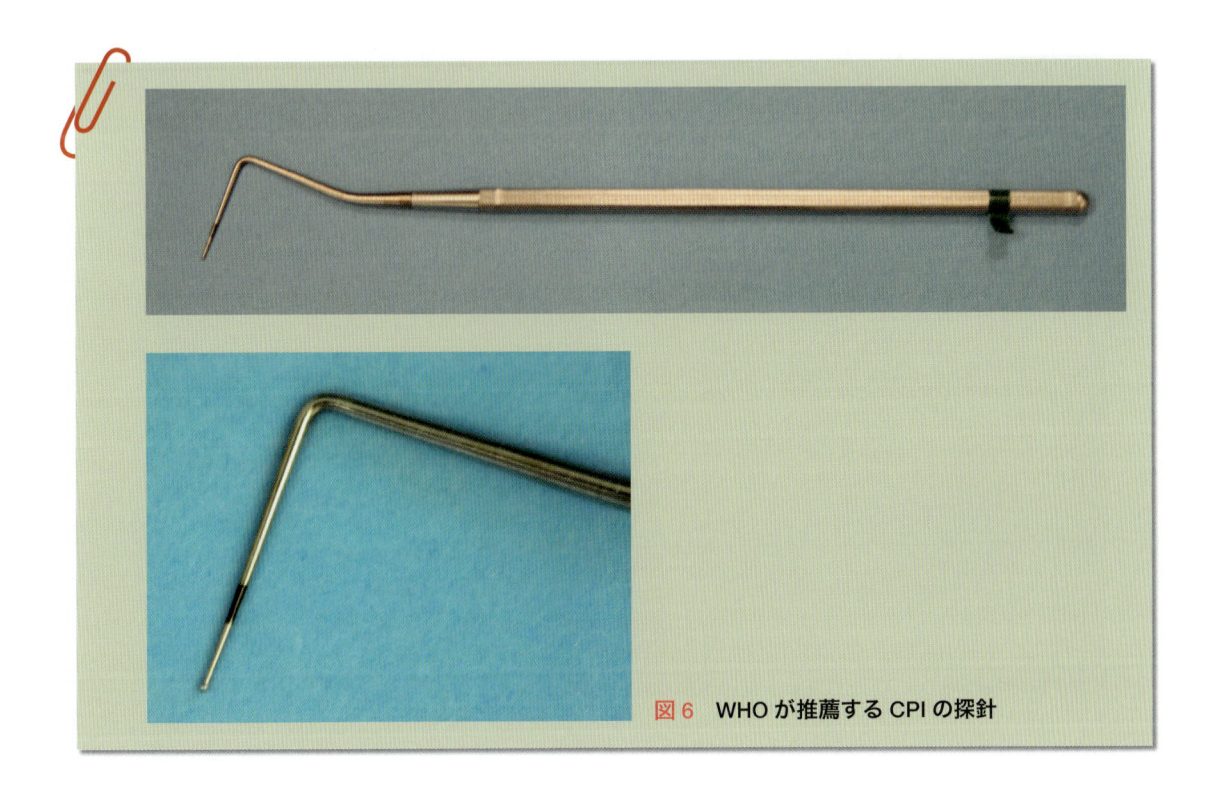

図6　WHOが推薦するCPIの探針

8. 口腔内診査記録法

では上下を一緒に撮影できるので被曝量を少しでも軽減できます．最近では，拡大鏡を用いてより正確な診査とともにより精密な診療を行うようになり，この応用はとても有用です．DIAGNOdent® は，特に裂溝齲蝕の正確な診断に用いられます．

　歯髄の診査には，デンタルエックス線写真，歯髄電気診断器，冷刺激用パルパー，加熱ストッピングなどが用いられます．

　また，歯周組織の検査には，デンタルエックス線写真またはオルソパントモエックス線写真，口腔内写真撮影，ポケット探針，歯垢染色液，咬合紙などを用意します．補助者は，これらの器材の使用方法について理解し，保管場所も院内でよく話し合って，効率のよいように定めておきます．歯周病のリスクファクターとして，遺伝的背景をはじめとして糖尿病，口腔内常在菌の検査，食生活など，歯周病に関する聴取を必ずすべきです（図10，11）．

　こうした診査記録をとる作業のうち，歯科衛生士の役割で最も重要なのはプラークスコアの記録です．口腔疾患から予防を含めた歯科診療のほとんどはプ

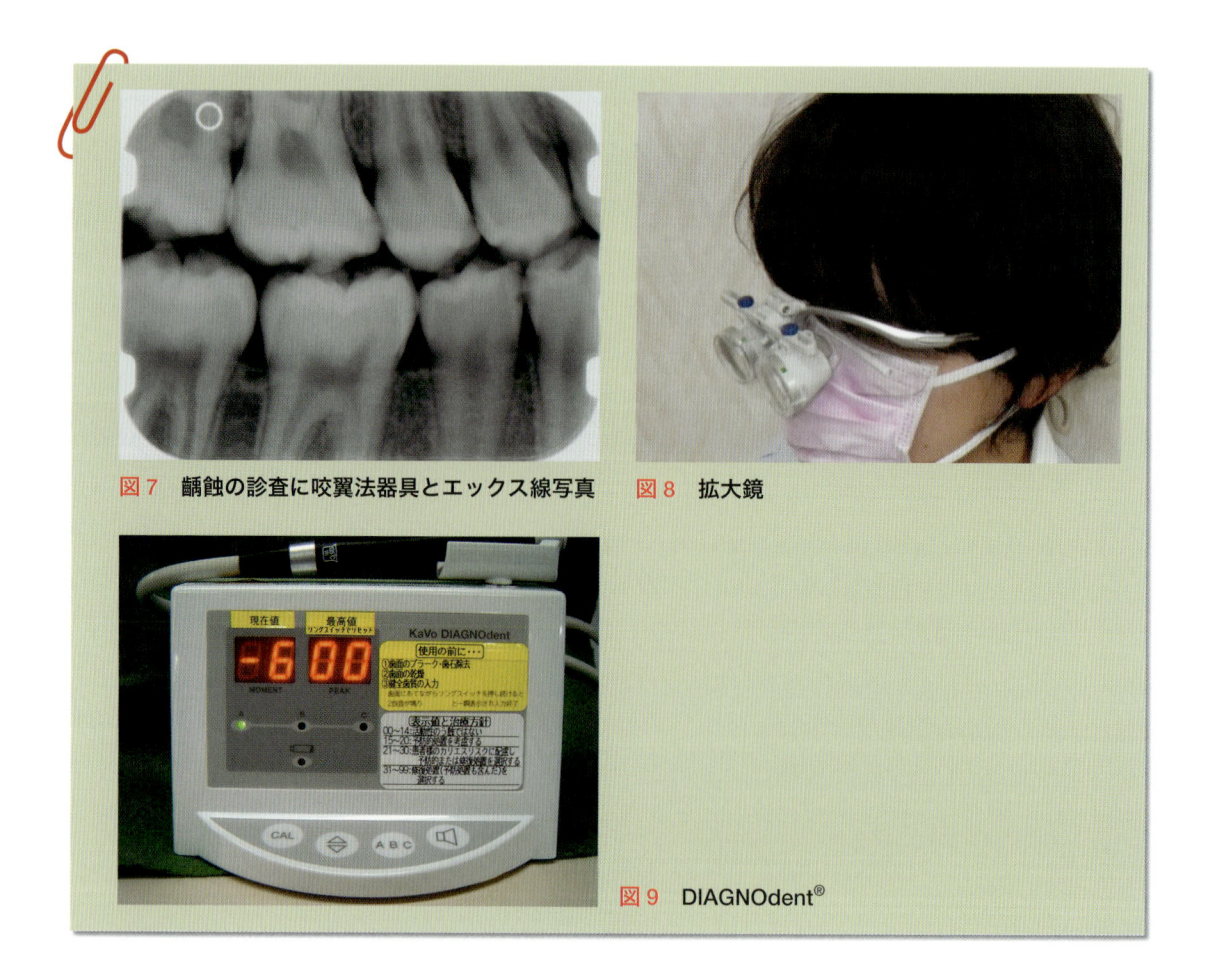

図7　齲蝕の診査に咬翼法器具とエックス線写真

図8　拡大鏡

図9　DIAGNOdent®

Ⅱ編　基礎知識

ラークコントロールに依存しており，O'Leary のプラークスコアが一般的によく用いられますが（図12），検診や簡便に行う場合には Ramfjord のプラークスコアを用います．この方法は，上下左右の 1，4，6 番合計 12 本のみを記録して評価する方法です（図13）．若年者でカリエスリスクの高い場合や，歯周疾

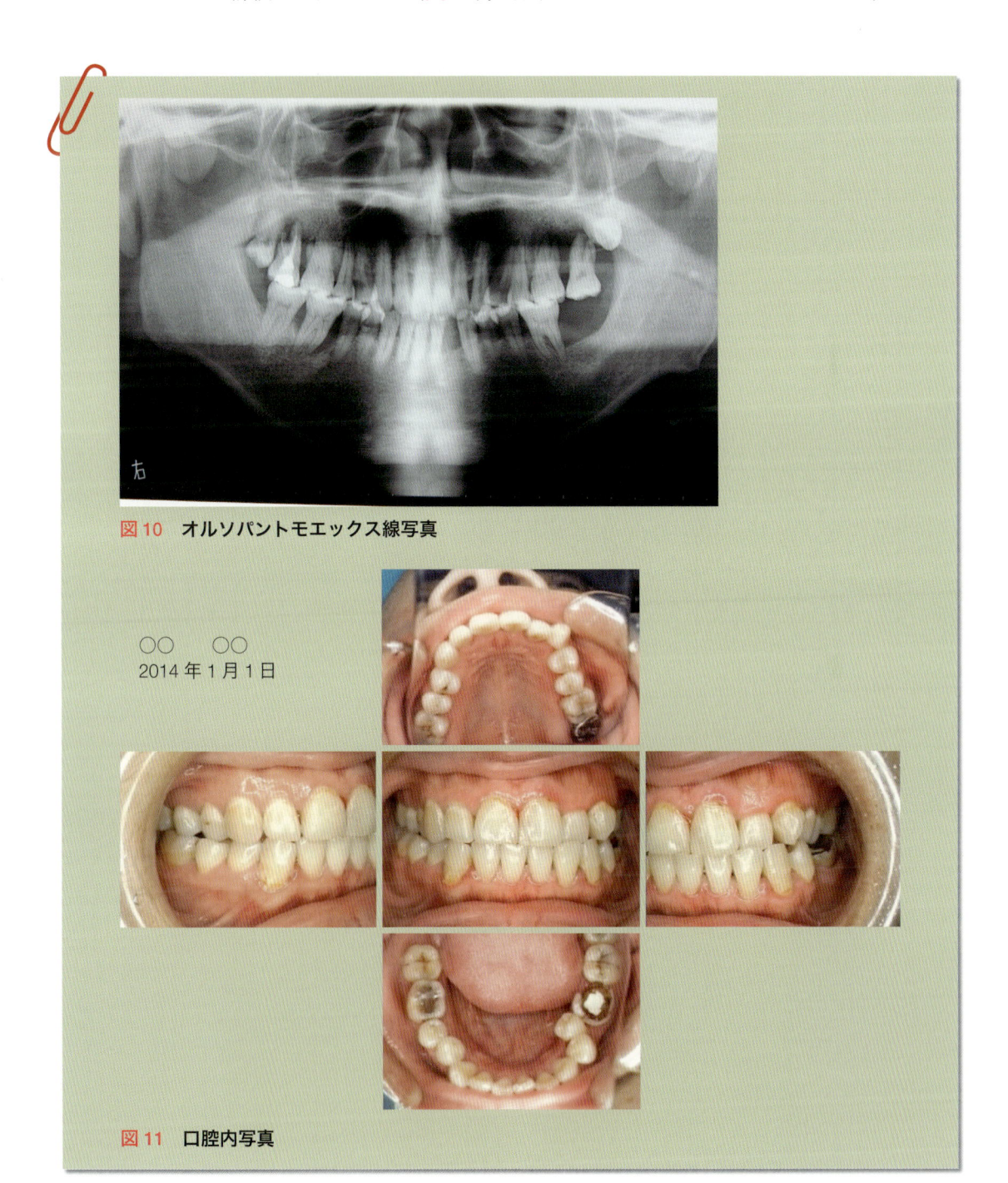

図10　オルソパントモエックス線写真

○○　○○
2014 年 1 月 1 日

図11　口腔内写真

8. 口腔内診査記録法

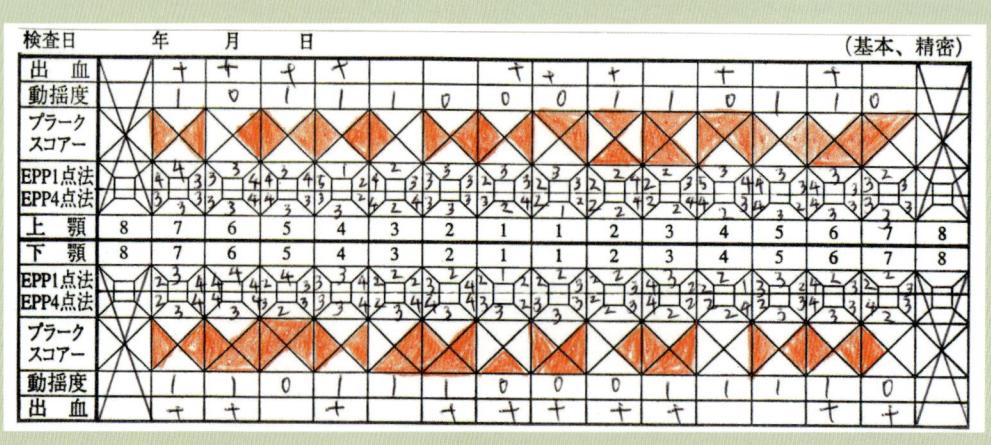

図12 O'Leary のプラークスコア

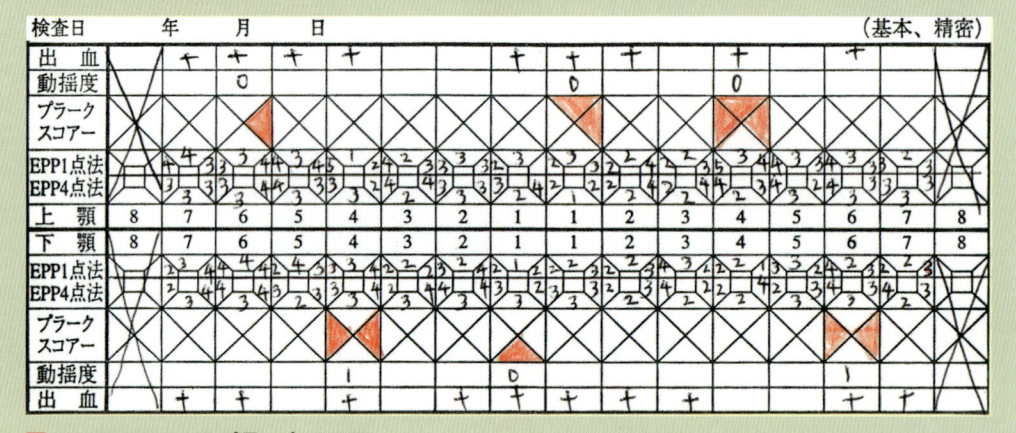

図13 Ramfjord のプラークスコア

上下の表は同一患者のものですが，O'Leary では PCR＝50.89％，Ramfjord では下表のように $\frac{6}{41} \frac{14}{6}$ のスコアをとりますので 50％とほぼ同じスコアとなります．

患の成人には，そのリスクに合わせたプラークコントロールのプログラムを作成します．これらの患者から得られた情報は，個人情報として厳重に管理する必要があります．また，作成された個人のデータは医院の責任者がいつでも抽出できるように，整理整頓しておきます．

（別部智司）

Ⅲ編

各 論

Ⅲ編 各 論

1. 患者誘導法

　患者を診療室に誘導することは，患者にとって心理状態は複雑であり，デンタルスタッフの対応が以後の診療に影響を与えることになります．デンタルスタッフは，親しめる態度で患者に接し，絶えず患者に緊張を与えないように配慮する必要があります．患者を誘導するにあたっては，事前にユニット（診療台），使用器材，エプロン，頭カバー類を整備した状態で，患者を誘導します．
　患者の姓名を繰り返し呼び，診療録の姓名と誤りがないことを確認し，患者と同行しながら誘導します．患者の携行品があれば，保管場所を指示し，移動キャビネット，ブラケットテーブル，ライトなど，患者の通行に邪魔になるものを排除し診療台に誘導します（図1）．

（山口博康）

図1　患者誘導法
患者の通行に邪魔なものを排除し誘導します．安頭台を調整します．

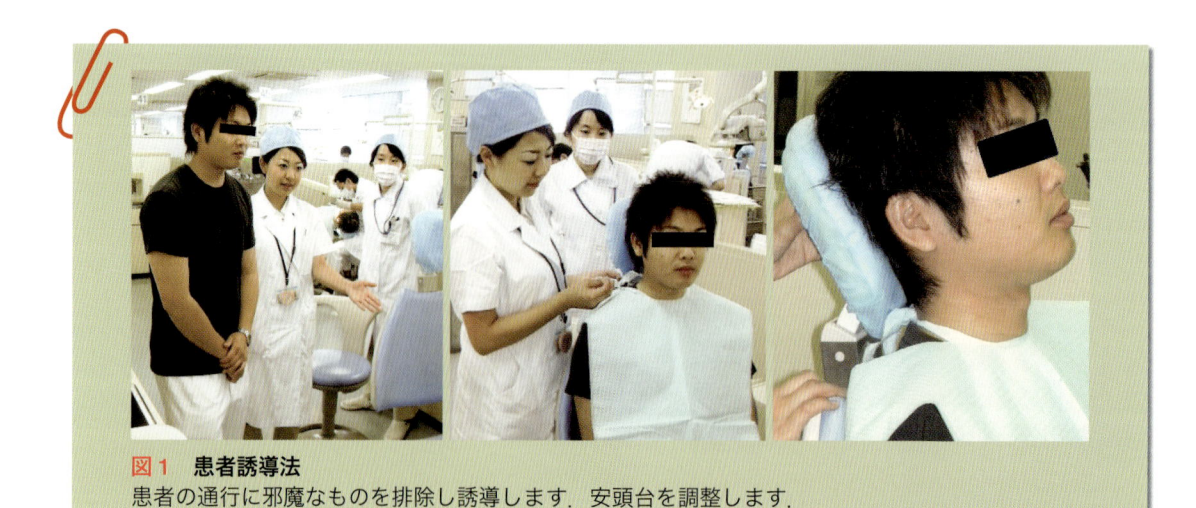

Memo

Ⅲ編 各 論

2. 歯科治療の体制
（トゥーハンド，フォーハンド，シックスハンド）

　診療を行うためには，1人で行うよりは2人，3人で行うほうが効率的です．
　1人で行う場合には，左右2本の手で行うのでトゥーハンド（two hand dentistry）と呼ばれ，2人の場合はフォーハンド（four hand），3人ではシックスハンド（six hand）となります．また，患者は仰臥位，術者は座位を基本としますが，患者を座位にして治療を行う場合には術者は立位となります（図1～3）．しかし，術者が座位であっても補助者は立位となる場合が多くみられます．とっさの場合に早く対応できるメリットがあり，スペース的に椅子が置けない場合などこの形態がとられます．

- 1人で診療を行うトゥーハンド法は，効率の面ではあまりよくありませんが，補助者がいなければ，1人で行わざるをえません．利き腕を中心に他方の手や補助器具を駆使して治療が行われますが，医療安全上危険を伴うと判断された場合には無理せずに，誰かに手伝ってもらうことが賢明と思われます．
- 一般的にアシスタントワークはフォーハンドで行われます．

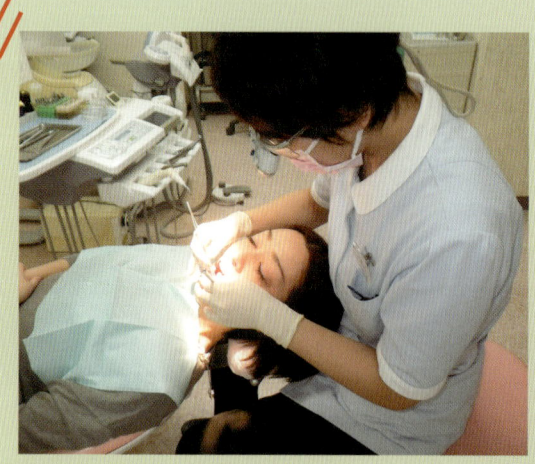

図1　トゥーハンド法（two hand method）
　本方法は1人で行う方法で，効率，安全面に問題があります．

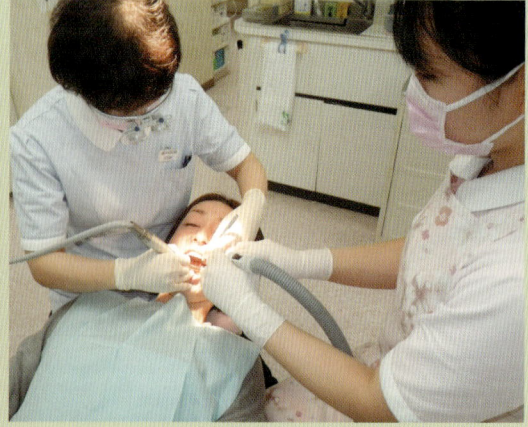

図2　フォーハンド法（four hand method）
　比較的効率的で最も一般的な方法です．

術者，補助者それぞれのポジションは効率の点で重要視する必要があります．患者を中心に術者は多くの場合，患者の9時〜12時の位置におりますが，治療により6時〜1時までの位置を使用します[1]．補助者は患者の1時〜3時くらいに位置して術者の診療を補助するため，術者の位置を常に意識して邪魔にならない位置に移動します．

- シックスハンド法（図3）は3人の両手を用いて受け渡しや情報の伝達を行う方法で，フォーハンド法に1人加わり，術者，補助者の介助者となります．基本はおおむねフォーハンドと同様ですが，材料の補給や書記役など，その他の仕事を効率よく行うことに意義があります．

以上のように，日常歯科診療を漠然と行っているのではなく，頭の中で整理をして診療体制を構築することで，役割分担や診療時間配分が考慮でき効率化が図れることとなります．

(別部智司)

参考文献

1) 全国歯科衛生士教育協議会監修：最新歯科衛生士教本　歯科診療補助論，医歯薬出版，32-62，2007．

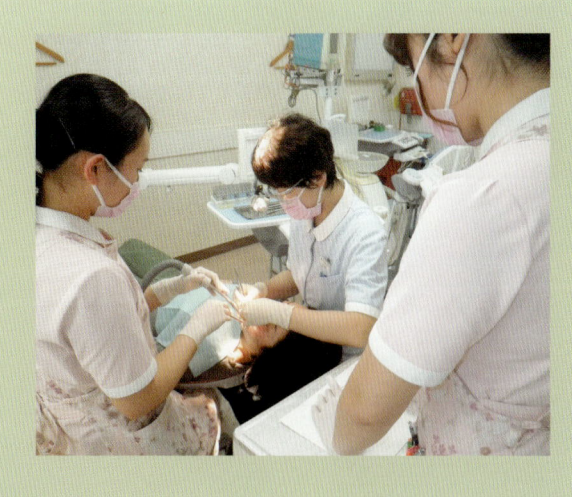

図3　シックスハンド法（six hand method）
3人でチームを作り，治療にあたる方法です．役割分担がしっかりしていると，最も効率的です．

Ⅲ編 各 論

3．共同動作のルール
（行動パターンの必要性，行動パターンの確立）

1．行動パターンの必要性

　　近年の高度化，複雑化する歯科医療現場では，効率的で安全な歯科診療を提供するためにデンタルスタッフ間で仕事内容の明確な分業化が必要です．各スタッフが診療の流れを完全に理解したうえで，担当する仕事内容と範囲について行動パターンを確立しなければいけません．各々が決められた行動パターンに従い，他スタッフとの歩調を合わせながら忠実にアシスタントワークを行うことで，安心・安全で高質な診療環境を作るだけでなく，診療を受ける患者の負担を軽減することができます．

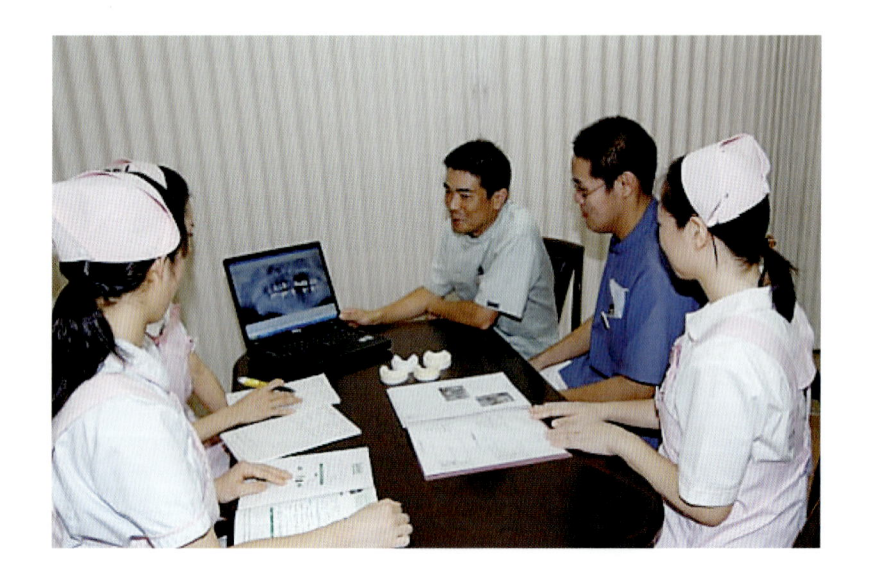

　　一症例について数種類の方法，使用材料が考えられる状況では，どの方法で診療を進めるかは，術者の指示のもとスタッフ間の術式決定の確認が必要になります．
　　次に，数種類の治療法が考えられる例を示します．効率のよい歯科診療を行うために，スタッフ間での緊密な意思疎通を習慣としましょう．

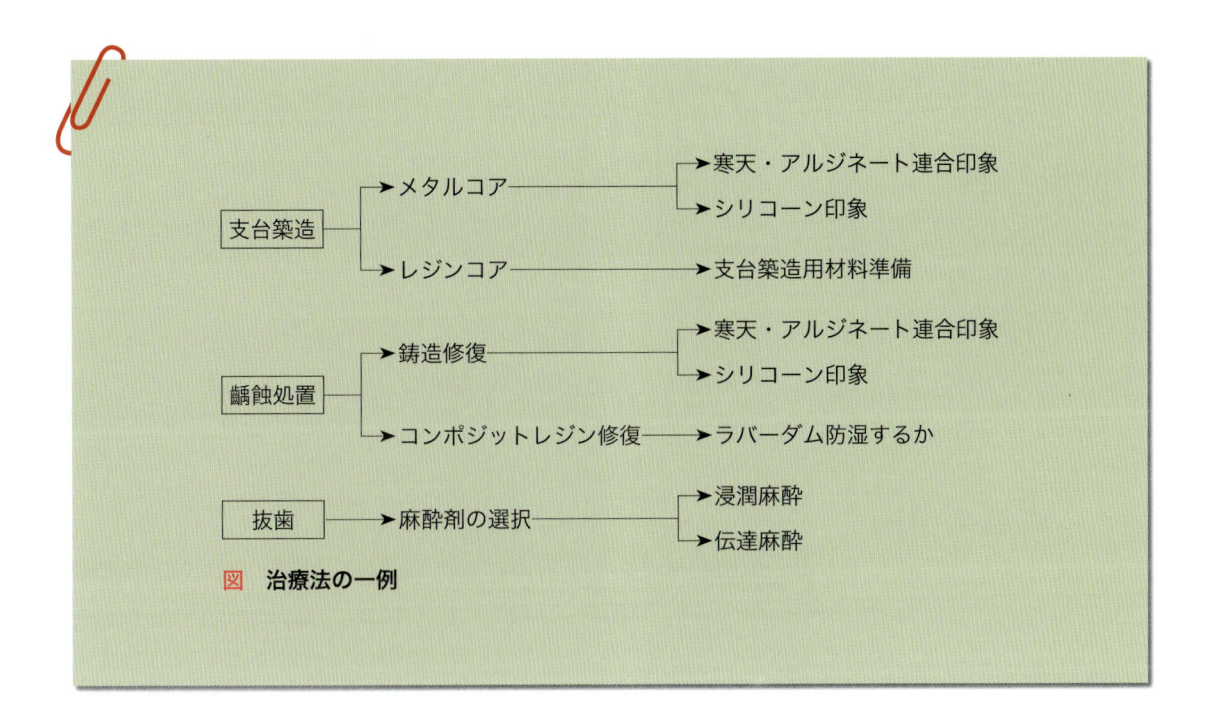

```
                              ┌─→ 寒天・アルジネート連合印象
          ┌─→ メタルコア ──────┤
 ┌──────┐ │                    └─→ シリコーン印象
 │支台築造├─┤
 └──────┘ │
          └─→ レジンコア ──────→ 支台築造用材料準備

                              ┌─→ 寒天・アルジネート連合印象
          ┌─→ 鋳造修復 ────────┤
 ┌──────┐ │                    └─→ シリコーン印象
 │齲蝕処置├─┤
 └──────┘ │
          └─→ コンポジットレジン修復 ─→ ラバーダム防湿するか

 ┌────┐                        ┌─→ 浸潤麻酔
 │抜歯├──→ 麻酔剤の選択 ───────┤
 └────┘                        └─→ 伝達麻酔
```

図 治療法の一例

2．行動パターンの確立

　術者を含めるデンタルスタッフ間の行動パターンを確立することで，各々の仕事を分業化でき，より安全で効率的に歯科診療を進めることができます．補助者は確立した行動パターンを基に，常に術者の行動を予測した器材，材料の準備および補助を行います．

　行動パターンの確立には以下の点に留意します．

1）各診療施設での診療の流れを理解する．
2）処置内容，手技，方法を正しく理解する．
3）共同動作の範囲について責任者に確認する．
4）担当者，院長とは十分に協議のうえ，決められた行動パターンに従う．
5）行動パターンについて常に自己の能力向上を目標とし，検討と反省をする．

（浅野倉栄）

Ⅲ編 各 論

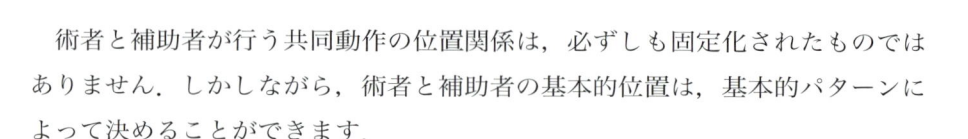

4．共同動作の位置関係

　術者と補助者が行う共同動作の位置関係は，必ずしも固定化されたものではありません．しかしながら，術者と補助者の基本的位置は，基本的パターンによって決めることができます．

1．術者の位置

　術者と患者との位置関係は，上下方向，水平方向から規制されます．上下的には術者の視野が確立され，手技を行うのに最も都合のよい高さです．水平的には，患部に最も手の届きやすく操作しやすい場所に術者が位置することが大切です（図1）．

　術者と患者の位置関係は，時計の文字盤を位置尺度の基準として採用し，患者の口腔を中心として術者の位置を9時の位置，11時の位置などと表現されるようになりました．

　患者水平位の場合は通例9時～1時，稀に2時，3時の位置が採用されます（図2）が，患者座位の場合には8時～11時および1時，ときに2時，3時の位置が採用されます（図3）．

2．補助者の位置

　補助者の位置は，術者の施術に邪魔にならない範囲で適当な位置を選びます．
　時計の文字盤で示しますと，補助者の位置は，患者水平位のときも患者座位のときも3時ぐらいが多く，稀に8時～9時の位置を占めます．なお，術者が

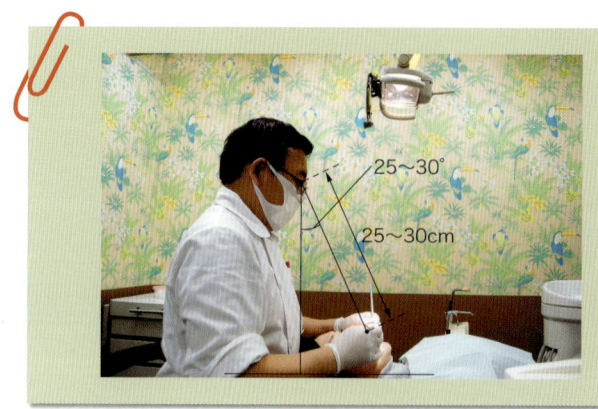

図1　術者の基本姿勢（水平位）

2〜3時の位置を占めることは稀ですが，その場合には，補助者は9時〜11時の位置にきます．したがって，術者と補助者は患者の口腔を中心として正反対またはそれに近い対称的な位置を占めることが多いようです．また，補助者は材料，器具，設備の準備のためにユニットから離れて，その周囲を大幅に移動することがあります．この動作は多くの場合，術者の代わりに準備，整備を行っているので，補助者が活動的で有能であれば，術者はあまり位置の移動を行わず，ほとんど固定した場所で治療に専念することができます（**図2，3**）．

(加藤保男)

参考文献

1) 全国歯科衛生士教育協議会監修：最新歯科衛生士教本　歯科診療補助論．医歯薬出版，2007．
2) 東理十三雄監修：歯科臨床概論と診療補助．クインテッセンス出版，2001．
3) 全国歯科衛生士教育協議会編集：歯科衛生士教本　歯科診療補助（1）．医歯薬出版，1995．
4) 全国歯科衛生士教育協議会編集：歯科衛生士教本　歯科診療補助（2）．医歯薬出版，2007．
5) 全国歯科衛生士教育協議会編集：新歯科衛生士教本　歯科診療補助．医歯薬出版，2013．

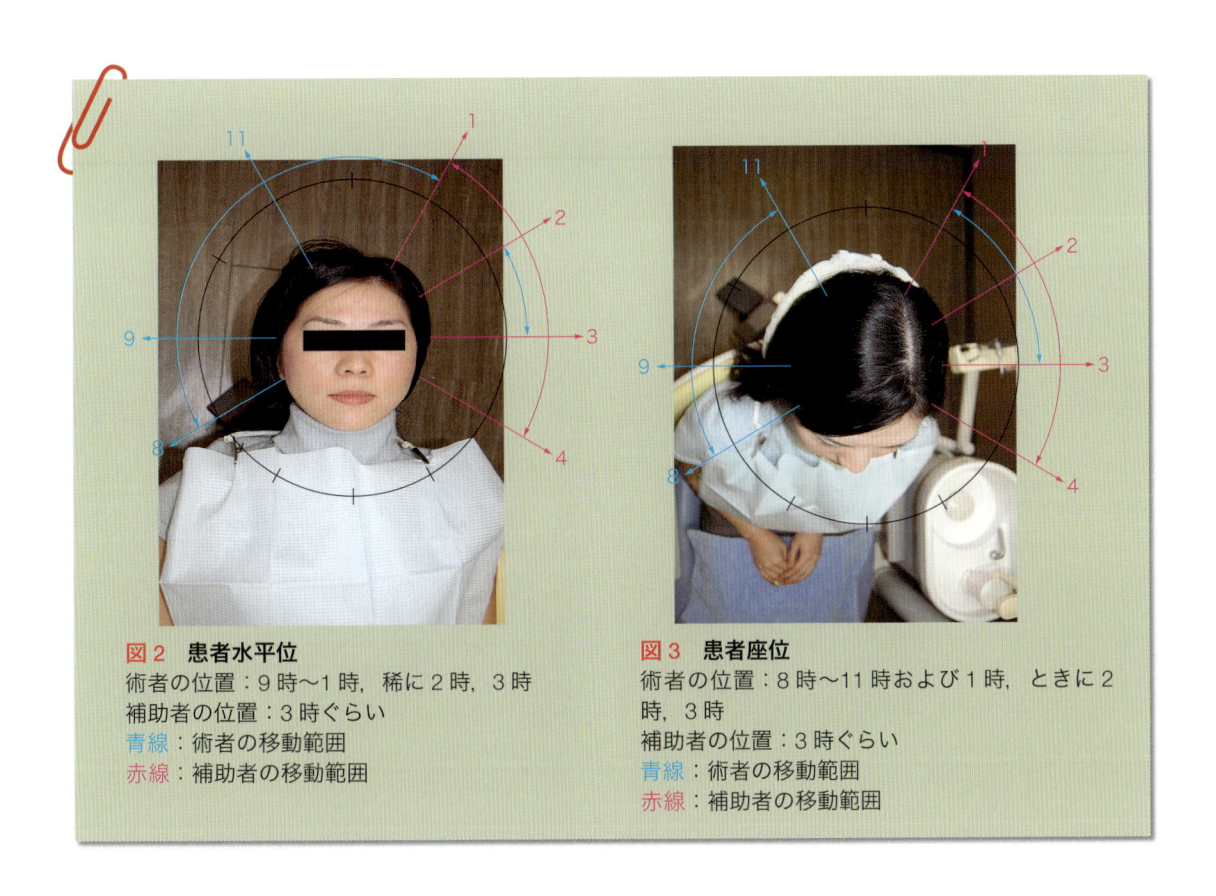

図2　患者水平位
術者の位置：9時〜1時，稀に2時，3時
補助者の位置：3時ぐらい
青線：術者の移動範囲
赤線：補助者の移動範囲

図3　患者座位
術者の位置：8時〜11時および1時，ときに2時，3時
補助者の位置：3時ぐらい
青線：術者の移動範囲
赤線：補助者の移動範囲

Ⅲ編　各論

5．術者の姿勢・患者の姿勢

1．診療体位

以下のように分類されます．
①術者立位　患者座位（図1）
②術者立位　患者水平位（図2）

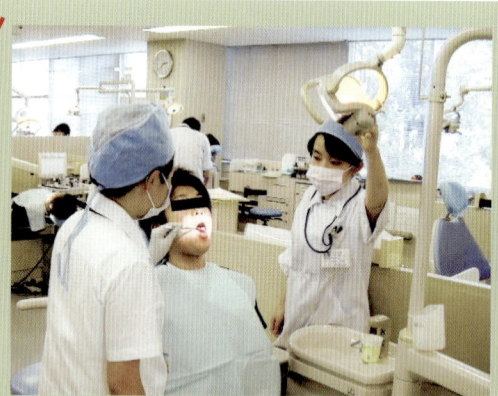

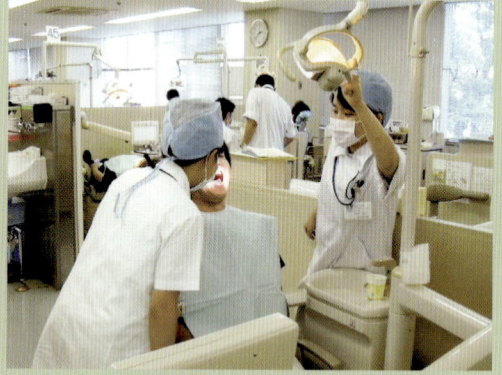

良い姿勢　　　　　　　　　　　　　　　悪い姿勢（術者が前かがみになっている）

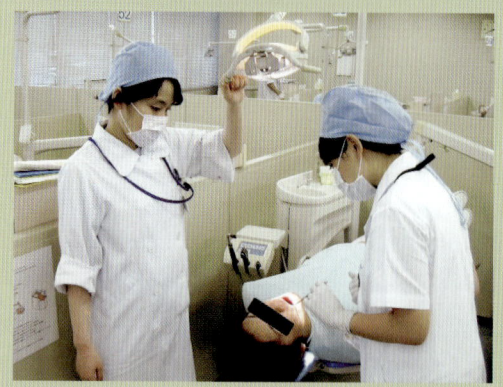

図1　術者立位　患者座位

良い姿勢　　　　　　　　　　　　　　　悪い姿勢（ライトが患者の眼に入っている）

図2　術者立位　患者水平位

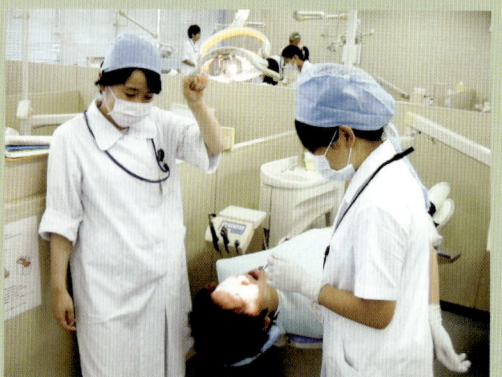

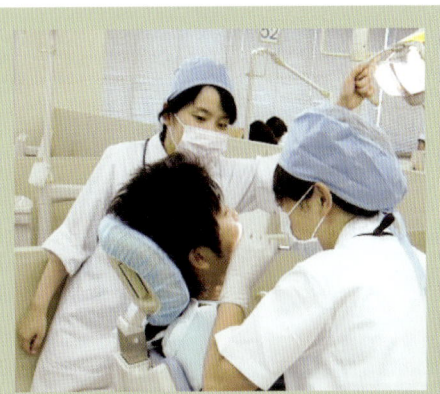

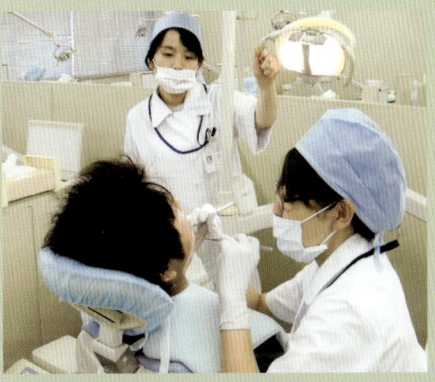

良い姿勢　　　　　　　　　　　　　悪い姿勢（7時の姿勢で術者が患者の肩に触れている）

図3　術者座位　患者座位

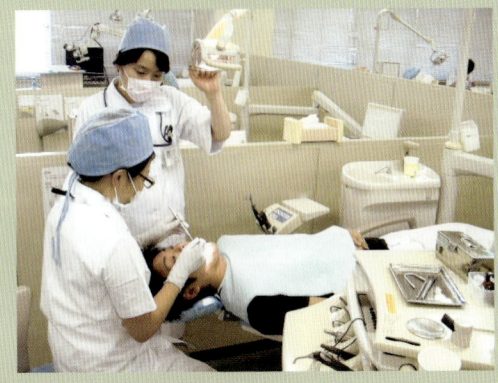

良い姿勢　　　　　　　　　　　　　悪い姿勢（補助者がライトに入ってしまい照明が当たらない）

図4　術者座位　患者水平位

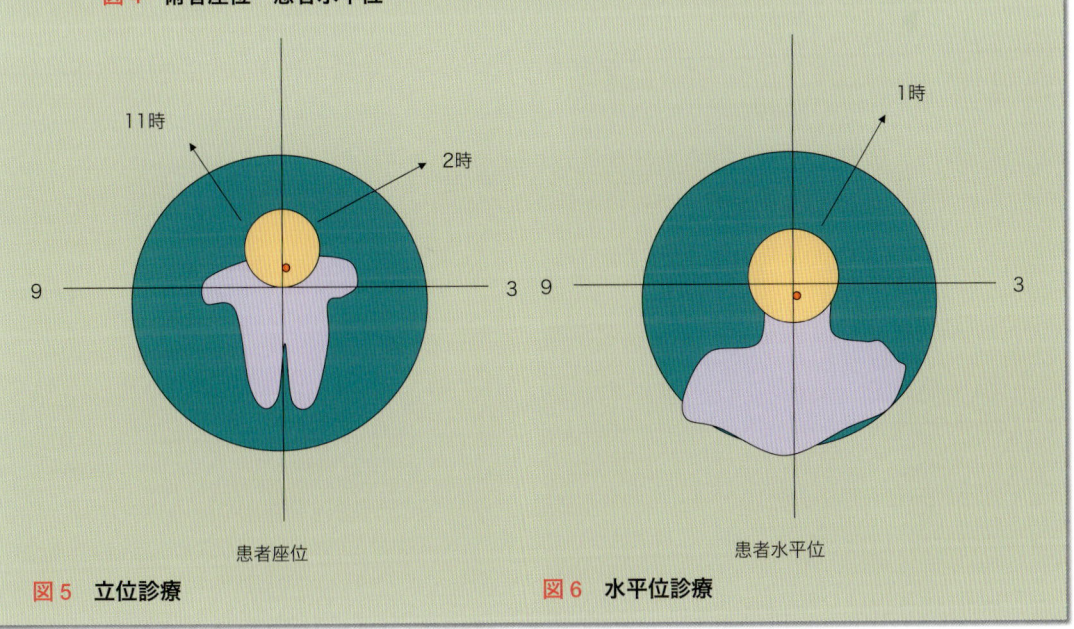

患者座位

図5　立位診療

患者水平位

図6　水平位診療

5．術者の姿勢・患者の姿勢

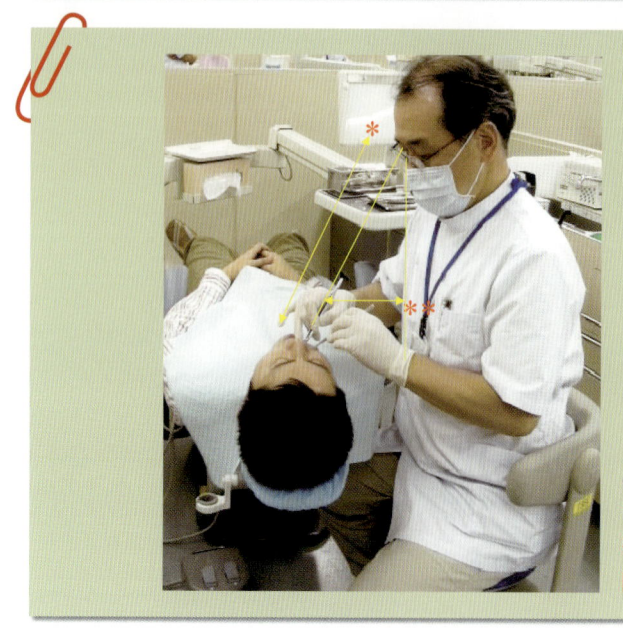

9時の姿勢
*30 cm 前後の距離
視線は垂線より**20〜30°で診療

図7　術者の治療姿勢

③術者座位　患者座位（図3）
④術者座位　患者水平位（図4）

患者座位の場合8時〜11時，ときに2時，3時の位置で行われます（図5）．
患者水平位診療の場合，術者は9時〜1時（図6）（p.95参照）．

2．術者としての診療姿勢

以下の位置で行います．

①作業点の条件として作業点を身体の中央に持ってきます．視線は垂線から20〜30度．
②精密度を上げる条件として，肘，指，腕の固定を行います．
③明視の距離方向からの条件として，術者の正中に位置し，30 cm 前後の距離で作業します（図7）．

（山口博康）

Memo

Ⅲ編 各 論

6．ライティング

　歯科治療は五感のすべてを用いて行われますが，視覚情報は最も情報量が多いといわれています．ライティングはその視覚を支える極めて重要な技術で，治療に先がけて，きちっと行うことを励行することが最も大切です．
　治療開始前に清掃，光量調節などを行い，機種ごとに焦点距離などを確認しておきます（図1～3）．

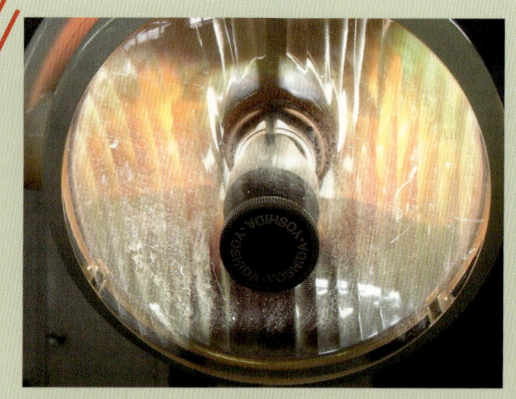

図1　ライトフードの汚れ
　ライトフード，反射鏡を定期的にクリーニングします．ライトフードには飛沫などの汚れがつきやすく，ライティングを妨げます．またライトは患者の目に入りやすく，汚れていると不衛生なイメージを与えます．

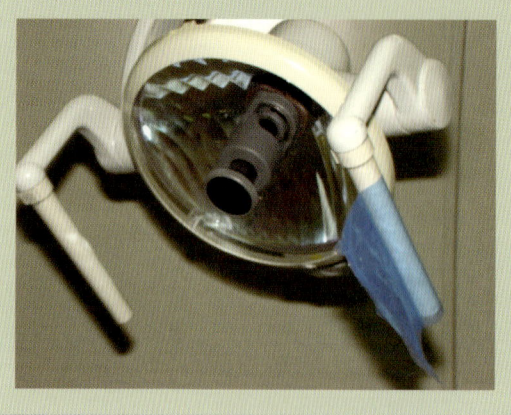

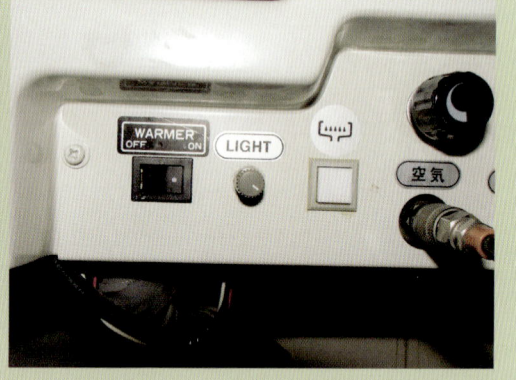

図2　焦点調節
　焦点距離は機種ごとに異なります．あらかじめ最も明るい距離（60～80 cm）を確認しておきましょう．また，焦点距離や光量調節機構のある機種もあります．術者の好みに合わせて調節しておきましょう．

図3　ライトハンドルのラッピング
　ハンドルの清掃．ハンドルは最も汚染しやすく，患者の目にもとまりやすい場所です．患者ごとにラッピングなどをするとよいでしょう．また，予備電球の確認をしておきましょう．

頸の角度

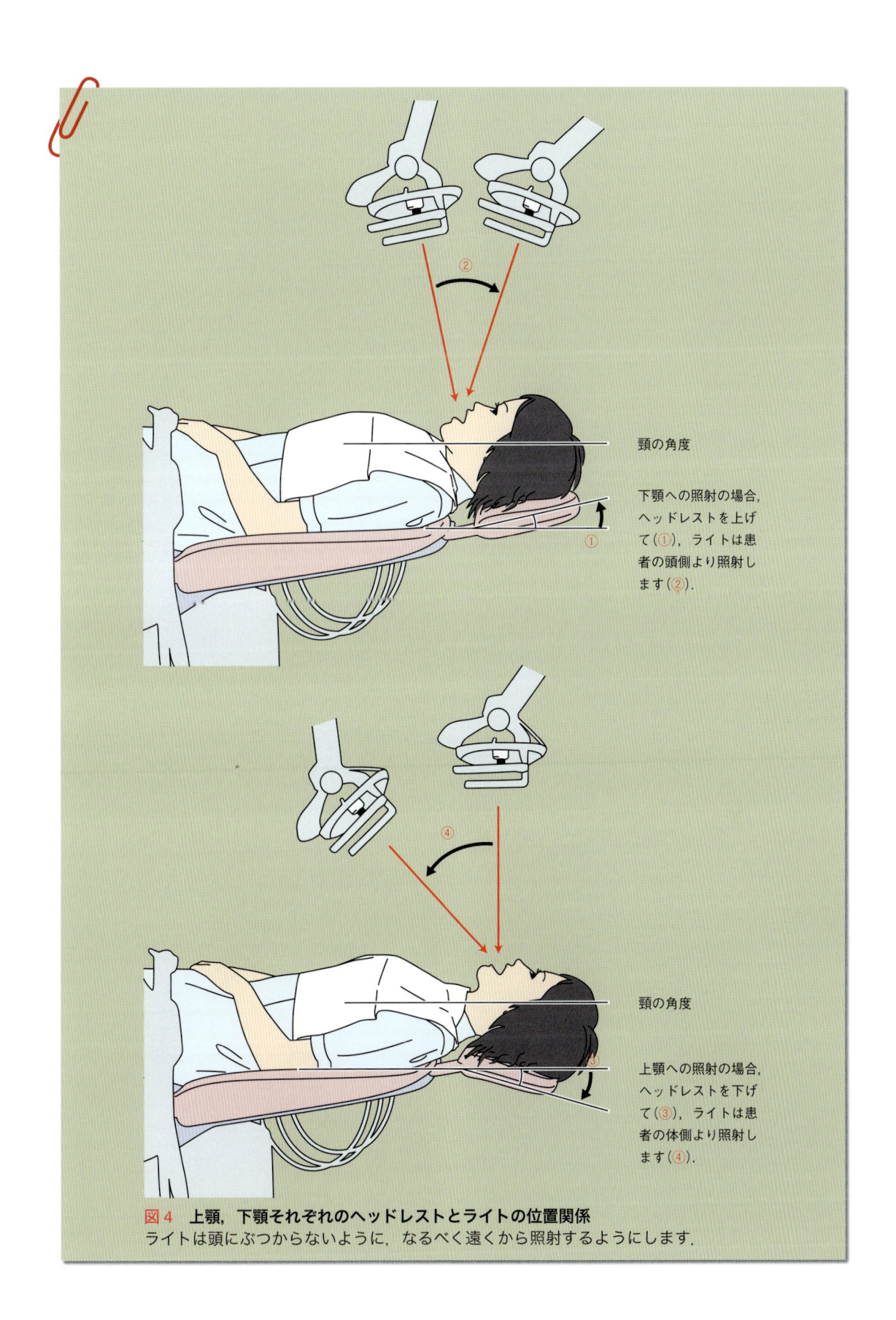

下顎への照射の場合，ヘッドレストを上げて（①），ライトは患者の頭側より照射します（②）．

頸の角度

上顎への照射の場合，ヘッドレストを下げて（③），ライトは患者の体側より照射します（④）．

図4　上顎，下顎それぞれのヘッドレストとライトの位置関係
ライトは頭にぶつからないように，なるべく遠くから照射するようにします．

6. ライティング

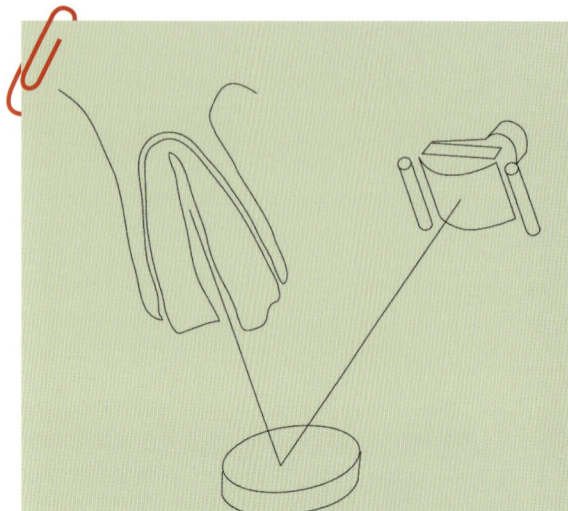

図5 ミラーを用いたライティング

図6 ライティングと陰影
術者の視線とライトの光軸の間に障害物が生じないかイメージしてみましょう．

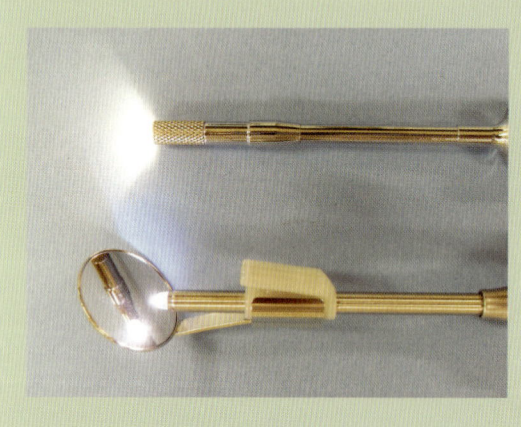

図7 補助的照明器具

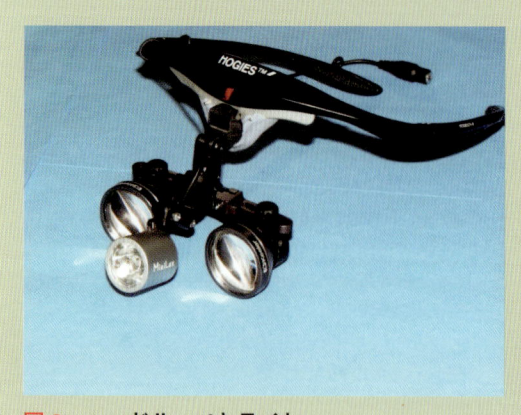

図8 ヘッドルーペとライト

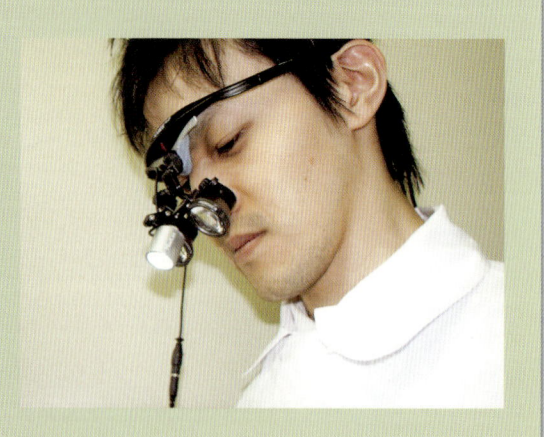

①必要がないときは消します．緊張している患者，目の悪い患者にはかなりストレスになります．点灯するときは直接目に入らないよう患者の胸元に向けた状態で点灯した後に術野（口腔）に移動します．また，シェードテイキング時にも消灯します．

②部位ごとに基本パターンはありますが（図4），可能ならば術者の視線になるべく平行に入射します．

③ミラーを用いる場合にはミラーの反射角度を考えて照射しますが，多くの場合は口腔の真上から照射すると上手にできます（図5）．

④術野に影ができないように注意します．影ができやすい場所は，アシスタント側から直視しにくく影に気がつきにくいものです．よく照らそうとして周囲の障害物を強く照らすと術野は陰となり，障害物のまぶしさでかえって見えにくくなります．あまりライトを近接させず，やや遠くから反射光により間接照明をしたほうがよいときもあります（図6）．

どうしても光軸が入らない部位では，タービンヘッドのライトなどだけのほうが見えやすいときもあります．ヘッドライトは弱いため，周囲に強い光を当てるとかえって見えにくくなってしまいます．術者に確認してライトを消しましょう．補助的な照射器具の使用も有効です（図7）．

⑤作業中にライトをいきなり移動させないようにしましょう．術野が動いて見えるため危険です．必要な場合には術者に一声かけましょう．

⑥術者が口腔外で作業しているときは，術者の手元を照らすように心掛けましょう．

⑦最近では，術者の額に設置できるライトを用いることもあります（図8）．

（髙瀬英世）

参考文献

1) 全国歯科衛生士教育協議会監修：最新歯科衛生士教本 歯科診療補助論．医歯薬出版，2007．
2) 全国歯科衛生士教育協議会編：新歯科衛生士教本 歯科診療補助．医歯薬出版，2007．
3) 全国歯科衛生士教育協議会編：歯科衛生士教本 歯科臨床概論・診療補助論．医歯薬出版，1993．

Ⅲ編 各 論

7．治療動作の位置関係
（立位，座位，印象などのチェアーの診療体位）

1．立位と座位

　　　　従来，歯科診療における術者と患者の位置関係は，長年にわたって術者立位，患者座位でした（図1）．

　　　　しかし，そのような位置は疲労度が大きく，作業能率が低下するだけでなく，ひいては術者の健康状態にまで影響を与えると考えられます．そこで現在は術者座位，患者水平位のいわゆる水平位診療が行われています（図2）．

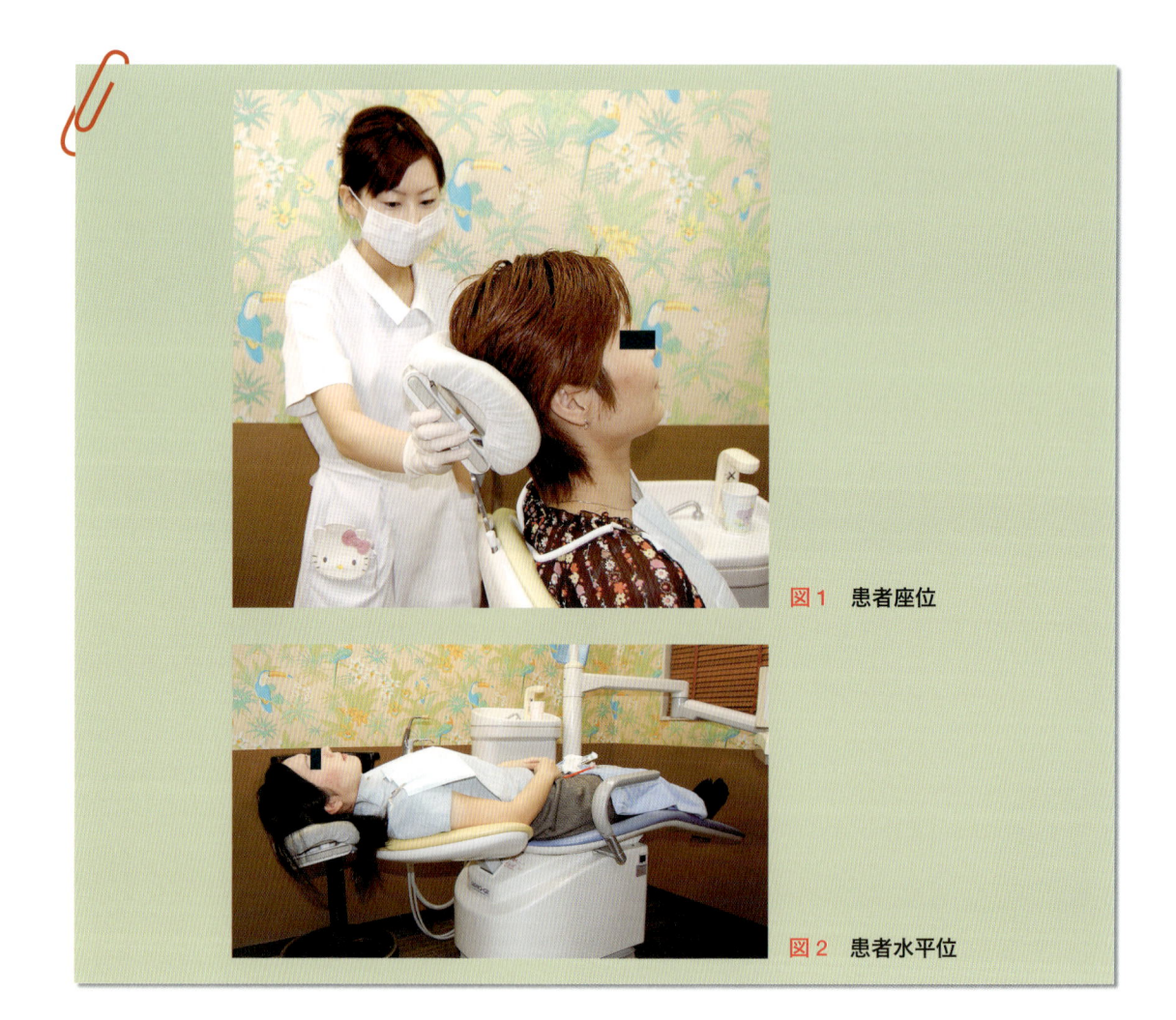

図1　患者座位

図2　患者水平位

2．水平位診療

　術者座位，患者水平位の診療，すなわち水平位診療が現在行われています．その特徴と目的を十分に理解して，正しい形の水平位診療を実施することが望まれます．水平位診療の特長には，術者からみた観点と診療を受ける患者からみた観点の両面があります．

　まず，術者は座位で診療できることで，ヒト固有の体形を保つ正しい姿勢で診療が行えます．具体的には，動作の軸となる体部中心を安定させることができるといえます．また，患者からの観点では座位に比べ水平位になることで，身体的にも精神的にもリラックスした状態で診療に望めます．

　それから得られる効果は，以下のとおりです．

　術者が安定した姿勢で作業できることで，正確な動作が行えます．また，姿勢の安定は，術者の疲労軽減や内臓への偏った圧刺激の防止などにも役立ち，全身機能を良好に保つことになります．これにより術者の作業能率向上などを望むことができます．

　一般に口腔内で精密作業を行う場合は，術者座位，患者水平位が有利とされていますが，ユニット上で患者に問診やブラッシング指導などを行う場合には，術者，患者ともに座位として，同じ視線のほうがお互いの意思の疎通に有利となります（図3）．

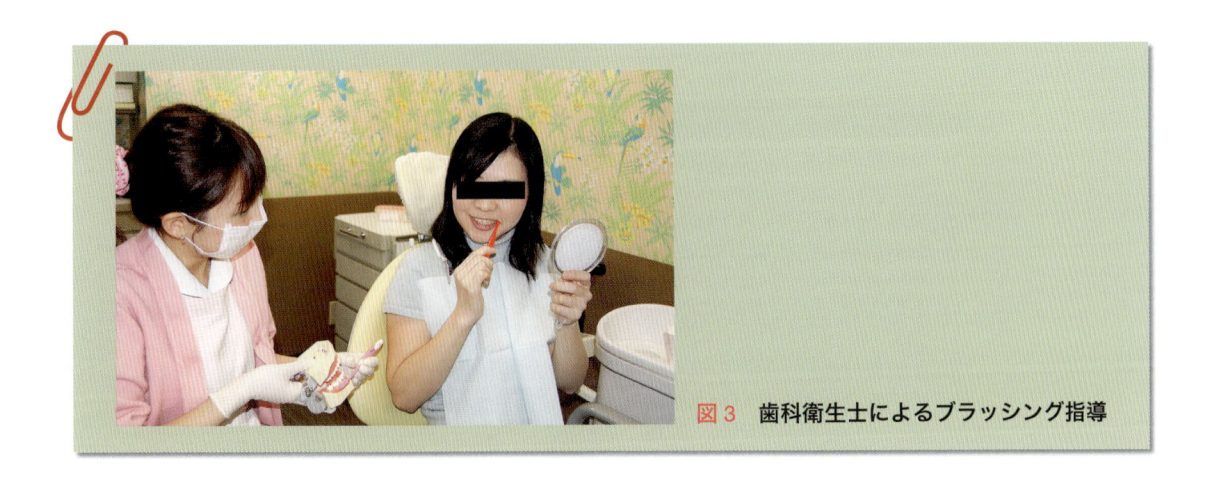

図3　歯科衛生士によるブラッシング指導

7. 治療動作の位置関係（立位，座位，印象などのチェアーの診療体位）

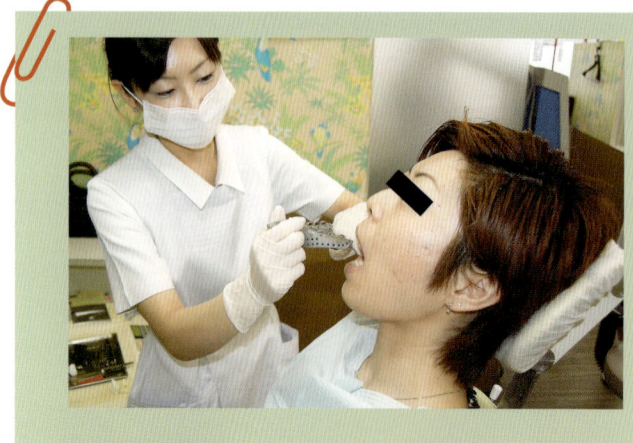

図4 患者座位による下顎全顎印象採得

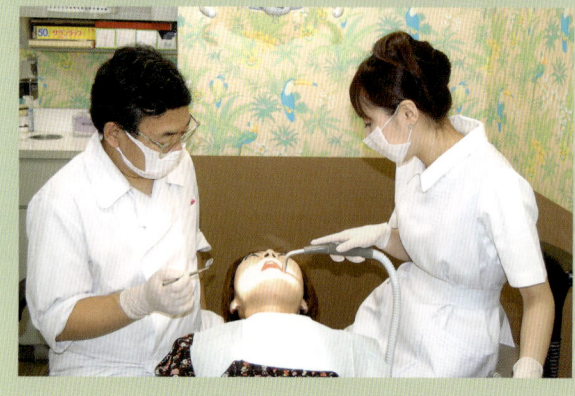

図5 術者座位，患者水平位における基本位置

　また，全顎印象採得の場合には，患者座位にすることにより印象材が口腔後方に流れて誤飲する，あるいは嘔吐することを防ぐことができます．（図4）

　そのほか，術者や補助者数が多く，動作範囲の大きい外科手術の場合などでは，術者立位，補助者立位，患者水平位という場合もあります．

　しかしながら，実際の臨床では患者の大多数を術者座位，患者水平位を基本にして診療することとなります（図5）．

（加藤保男）

参考文献

1) 全国歯科衛生士教育協議会監修：最新歯科衛生士教本　歯科診療補助論．医歯薬出版，2007．
2) 東理十三雄監修：歯科臨床概論と診療補助．クインテッセンス出版，2001．
3) 全国歯科衛生士教育協議会編集：歯科衛生士教本　歯科診療補助（1）．医歯薬出版，1995．
4) 全国歯科衛生士教育協議会編集：歯科衛生士教本　歯科診療補助（2）．医歯薬出版，2007．
5) 全国歯科衛生士教育協議会編集：新歯科衛生士教本　歯科診療補助．医歯薬出版，2013．
6) 全国歯科衛生士教育協議会編集：新歯科衛生士教本　歯科診療補助―歯科材料の知識と取り扱い．医歯薬出版，2013．

Memo

Ⅲ編 各 論

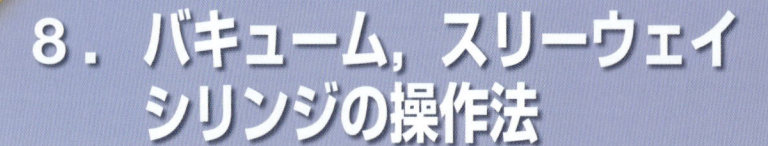

8. バキューム，スリーウェイシリンジの操作法

　効率的に，また患者が不快な思いをすることなく歯科診療を進めるために，バキュームによる吸引は非常に重要な共同動作です．術者の行動をさえぎることなくバキューム，バキュームチップの方向を手際よく動かすことを心掛けましょう．補助者自身もより無理のない姿勢を保てるように，状況によりグリップを持ち替えます．術者が口腔内へ器具を入れる一瞬前に補助者がバキュームを入れて患者に開口させると，タイミングよく切削を始めることができます．術野の確保に気を取られ，軟組織へ無理な力が加わらないような気遣いが必要です．

　また，バキューム操作は口腔内の吸引だけでなく，安全な歯科診療のための軟組織圧排も目的の一つです．

1．バキュームの目的

1）ハンドピースからの水，唾液，血液などの吸引
2）口腔軟組織の圧排と保護
3）呼気による口腔内ミラーの曇り防止
4）電気メス，歯科用レーザー使用時の悪臭の吸引やプライマー，ボンディングなどの口腔内への飛散防止

2．種　類

直および曲の標準タイプと外科用タイプ

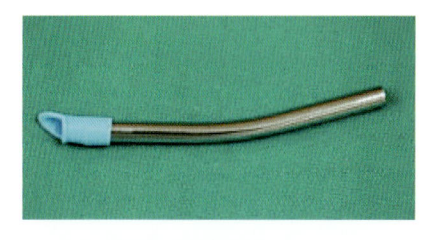

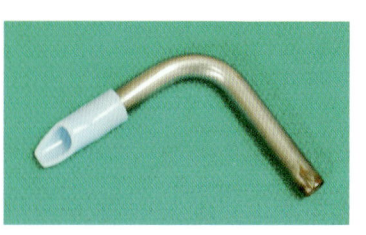

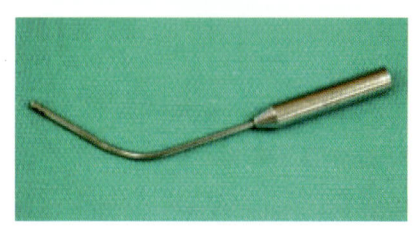

根管治療用のエンドバキューム

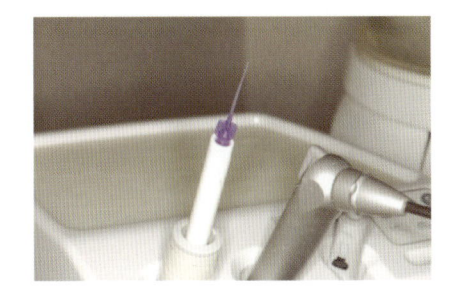

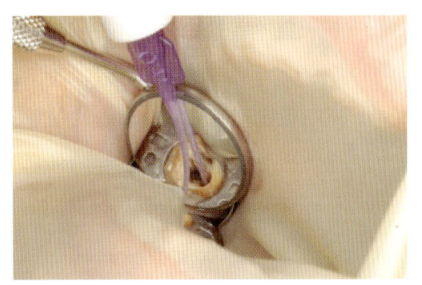

3．把持法

　バキュームは原則として右手で持ちますが，治療に応じて左手に持ち替えて操作します．

　順手のパームグリップ（図1）と逆手の逆パームグリップ（図2）があり，状況に応じて使い分けましょう．また，治療部位により，持ち手の工夫が必要です（図3）．

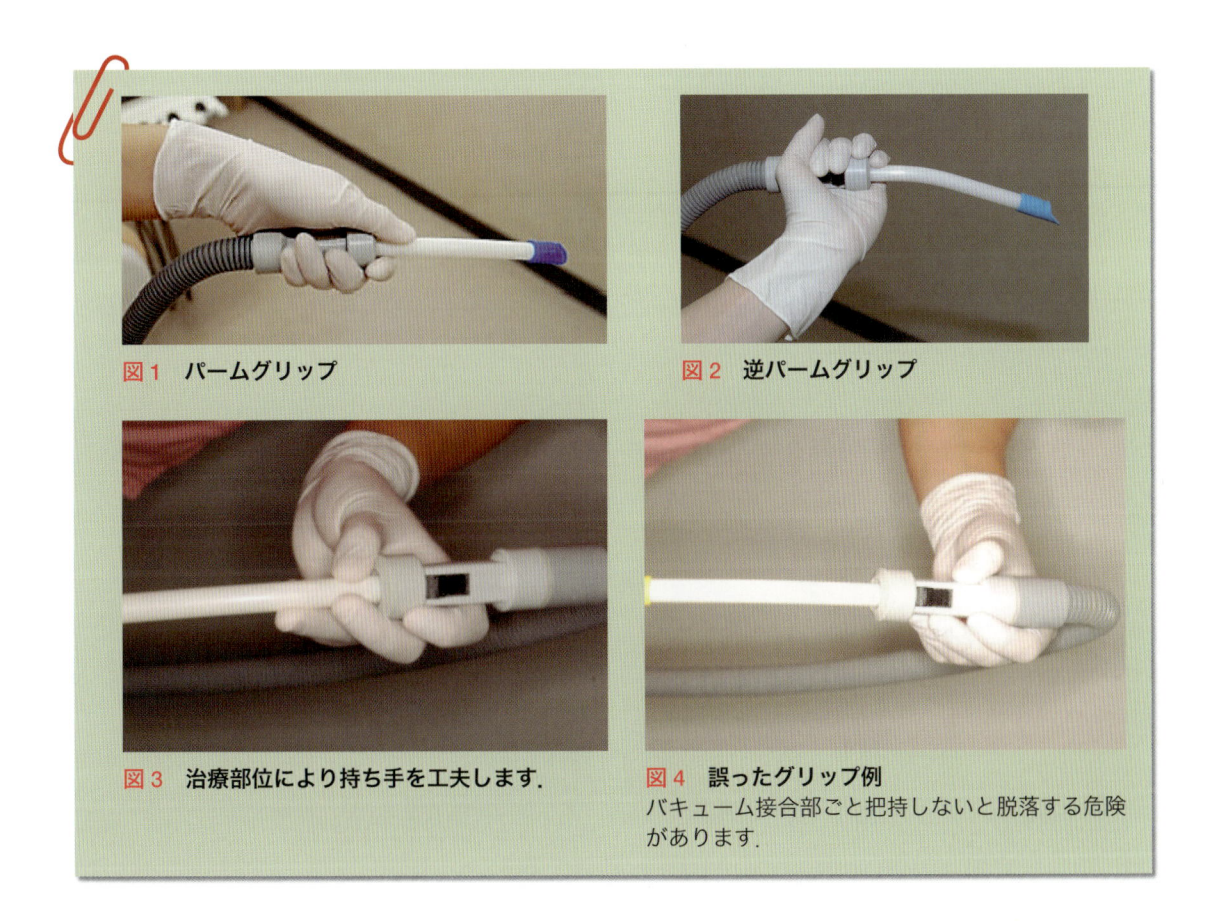

図1　パームグリップ

図2　逆パームグリップ

図3　治療部位により持ち手を工夫します．

図4　誤ったグリップ例
バキューム接合部ごと把持しないと脱落する危険があります．

107

8．バキューム，スリーウェイシリンジの操作法

4．バキューム時の注意事項

1）バキューム接合部を把持しないと脱落する危険がある（図4）．
2）チップの先端で軟組織に痛みを与えない（図5）．
3）チップの先端は治療部位により方向を変える（図6〜8）．
4）口角を牽引せずに頰粘膜全体を引く（図9，10）．
5）舌などの軟組織を吸引しない（図11）．

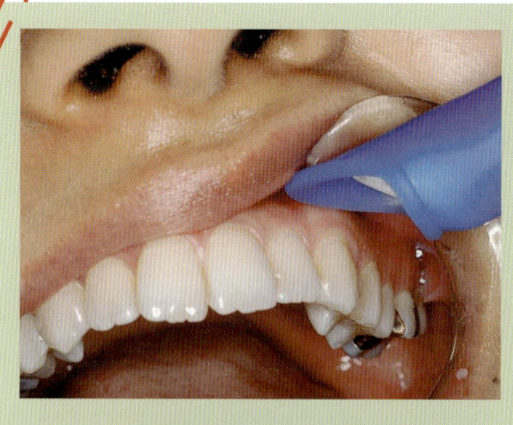

図5　チップ先端の方向を間違うと患者が苦痛を感じます．上下顎ともにチップの接触には十分注意します．

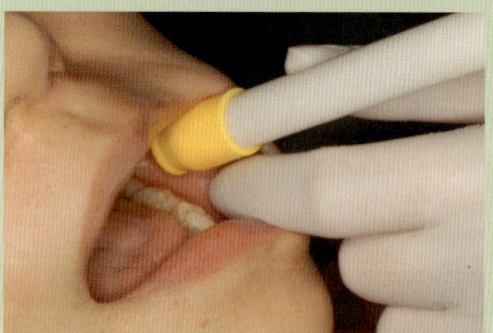

図6　バキュームと同時に別の指で口唇を圧排し，安定を図ります．

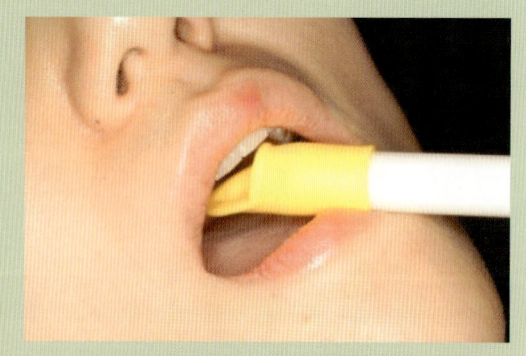

図7　術野に気を取られて，口腔周囲の不快症状を見落とさないように注意します．

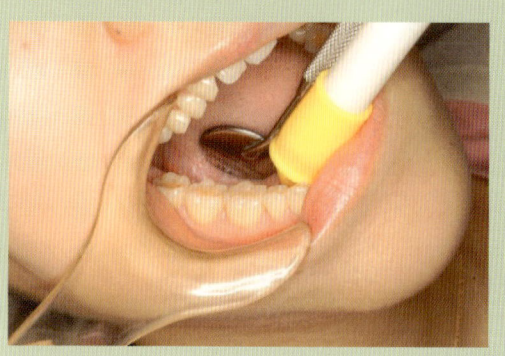

図8　舌圧が強い場合には，補助者もミラーを併用して安全を確保します．

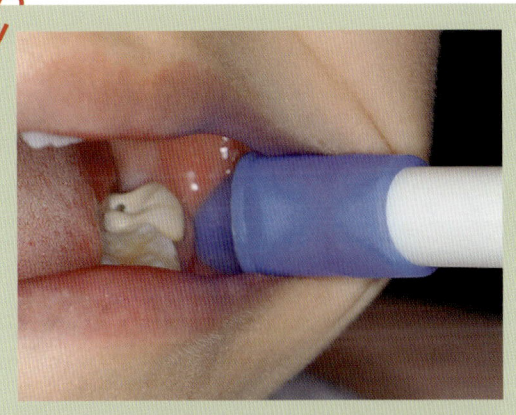

図9　口角の無理な牽引は患者の苦痛や不快の原因となります．

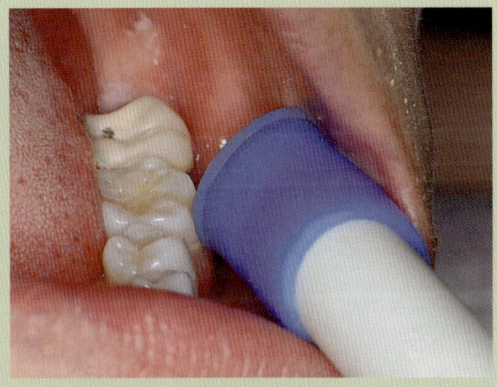

図10　バキュームを歯列と平行に入れ，口角へ十分に配慮します．臼後三角部で吸引すると素早く，また患者も不快ではありません．

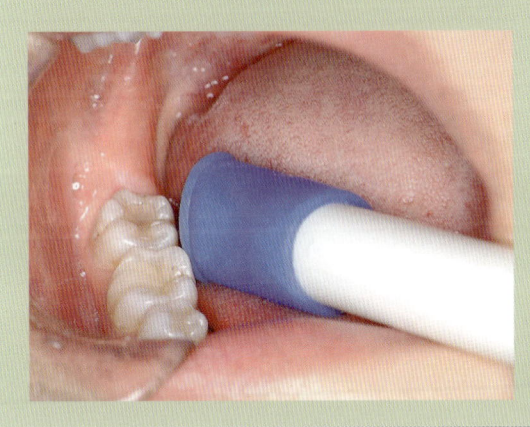

図11　舌への圧力は，逆に反発し診療の妨げとなります．

　　6）挿入禁忌部位を理解し，嘔吐反射を起こさないよう注意する
　　7）術者の視線をさえぎらない位置で吸引する

5．バキューム挿入禁忌部位

　①軟口蓋　②咽頭部　③舌根部

　嘔吐反射を誘発する部位を理解し，安全で効率的な吸引や軟組織圧排を考慮します．

6．スリーウェイシリンジ

　圧搾空気，水，噴霧の3種類で利用できるスリーウェイシリンジは，①乾燥，②洗浄，③冷却，を目的に使用します．一般的に補助者側にも1器設置されており，口腔外での予備噴射ののちに，目的によりエアーの強さを調整して口腔内で使用するようにします（図12）．

109

8．バキューム，スリーウェイシリンジの操作法

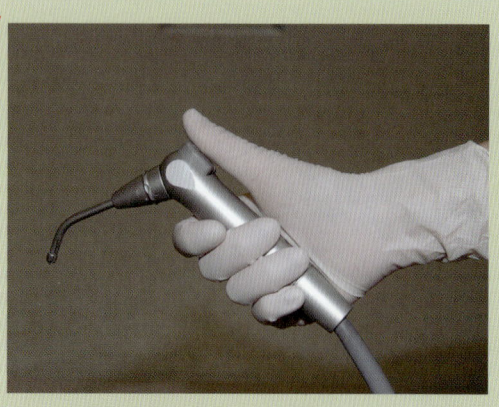

図12　親指の腹で操作し，微調節します．指先では微妙な操作は困難です．

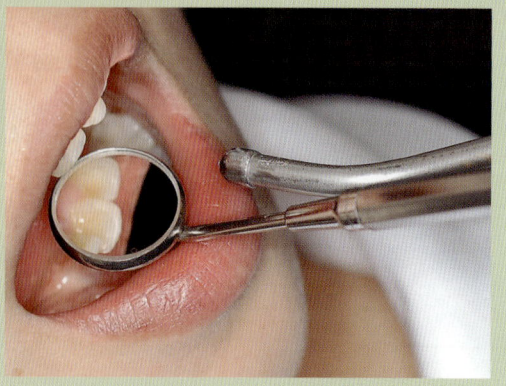

図13　ミラーの柄とノズルを平行にすると水滴を効果的に除去でき，術者の視野を確保しやすいです．

　　　　補助者は両手にそれぞれバキュームとスリーウェイシリンジを持ち，術者がよりスムーズで高質な歯科診療を提供できるように心掛けます．術者がミラーテクニックにて窩洞形成する場合には，スリーウェイシリンジによるミラーの水滴の除去は重要な役割を果たします（図13）．

7．バキューム，スリーウェイシリンジの口腔内への挿入タイミングの一例

　　　　①バキューム（補助者），②タービン or マイクロモーター（術者），③ミラー（術者），④スリーウェイシリンジ（補助者）

　　　　まず補助者が患者への声かけとともにバキュームを口腔内へ入れ，続いて術者がハンドピース，ミラーの順に切削準備をします．最後にミラーの位置に合わせて補助者がスリーウェイシリンジの場所を決めて，切削を開始します．

　　　　フォーハンドの手順についてはいくつかのパターンがあり，術者が操作しやすいことを最優先に考えます．

　　　　　　　　　　　　　　　　　　　　　　　　　　　　　　　　（浅野倉栄）

Memo

Ⅲ編 各 論

9. 受け渡し法
（片手受け渡し法，両手受け渡し法）

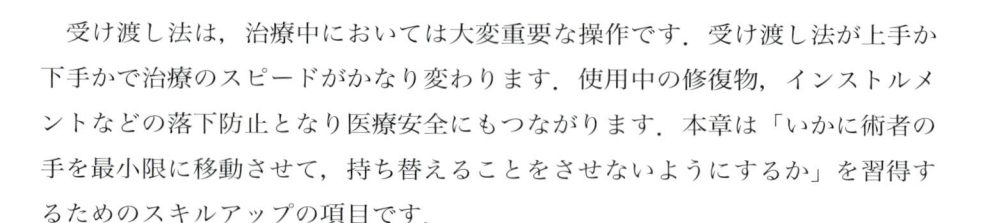

　受け渡し法は，治療中においては大変重要な操作です．受け渡し法が上手か下手かで治療のスピードがかなり変わります．使用中の修復物，インストルメントなどの落下防止となり医療安全にもつながります．本章は「いかに術者の手を最小限に移動させて，持ち替えることをさせないようにするか」を習得するためのスキルアップの項目です．

受け渡し法の基本

　インストルメントを渡すときには，術者の持つ所は持たずに，かつ，補助者の手も傷つけずに清潔が保てることです．

①ペンシル・グリップをするインストルメントは，簡単に考えれば比較的先端側で術者が持たない所を補助者が持って手渡します．この際には持ち替えないようにするために，インストルメントの方向を考えておきます（図1）．
　術者はペンを持つような格好で手を待機するので，その親指と人差し指の間めがけて軽く押し付けるようにします．そうすると術者は，指で把持することで補助者の手から受け渡しが完了します．補助者は術者が把持したことを確認したら素早く手を引き邪魔をしないように努めます（図2）．

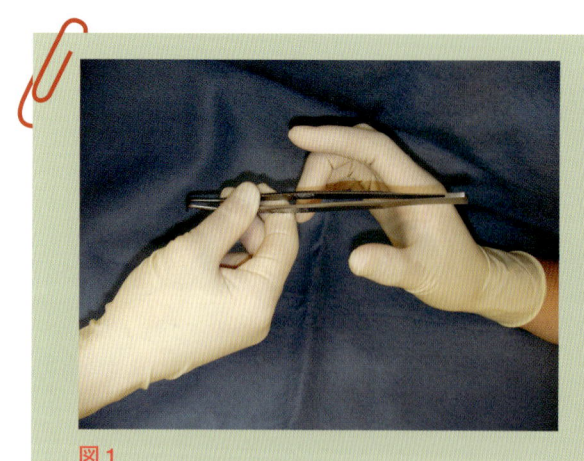

図1 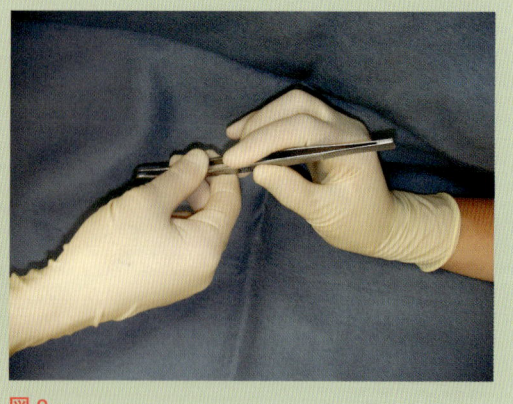　　　　　　　　　図2

②フォーハンド法の器具の渡し方は，補助者は術者の視線が術野から逸れないように，なるべく術者の手元の行動範囲が動かないように工夫します．これには片手受け渡し法と両手受け渡し法に大別されます．
- **片手受け渡し法**（図3）：本方法の利点は，2つ以上の器具を交互に渡すときに最も短時間，かつ，受け渡し間違いのないことです．その反面，慣れるまでは練習が必要となります．

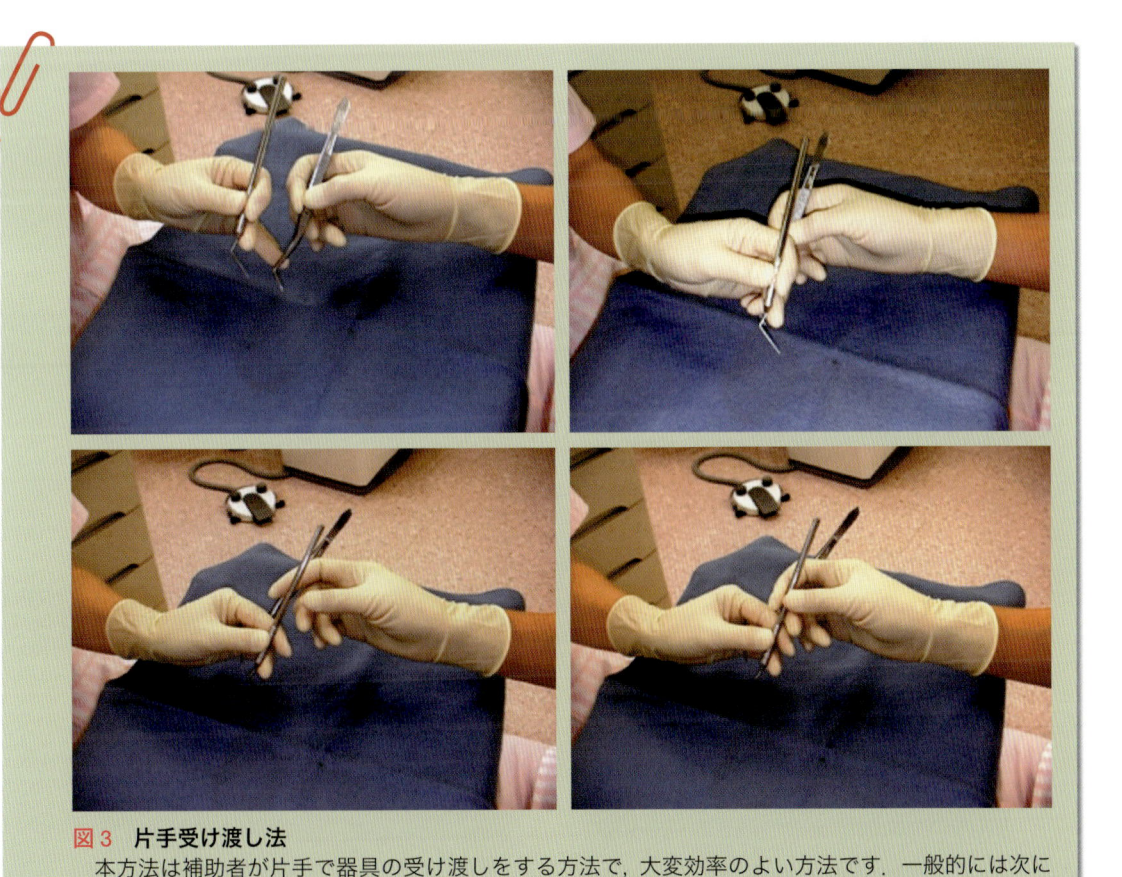

図3 片手受け渡し法
　本方法は補助者が片手で器具の受け渡しをする方法で，大変効率のよい方法です．一般的には次に渡す器具は親指と人差し指にて把持し，中指と薬指間で術者より器具を受け取る，その後に術者にその場で次の器具を受け渡すことで，最短時間，最小行動内で受け渡す操作が完了できます．多くの場合は根管治療時に応用されます．また，この方法は器具を渡し間違えることがありませんが，臨床応用をするまでには練習を要します．

113

9．受け渡し法（片手受け渡し法，両手受け渡し法）

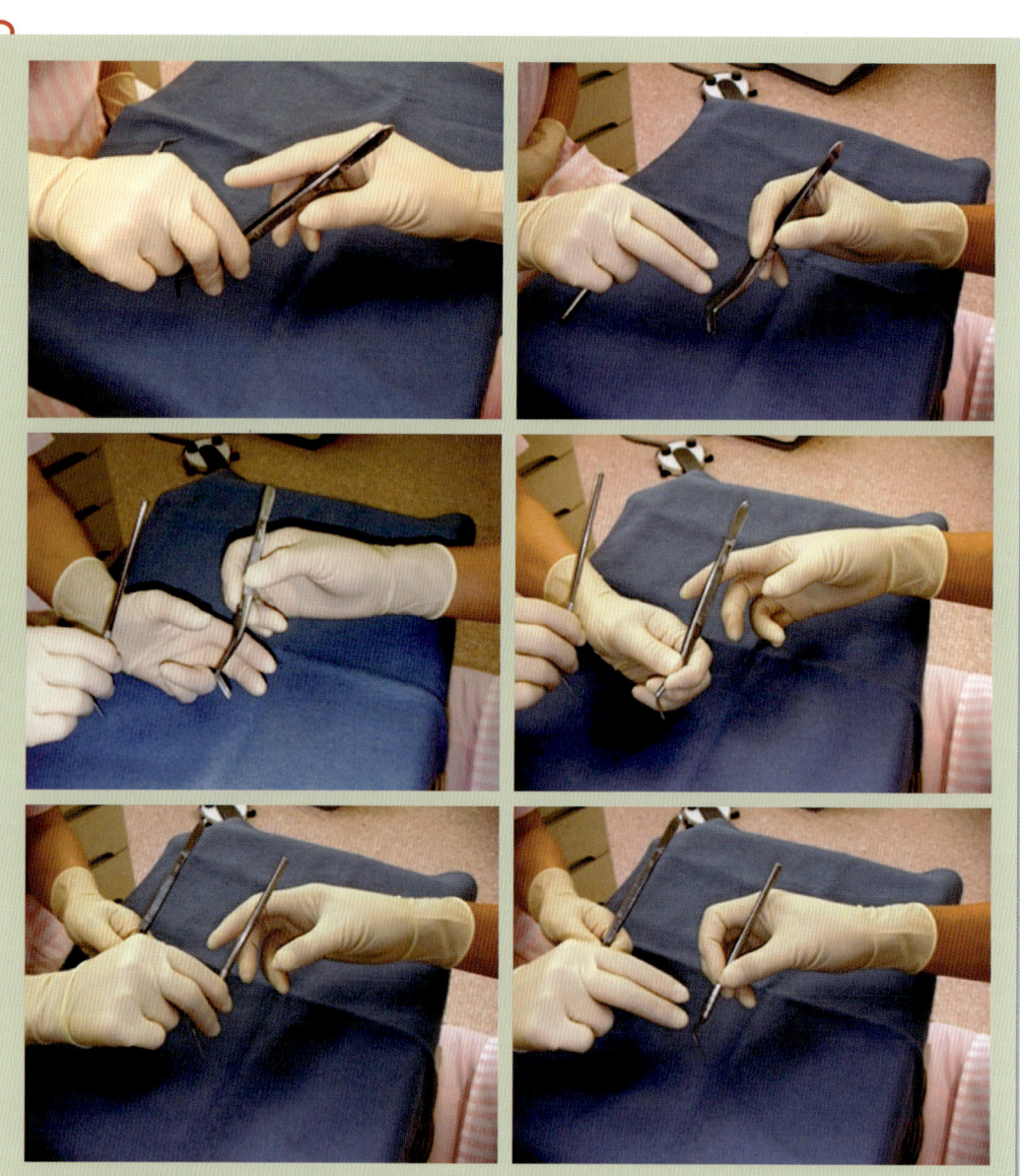

- **両手受け渡し法**（図4）：本方法の利点は，2つ以上の器具を両手で渡すので，比較的簡単に行えます．しかし，途中で渡した器具が混乱することがあるので注意を要します．
- これらの受け渡し法は実際には根管治療時や根管充填時，レジン充填時など

図4　両手受け渡し法
　本方法は補助者が両手を使って，術者に器具を受け渡す方法で，比較的簡単な操作です．補助者は術者に片手で器具を渡して，使用済みの器具は他の手で受け次の器具はもう片方の手で手渡す方法です．操作は簡便で，あまり練習を要さなくても行える受け渡し法です．欠点としては，慌てると，渡した器具と受けた器具を取り違えることがあります．

に応用すると飛躍的に治療スピードが上がります．

③シックスハンド法（図5〜8）は，3人の両手を用いて受け渡しや情報の伝達を行う方法で，フォーハンド法に1人加わり術者，補助者の介助者となりま

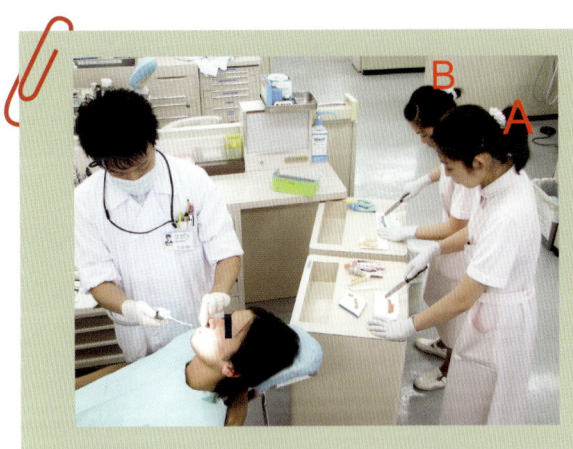

図5　印象準備
　第1アシスト（A）：個歯トレー担当
インジェクション練和
　第2アシスト（B）：個人トレー担当
レギュラー練和
　個歯トレー挿入のタイミングを待って練和開始

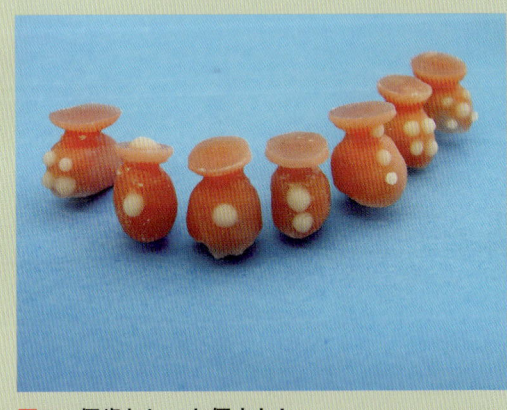

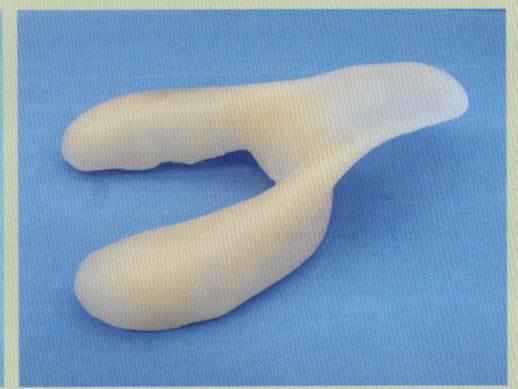

図6　個歯トレーと個人トレー
　個歯トレー：多数歯の場合は，指の感触で部位がわかるように工夫します．
　個人トレー：鋭縁がないか確認します．重付加型印象材は硬化後，堅いのでトレーの柄は丈夫に製作します．

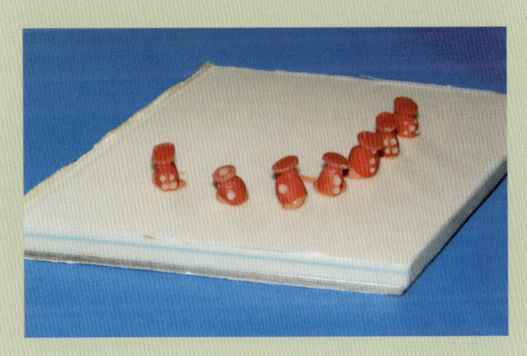

図7　印象材を注入した個歯トレー
　術者が間違えないように順番に並べます．つまみやすいように間隔にも配慮します．

9．受け渡し法（片手受け渡し法，両手受け渡し法）

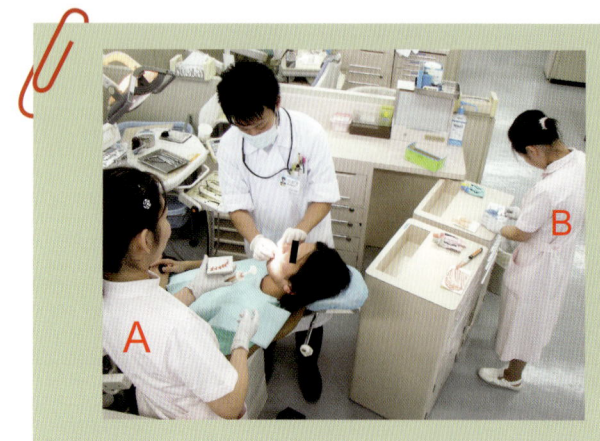

図8
術者：第1アシストから個歯トレーを受け取り，支台歯に挿入します．必要に応じてシリンジも用います．
第1アシスト（A）：インジェクション印象材を注入した個歯トレーとシリンジを術者に提供します．できれば常に片手を空けておき補助できるように備えます．
第2アシスト（B）：個人トレー用レギュラー印象材の練和を開始します．

す．基本はおおむねフォーハンドと同様ですが，材料の補給や書記役など，その他の仕事を効率よく行うことに意義があります．

ここではシリコン印象採得時の受け渡し法を紹介します．シリコン印象は歯牙の個歯トレー，個人トレーを用いることが多く，大変複雑な操作を一度に行う必要があります．

- まず，口腔内の乾燥を術者が行います．
- その間に第1アシストは歯牙用個歯トレー用にシリコン印象材を練り，トレーに盛って，取りやすいように練板上に置き，術者が操作しやすい位置に持っていきます．
- タイミングをみて，第2アシストは個人トレー用のシリコン印象材を練って，トレーに盛り，先行して口腔内で操作が終わった器具を受け渡されながら，個人トレーを渡します．

と十分な共通認識とチームワークが図られると，短時間に印象操作が行われるため，失敗は可及的に起こりにくくなります．

（別部智司）

Memo

Ⅲ編　各　論

10. 修復材料の取り扱い
（特に各種セメント材料の練和法，標準稠度と充塡稠度）

　歯科診療の現場で取り扱う歯科材料については，術者だけでなく共同動作を行う歯科衛生士，歯科助手も基本的性質，用途，取り扱い方などの基礎的知識は熟知していなければなりません．

　本章では，合着材用として，また，成形修復材用としても使用されているグラスアイオノマーセメントの取り扱いについて説明します．

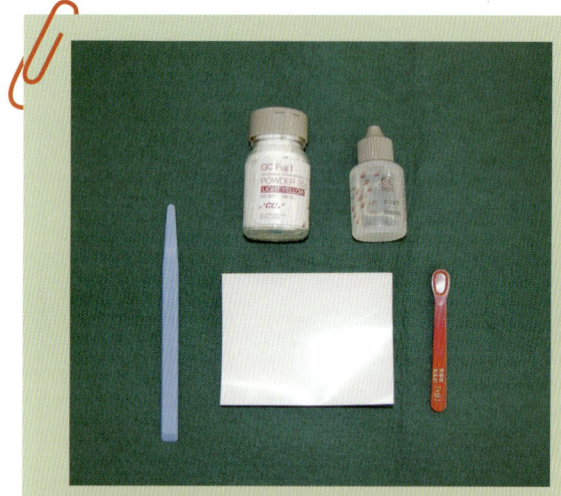

図1　グラスアイオノマーセメント

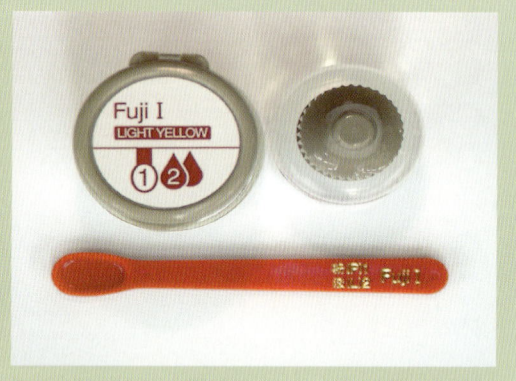

図2　セメントの容器のキャップに表示されている粉-液量

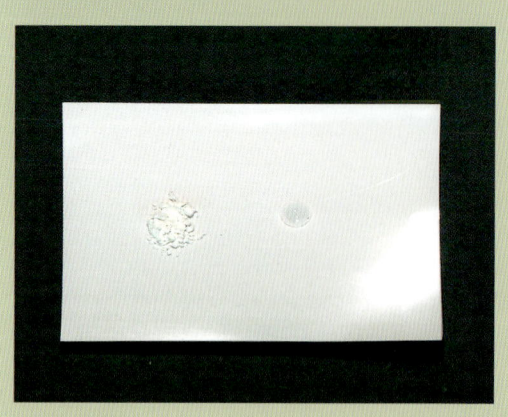

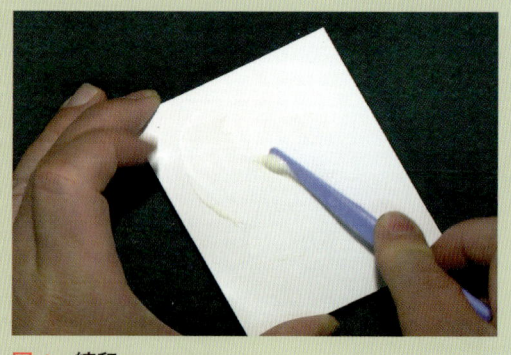

図3　計量
適切な量の粉と液を取り出します．

図4　練和
　左手で紙練板の側面をしっかり保持しプラスチックスパチュラの柔軟性を利用してすばやく練和します．セメントの稠度はメーカーの指示の稠度になります．

1．合着用グラスアイオノマーセメントの取り扱い

グラスアイオノマーセメントは練和時の発熱がほとんどないため，ガラス練板を使用する必要はありません．また，ステンレス製のスパチュラを使用すると，ステンレスが研削されて金属がセメントの中に入りセメント泥がグレーに変色してしまうので，プラスチックのスパチュラを用います（図1〜4）．

2．レジン添加型（配合型）グラスアイオノマーセメントの取り扱い

最近，グラスアイオノマーセメントの液または粉にレジン成分を添加し，従来のグラスアイオノマーセメントの弱点である唾液や水分に対する溶解性を改良し，保持力の向上を期待したセメントが開発されています（図5，6）．

次に，ビトレマー™ルーティングセメント® を使用したインレーの試適・合着の診療手順を説明します（図7〜15）．

図5　フジリュート®

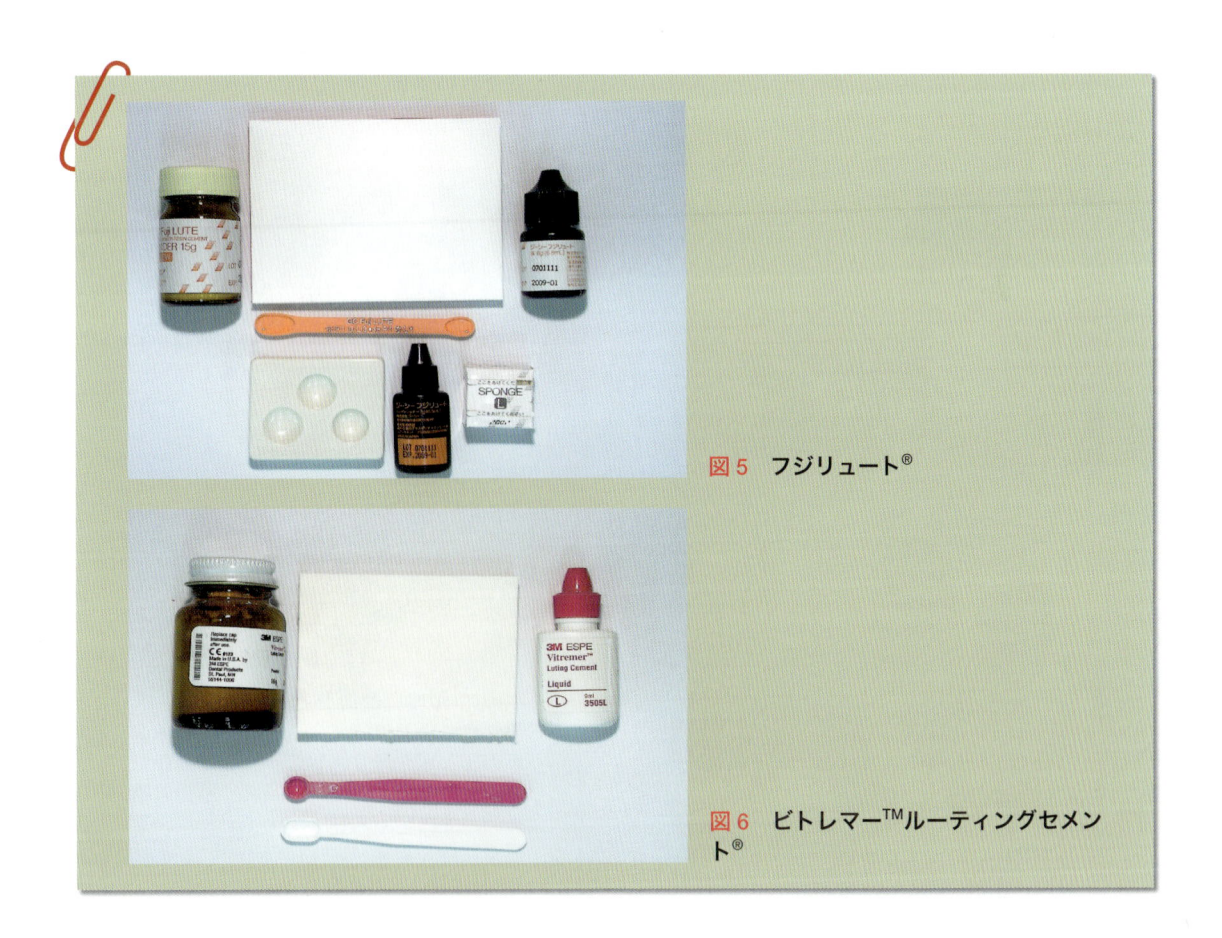

図6　ビトレマー™ルーティングセメント®

10. 修復材料の取り扱い（特に各種セメント材料の練和法，標準稠度と充塡稠度）

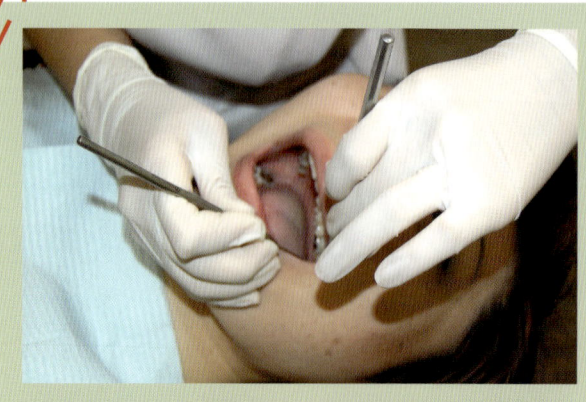

図7　仮封の撤去

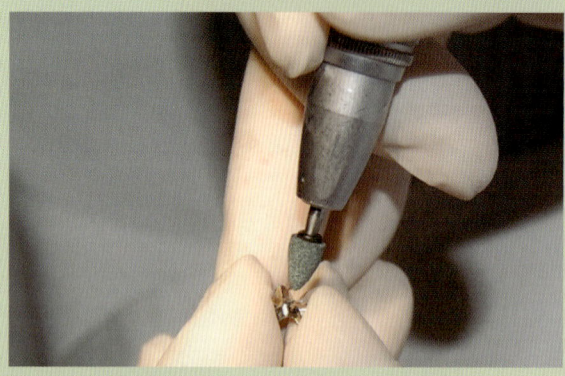

図8　インレーを窩洞に試適し，マージン，接触点，咬合状態の確認後，最終研磨を行います．

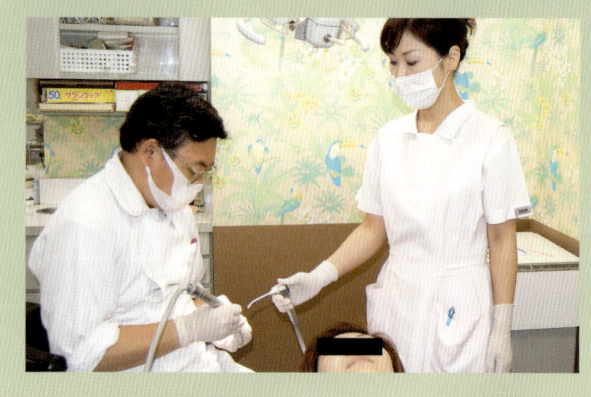

図9　**インレー研磨時の共同動作**
　補助者はライトを操作部位に照射したり，研磨の切削片の除去，発熱の抑制のために，スリーウェイシリンジにてエアーをかけるなど，術者の操作が行いやすいようにします．

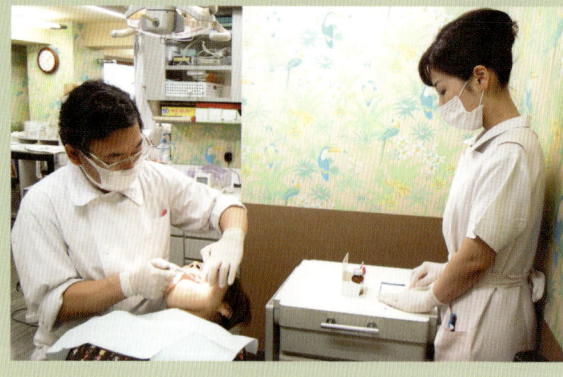

図10　最終研磨の終わったインレーを補助者の手元に置き，紙練板上にセメントの粉と液を取り出します．補助者がセメントの準備をしている間に，患歯の簡易防湿を行い，スリーウェイシリンジで軽く乾燥します．

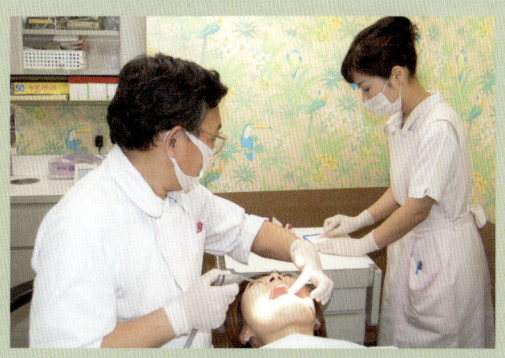

図11 術者が合着準備のできたのを見て，声かけしセメント練和を開始します．

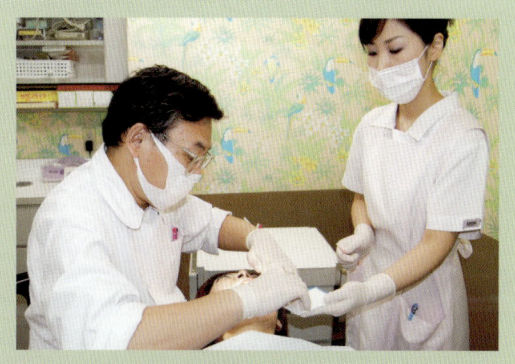

図12 セメントを塗布したインレーを差し出し，術者にピックアップしてもらいます．

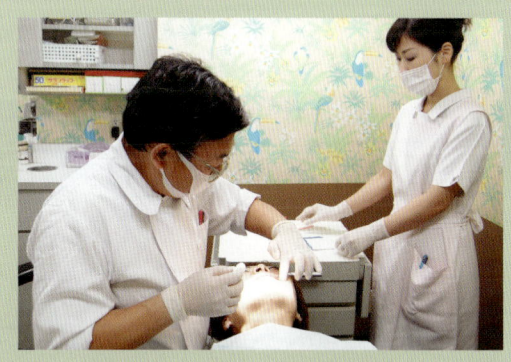

図13 術者はピックアップしたインレーを窩洞に圧接し，咬合を確認した後にインレーセッター，ウッドスティック（割ばし）などを咬んでもらった状態で，硬化時間用タイマーをセットします．

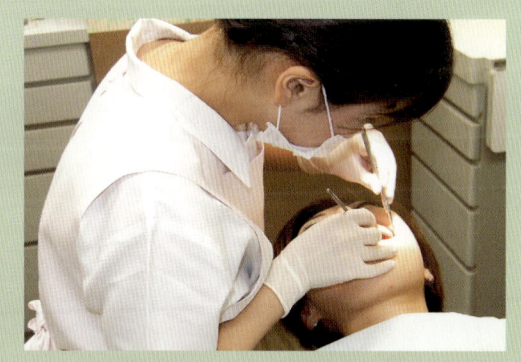

図14 歯科衛生士など有資格者に余剰セメントの除去をしてもらいます．

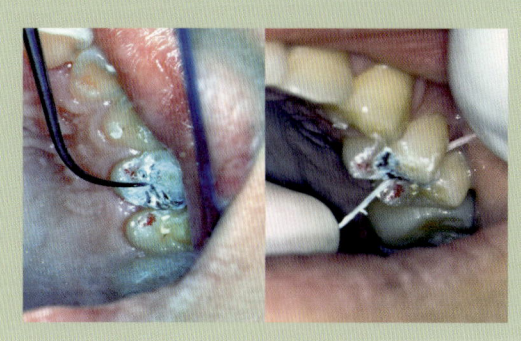

図15 余剰セメントの除去
　エキスプローラー，エキスカベーターを用いて除去します．
　また，隣接面はデンタルフロスなどを用いて除去します．特に最近では接着力の強いレジン系セメントが使われるようになってから，硬化後のセメント除去は大変苦労しますので，完全硬化前に可及的に除去することが大切です．

10. 修復材料の取り扱い（特に各種セメント材料の練和法，標準稠度と充塡稠度）

3．成形修復用グラスアイオノマーセメントの取り扱い

修復用グラスアイオノマーセメントは，前処理なしに歯質と接着し，生体親和性があり歯髄刺激性がほとんどありません．また，フッ化物を徐放し抗齲蝕性が期待でき，審美性もよく操作も簡単です．しかしながら，コンポジットレ

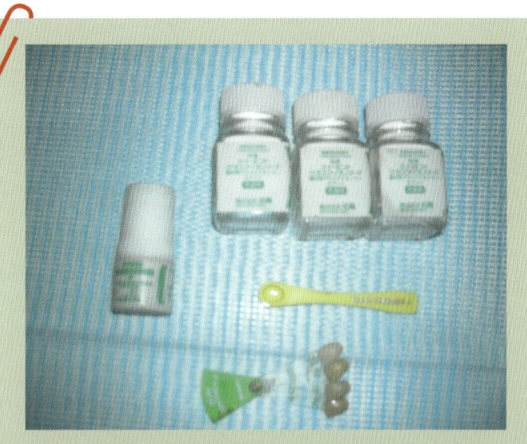

図16　従来型グラスアイオノマーセメント

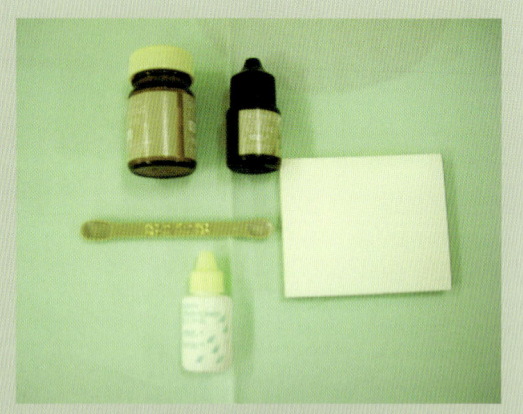

図17　レジン添加型（配合型）グラスアイオノマーセメント

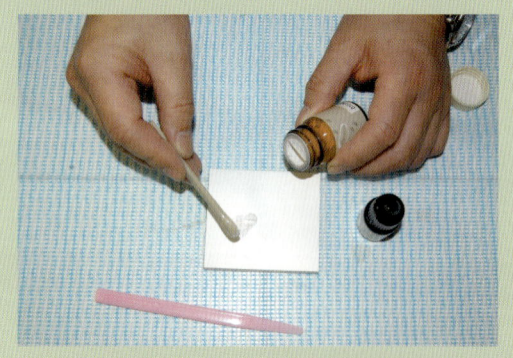

図18　指示書に従って粉を取り出します．

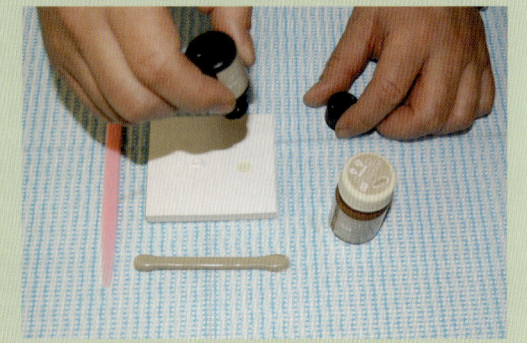

図19　指示書に従って液を滴下します．

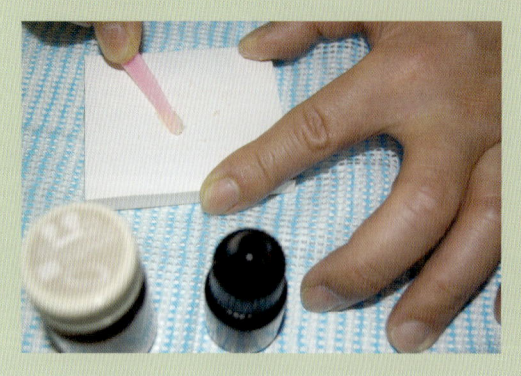

図20　練和
術者の指示に従って，合図があったら練り始めます．
練和されたセメントはスパチュラで可及的に集めて，術者が取りやすい位置に持ってきます．

ジンに比べると機械的強度に劣り，特に硬化途中の吸水により表面が白濁し，強度も低下します．したがって，修復直後にはセメント表面にバーニッシュを塗布して被膜を作り，感水の防止処置を行います．

【診療手順】

器材準備→（隔壁調整）→コンディショナーの塗布→水洗→セメント練和→充塡→（隔壁圧接）→（光照射）→余剰セメントの除去→バーニッシュ塗布

指示書に従った粉―液比で，窩洞に合わせた適切な量を取り，20～25秒で一括練和ないし，2分割練和します．

合着用グラスアイオノマーセメントの稠度よりやや硬めに練和します（図16～20）．

（加藤保男）

参考文献

1) 全国歯科衛生士教育協議会監修：最新歯科衛生士教本 歯科診療補助論．医歯薬出版，2007．
2) 東理十三雄監修：歯科臨床概論と診療補助．クインテッセンス出版，2001．
3) 全国歯科衛生士教育協議会編集：歯科診療補助（1）．医歯薬出版，1995．
4) 全国歯科衛生士教育協議会編集：歯科診療補助（2）．医歯薬出版，2007．
5) 全国歯科衛生士教育協議会編集：新歯科衛生士教本 歯科診療補助．医歯薬出版，2013．
6) 全国歯科衛生士教育協議会編集：新歯科衛生士教本 歯科診療補助―歯科材料の知識と取り扱い．医歯薬出版，2013．
7) 全国歯科衛生士教育協議会編集：新歯科衛生士教本 保存修復学・歯内療法学．医歯薬出版，2007．
8) 加藤喜郎ほか：第2版 カラーアトラス保存修復の臨床．医歯薬出版，1996．
9) 全国歯科衛生士教育協議会編：器材準備マニュアル 第3版．口腔保健協会，2007．

Ⅲ編 各 論

11. 印象材の取り扱い

　　印象は，材料の特性の理解と事前の準備が大切です．すべての印象材は温度により操作時間が影響されます．保管状態，季節，室温などを考慮し，練和時間を把握しておきましょう．

1．準　備

　　印象の目的・範囲・印象材（組み合わせ，硬化時間，硬化後の硬さ）を確認します．また，窩洞，支台，レストシート，その他注意すべきものを確認します．

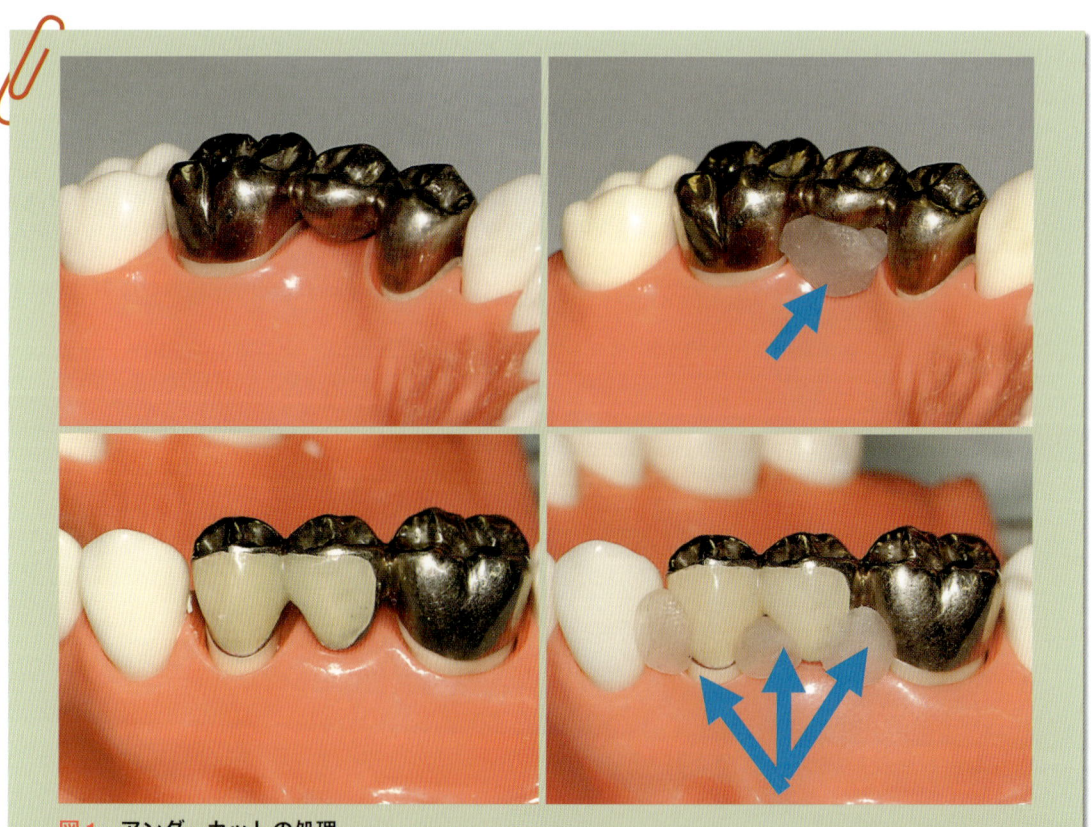

図1　アンダーカットの処理
　ユーティリティワックス，アルジネート，寒天などでブロックアウトします．危険な動揺歯はスーパーボンドなどで固定するとよいでしょう．

①問　診：過去の印象時の不快事項（嘔吐反射，印象が外れなかった，骨隆起に当たった）を確認します．

②口腔内チェック：
・歯列の形態，位置異常歯，骨隆起を確認してトレーを選択します．
・鼓形空隙，アンダーカット，動揺歯，ブリッジ，連結冠など，印象撤去時に問題となるものを確認します（図1）．

③口腔内清掃：プラーク，レジン，仮着材などを除去します．

④トレー選択・調整：印象範囲に対してやや大きめのトレーを選びます（図2，3）．トレーの端は印象変形が生じます．支台歯はトレーの中心にくるようにします．前歯の場合は，正中を含めて5〜5程度の範囲が必要です．

⑤患者の姿勢：椅坐位で歯列が水平になるようヘッドレストを調節します．また，嘔吐反射の患者では，ややあごを引いてもらい，鼻を使って下っ腹をゆっくりふくらませるように呼吸してもらいます．膿盆，タオルなども用意し

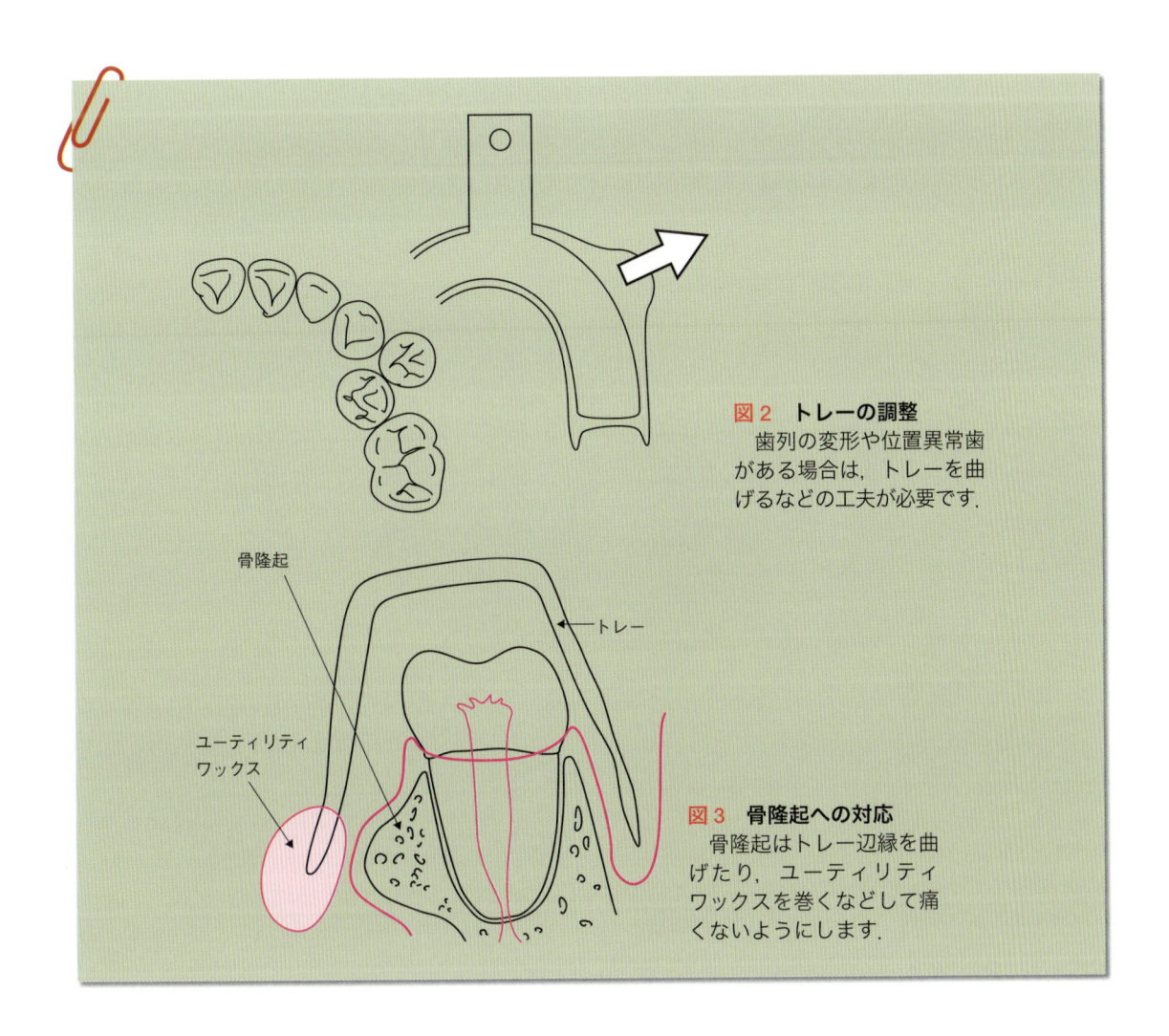

図2　トレーの調整
歯列の変形や位置異常歯がある場合は，トレーを曲げるなどの工夫が必要です．

図3　骨隆起への対応
骨隆起はトレー辺縁を曲げたり，ユーティリティワックスを巻くなどして痛くないようにします．

11. 印象材の取り扱い

ます．

　⑥**トレーの試適**：印象は口周囲のリラックスが大切です．最大開口はトレー操作がしにくくなります．強く口唇を引っ張ると緊張し，操作しにくく唾液も増えます．事前に操作内容，不快事項などを説明します．

- 口角が切れていないか（ワセリンなどを塗布する）．
- 無理なく挿入できるか（トレーの大きさ，開口量，緊張）．
- トレーが当たって痛いところはないか．
- 嘔吐反射があるか（特に上顎）．
- 必要範囲を覆っているか．

2．実　践

　まず乾燥です．目的部位だけでなく，印象範囲の鼓形空隙の唾液なども除去します．

　①**練　和**：素早く，むらなく，気泡なく．シリコーン印象材はゴム手袋で硬化が阻害されます．盛るときは気泡，量（特に義歯の場合）に注意します．

　②**シリンジの試し出し**：詰り，流れ，熱すぎないか（図4）．

　③**トレーの挿入**：術者・患者ともリラックスに努めましょう．ゆっくり声をか

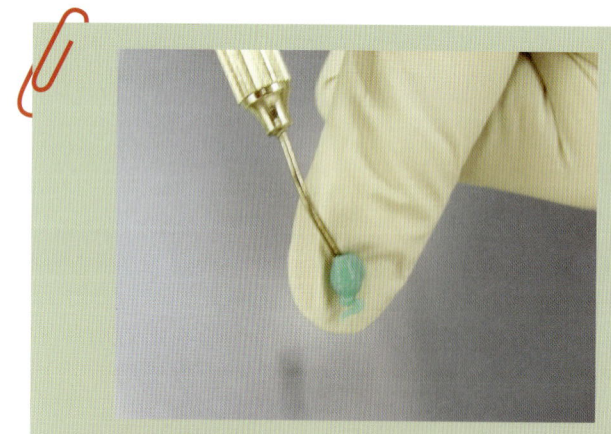

図4　試し出し
　爪，手の甲に試し出しします．流れ，温度を確認します．

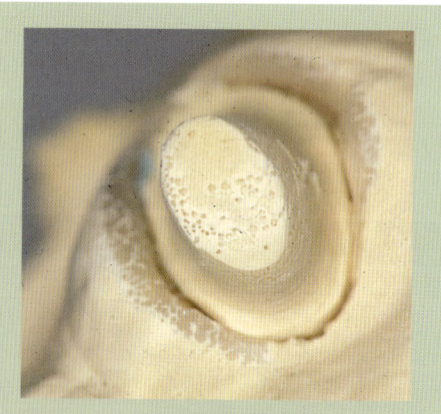

図5　シリコーン印象材の気泡
　シリコーン印象材はパテを用いた1回法の連合印象の場合，直ちに注ぐと印象面が荒れます．30〜40分放置後，石膏を注入します（2回法の場合，パテ内で発生した水素ガスは拡散されるので影響は少ないが，1回法の場合，発生したガスがインジェクションの層によって閉じこめられてしまい，硬化中の石膏内に放出されてしまう）．

けながら圧接します．余った印象で硬化の確認をします．

　④**トレーの保持**：補助者は必ず目の届く範囲にいましょう．不安，唾液のたまりは「むせ」や嘔吐反射を招きます．もし嘔吐反射が生じかけたら，タオルと盆を口元に添えてやや下向きにし，前述の呼吸法をしてもらいます．

　⑤**印象撤去**：一気が原則です．むしるような撤去や早すぎる撤去は変形の原因です．辺縁からエアーを入れると外しやすくなりますが，ラバー印象材は充填器などで辺縁をめくりながら撤去しないと困難な場合があります．

　⑥**印象チェック・石膏注入**：印象面が確認できたら，唾液，血液を流水で流します．石膏は直ちに注入が原則ですが，印象材によっては30～40分放置後に注入すべき物もあります(図5)．寒天やアルジネートを長時間水中保管すると吸水変形します．さりとて乾燥は大敵です．後で注ぐ場合は保湿箱に保管します．ポストなどの印象は石膏の流れでも変形します[4]．石膏は形を整えたりせず，なるべく力を加えないよう水平に保持します．

（髙瀬英世）

参考文献

1) 全国歯科衛生士教育協議会監修：最新歯科衛生士教本　歯科診療補助論．医歯薬出版，2007．
2) 全国歯科衛生士教育協議会編：新歯科衛生士教本　歯科診療補助．医歯薬出版，2007．
3) 全国歯科衛生士教育協議会編：新歯科衛生士教本　歯科診療補助　歯科材料の知識と取り扱い．医歯薬出版，2007．
4) 髙瀬英世，福島俊士：支台築造のための印象採得．歯界展望別冊　クラウンブリッジの印象採得．74-83，2002．

Ⅲ編 各 論

12. アシスタントワークに使用する補助器具

歯科診療のための器具はたくさんありますが，デンタルスタッフが準備すべき器具について挙げます．

1．ラバーダム防湿に使用する器具（図1〜7）

ラバーダム防湿は歯科医師や歯科衛生士など，有資者が行うことができます．
ラバーダム防湿は，歯科治療において唾液や湿気から患歯を隔離し，歯に対する各種の処置を無菌的に行うことができ，手術野を乾燥状態に保つことができます．クランプでなく，デンタルフロスを使って装着することもあります．

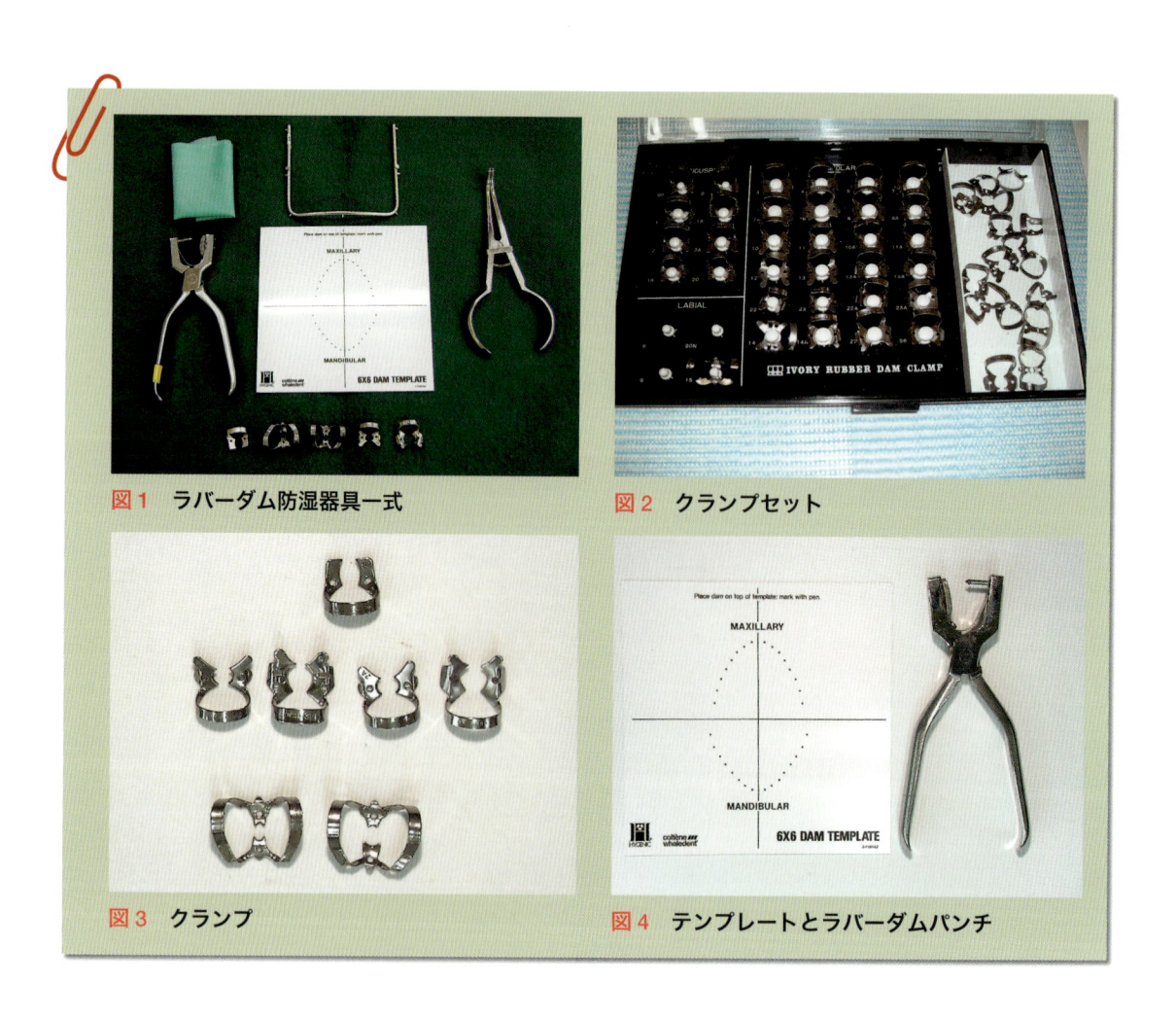

図1　ラバーダム防湿器具一式

図2　クランプセット

図3　クランプ

図4　テンプレートとラバーダムパンチ

128

図5 クランプフォーセップス

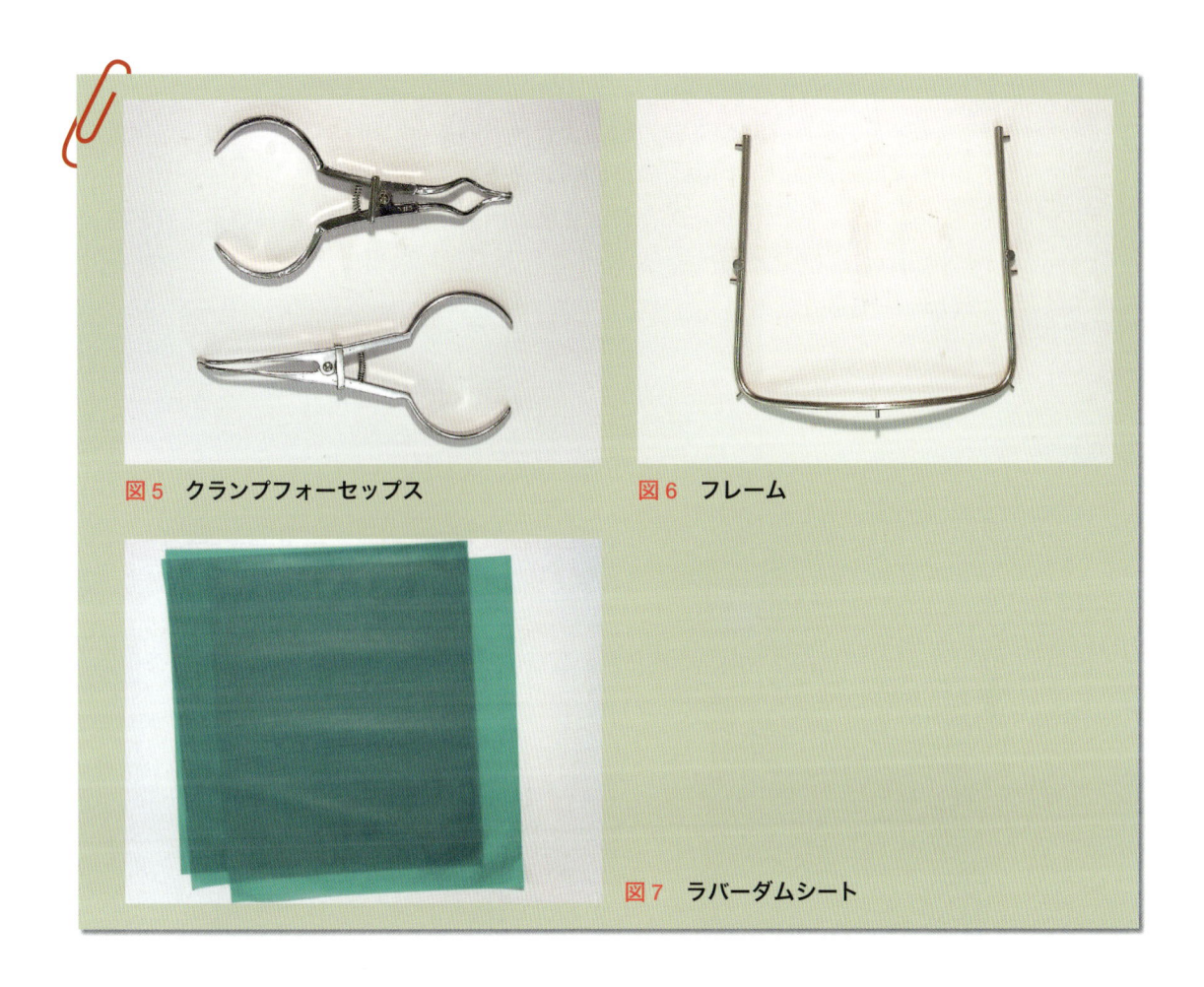

図6 フレーム

図7 ラバーダムシート

2．テンポラリークラウン（暫間被覆冠）の作製と装着，撤去に用いる器材（図8〜13）

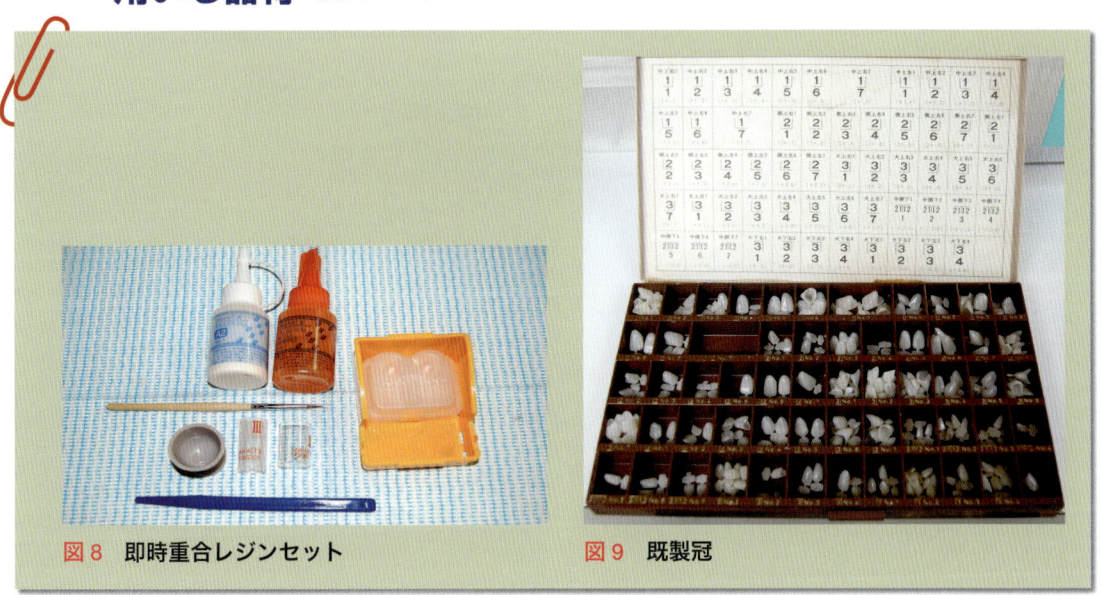

図8 即時重合レジンセット

図9 既製冠

129

12. アシスタントワークに使用する補助器具

　　テンポラリークラウンの目的は支台歯形成された歯および周囲歯肉の保護，咀嚼機能と審美性の回復，咬合関係の保持および改善です．
　　テンポラリークラウンの作製と装着，撤去は歯科医師，歯科衛生士など有資者であれば行うことができます．
　（なお，明示のためにグローブをしないで撮影している写真があります．）

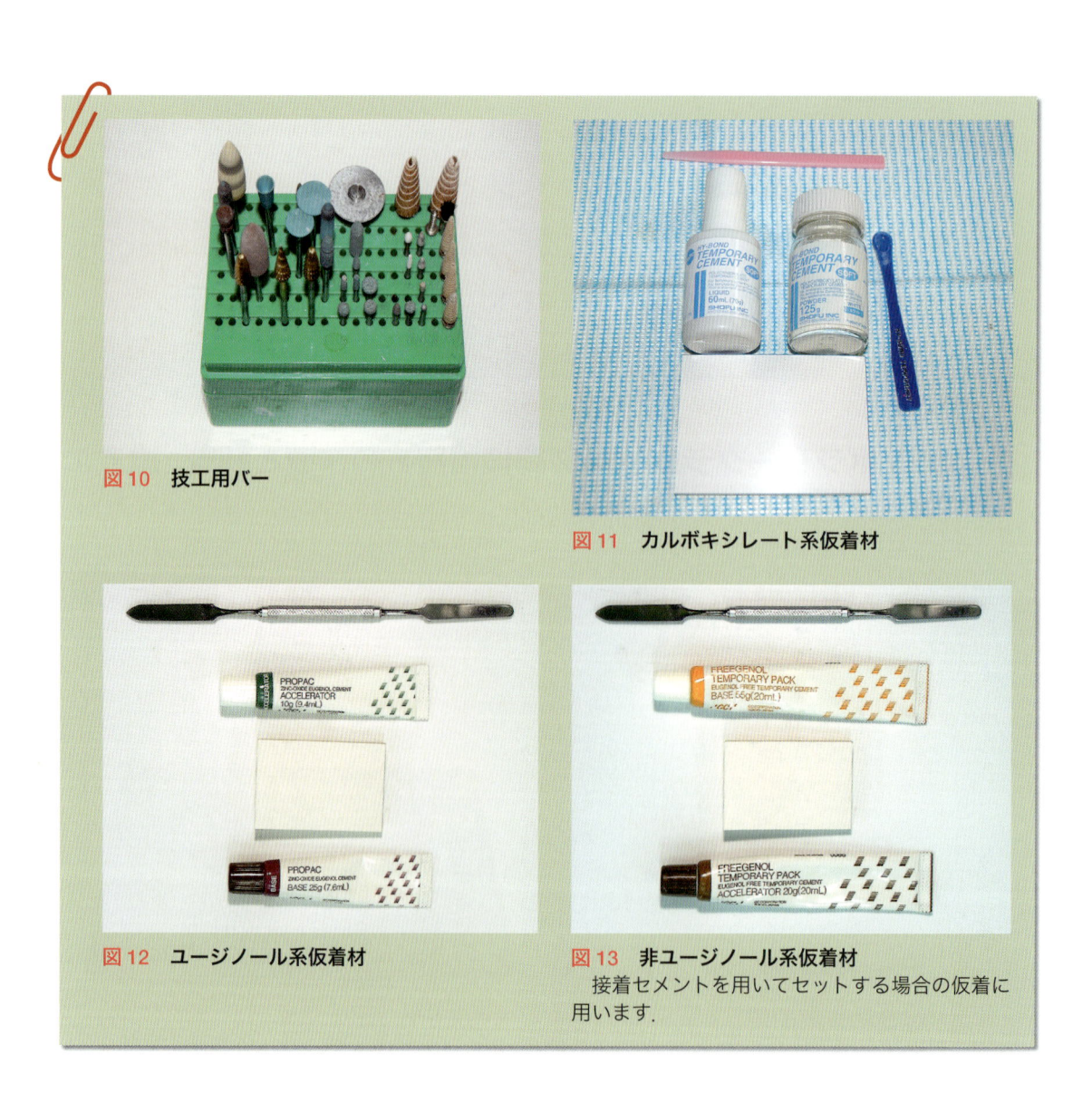

図10　技工用バー

図11　カルボキシレート系仮着材

図12　ユージノール系仮着材

図13　非ユージノール系仮着材
　　接着セメントを用いてセットする場合の仮着に用います．

130

3．歯間分離用器具（図14〜17）

　＊くさび型：くちばし状の金属がネジの力で頬・舌側から推進して歯間分離を行う（アイボリー，エリオット）

　＊牽引型：歯間に割り込ませる方式ではなく，接触点を中心にして両方の歯を外側に引き離す方式（フェリアー）

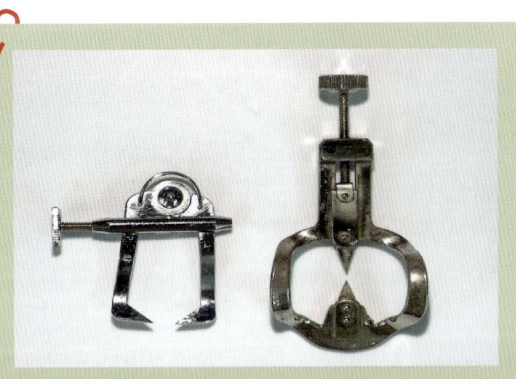

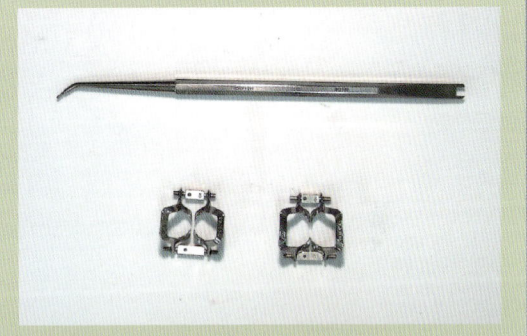

図14　セパレーター

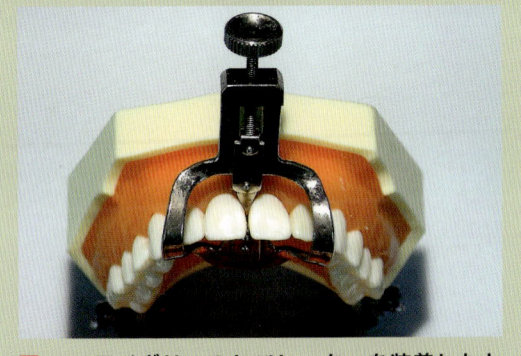

図15　アイボリーのセパレーターを装着したところ

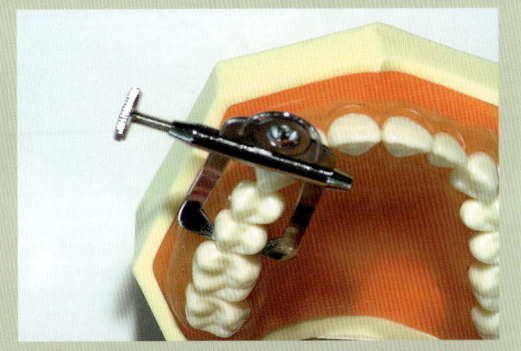

図16　エリオットのセパレーターを装着したところ

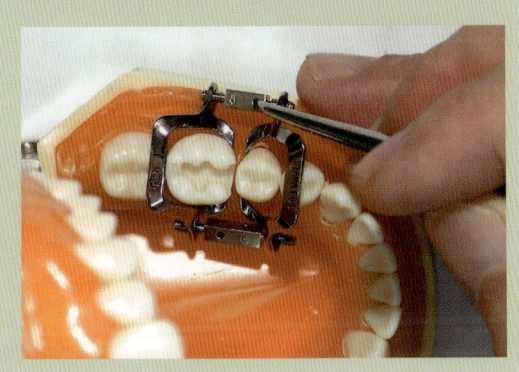

図17　フェリアーのセパレーターを装着したところ

12. アシスタントワークに使用する補助器具

4．歯肉排除に使用される器具（図18〜21）

歯肉溝内に圧排綿糸を圧入し，歯肉を一時的に排除します．

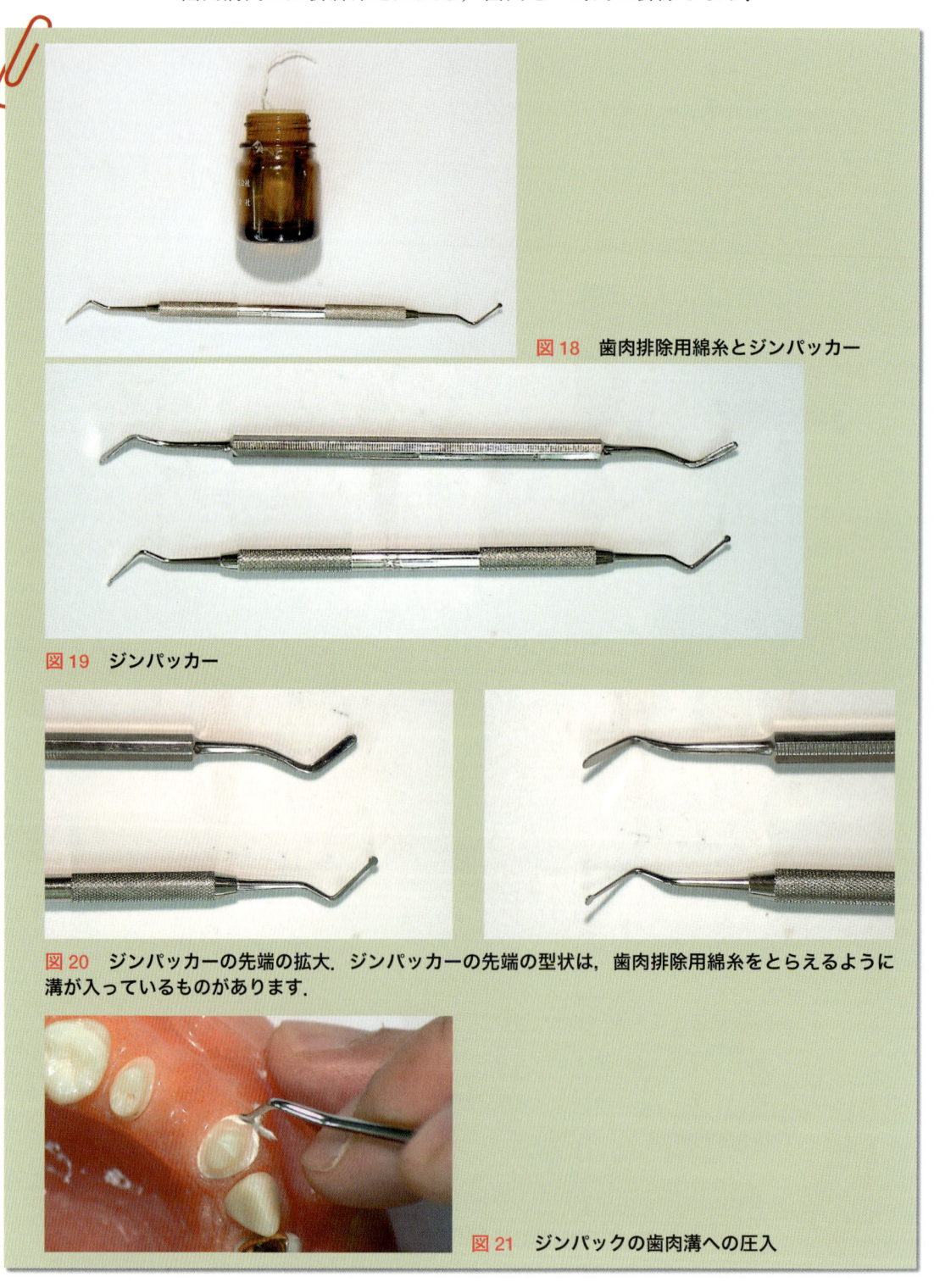

図18　歯肉排除用綿糸とジンパッカー

図19　ジンパッカー

図20　ジンパッカーの先端の拡大．ジンパッカーの先端の型状は，歯肉排除用綿糸をとらえるように溝が入っているものがあります．

図21　ジンパックの歯肉溝への圧入

5．隔壁に使用される器具（図 22〜28）

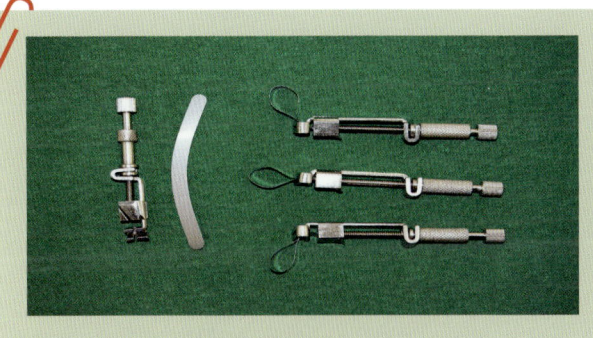

図 22　トッフルマイヤー型マトリックスリテーナーとマトリックスバンド

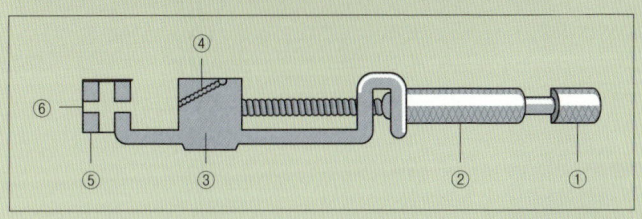

図 23　トッフルマイヤー型マトリックスリテーナー各部の名称
①とめネジ　②しめネジ　③バイス　④固定溝　⑤頭部　⑥方向指定溝

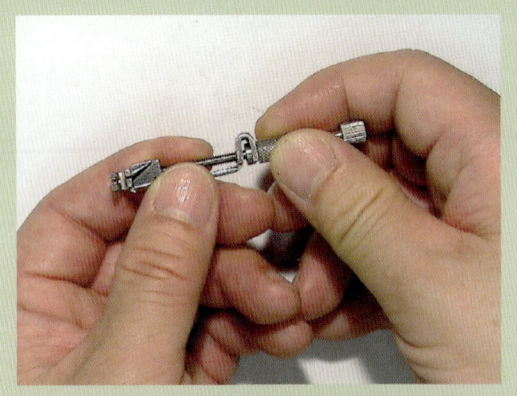

図 24　左手にリテーナーを持ち，右手でしめネジを回して，バイスを左端に密着させます．

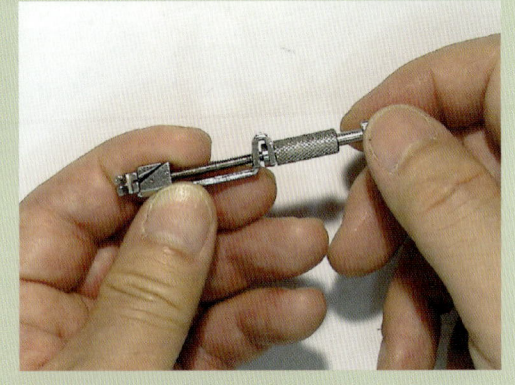

図 25　右端のとめネジを緩めます．

12. アシスタントワークに使用する補助器具

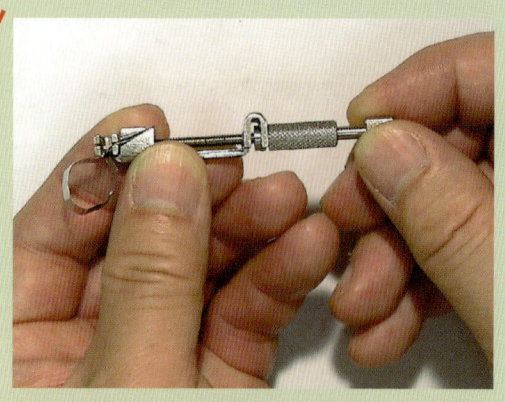

図26 適当なバンドを選び，固定溝にバンドの両端をそろえて上から挿入し，方向指定溝に入れます．

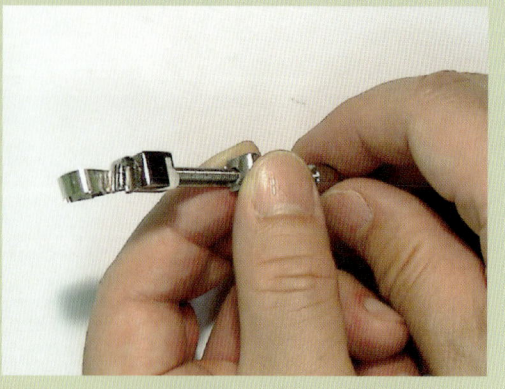

図27 バンドの歯根側，咬頭側を間違えないようにします．大切なことはバンドの狭い側がトッフルマイヤー型マトリックスリテーナーの下側にくるように装着することです．

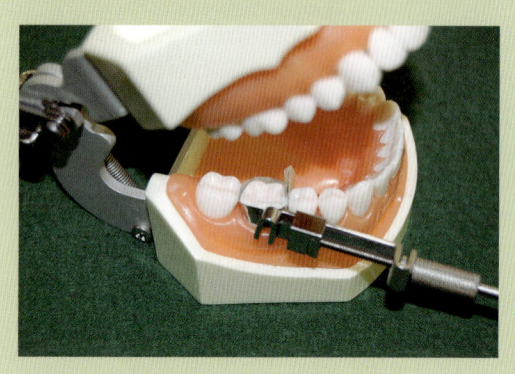

図28 リテーナーでマトリックスバンドを歯に固定します．

（加藤保男）

参考文献

1) 全国歯科衛生士教育協議会監修：最新歯科衛生士教本　歯科診療補助論．医歯薬出版，2007．
2) 束理十三雄監修：歯科臨床概論と診療補助．クインテッセンス出版，2001．
3) 全国歯科衛生士教育協議会編集：歯科診療補助（1）．医歯薬出版，1995．
4) 全国歯科衛生士教育協議会編集：歯科診療補助（2）．医歯薬出版，2007．
5) 全国歯科衛生士教育協議会編集：新歯科衛生士教本　歯科診療補助．医歯薬出版，2013．
6) 全国歯科衛生士教育協議会編集：新歯科衛生士教本歯科診療補助―歯科材料の知識と取り扱い．医歯薬出版，2013．
7) 全国歯科衛生士教育協議会編集：新歯科衛生士教本　保存修復学・歯内療法学．医歯薬出版，2007．
8) 全国歯科衛生士教育協議会編集：新歯科衛生士教本　歯科診療補助―歯科器械の知識と取り扱い．医歯薬出版，2012．
9) 全国歯科衛生士教育協議会編：器材準備マニュアル　第3版．口腔保健協会，2007．

Memo

Ⅲ編　各論

13. アシスタントワーク以外に使用される補助器具

1．レーザー齲蝕診断器（DIAGNOdent®）

本装置は，発振波長 655 nm のレーザー光を齲蝕歯面に照射すると，健康歯質には認められない 670〜800 nm の蛍光励起が生じる原理を利用し，その蛍光励起光強度を測定することにより齲蝕の診断を行うものです（図1〜4）．

【本装置を用いた齲蝕診断の利点】
　1．小窩，裂溝部での診断精度の向上
　2．齲蝕の経時的観察

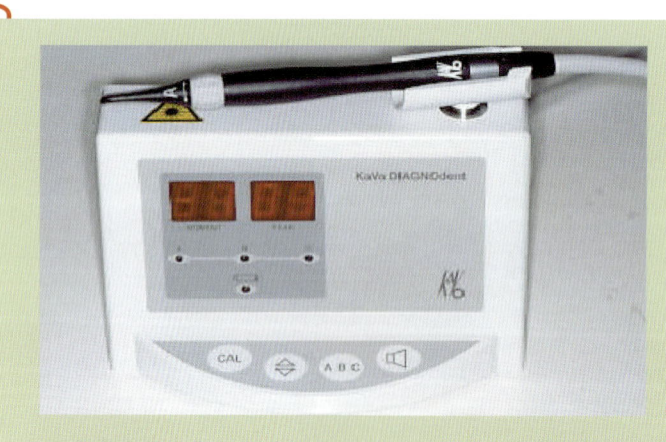

図1　DIAGNOdent®

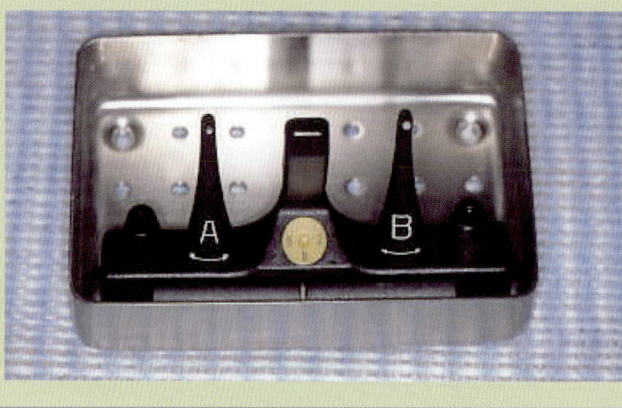

図2　プローブの選択
　Aプローブ：咬合面用，
　Bプローブ：平滑面用

3．初期齲蝕の発見
4．健康歯質の保存
5．予防的修復
6．患者の信頼度の上昇

【DIAGNOdent® の表示値と診療方針】
数値 00～14：活動性の齲蝕ではありません．
数値 15～20：予防的処置を考慮します．
数値 21～30：患者のカリエスリスクなどにも配慮し予防的または修復処置を選択します．
数値 31～99：修復処置（予防処置も含んだ）を考慮します．

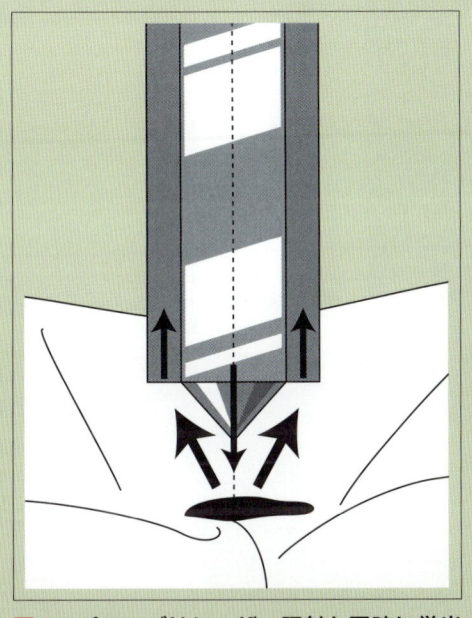

図3　プローブはレーザー照射と同時に蛍光放射光の検出も行い，健全部と齲蝕部位との放射光の強度差を数値化し，この値が本体に表示されます．

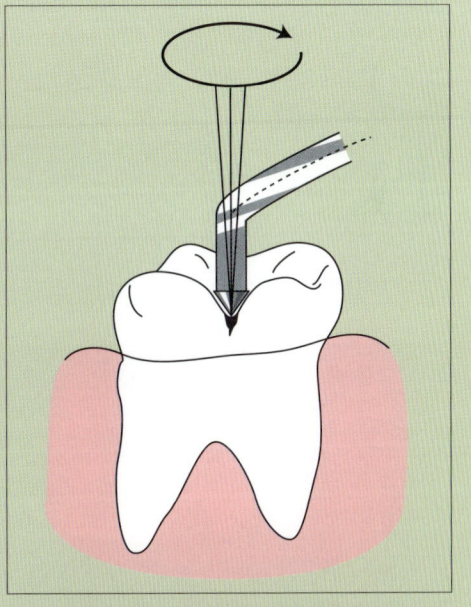

図4　測定対象部位の最大蛍光値が見つかるまでプローブ先端を縦軸を中心にして念入りに回転させ，微細な欠陥でも検出できるように注意深くスキャンします．

13. アシスタントワーク以外に使用される補助器具

2．イソライト・プラス®
1人でも補助者なしで効率的な治療が可能です．

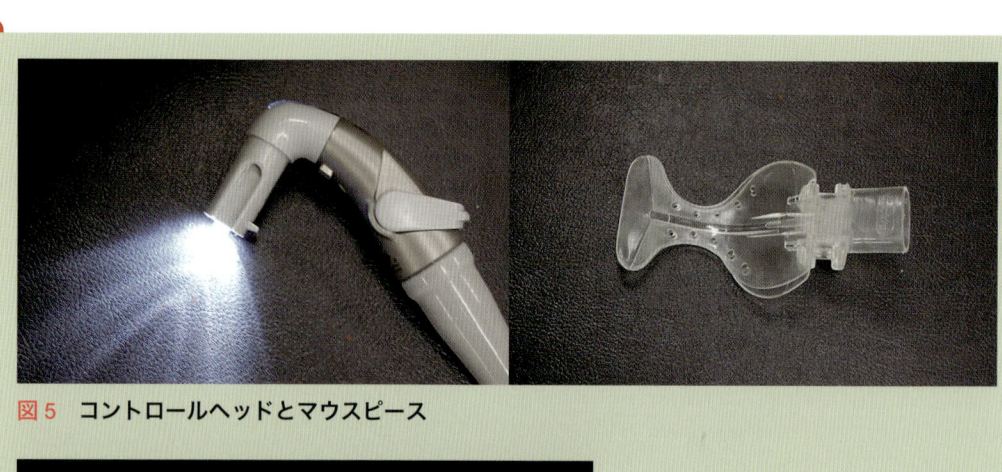

図5　コントロールヘッドとマウスピース

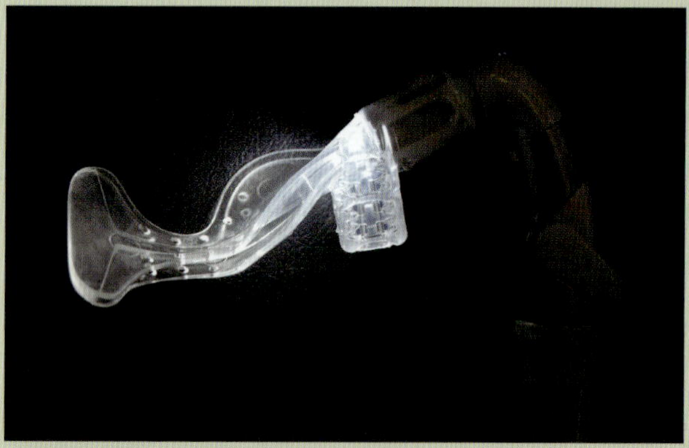

図6　マウスピースを通して光が拡散

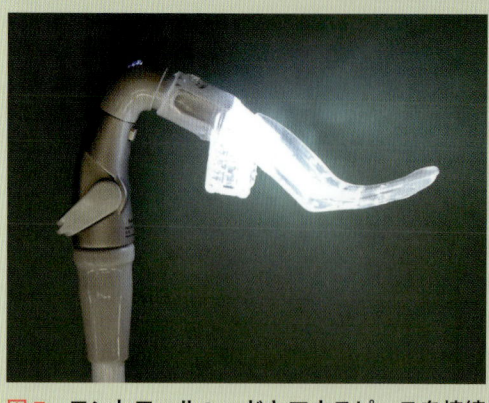

図7　コントロールヘッドとマウスピースを接続したところ

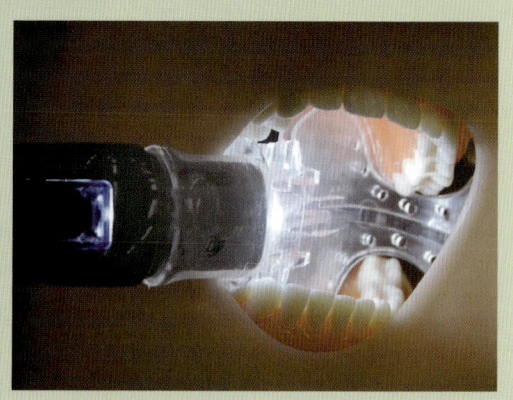

図8　口腔内に装着したところ

イソライト・プラス® の特長

①コントロールヘッドに内蔵されている LED ライトが口腔を内側から明るく照らし，患者が動いても無影灯のように位置調節を必要としません（図 5〜7）．

②咬み心地のよいバイトブロックにより，患者の開口が楽になります（図 8）．

③舌と頰粘膜を排除し保護を行い，口腔内の広い術野を確保します（図 8）．

④水や唾液を常時吸い取ります（図 8）．

（加藤保男）

参考文献

1) 全国歯科衛生士教育協議会編集：歯科衛生士教本　歯科診療補助（2）．医歯薬出版，2007．
2) 全国歯科衛生士教育協議会編集：新歯科衛生士教本　歯科診療補助．医歯薬出版，2013．
3) 全国衛生士教育協議会編集：新歯科衛生士教本　歯科診療補助―歯科材料の知識と取り扱い．医歯薬出版，2013．
4) 全国歯科衛生士教育協議会編集：新歯科衛生士教本　保存修復学・歯内療法学．医歯薬出版，2007．
5) 全国歯科衛生士教育協議会編集：新歯科衛生士教本　歯科診療補助―歯科器械の知識と取り扱い．医歯薬出版，2012．
6) 全国歯科衛生士教育協議会編：器材準備マニュアル　第 3 版．口腔保健協会，2007．
7) Kavo DIAGNOdent 2095 取扱説明書．
8) 保坂　誠：イソライトの使用感．Dental World vol. 9．2004．
9) 上野博康：イソライト・プラスを使ってみたら・・・．Dental World vol. 14．2007．
10) 佐久間恵子，高橋亨典，須崎　明，友田篤臣，千田　彰，大野紀和：DIAGNOdent^{TM}応用に関する基礎的研究―エナメル質の厚さがう窩の測定値に及ぼす影響―．日歯保存誌，45：1-8，2002．

Ⅲ編 各 論

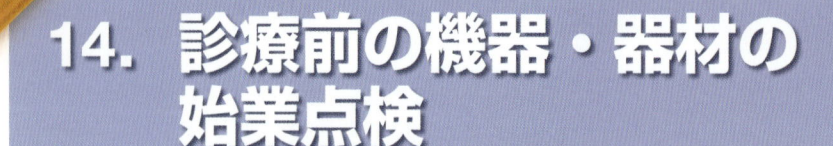

14. 診療前の機器・器材の始業点検

　　よりよい歯科医療をより多くの人々に安全に提供し，患者が安心して診療を受けられるためには，診療室の環境整備が必要不可欠です．そのためには，始業点検，終了点検を怠ることなく確実に実施しなければなりません．

　　診療機器・器材を使用する際には，事前に添付文書，取扱説明書を確認し，その特性・使用目的を十分に熟知してから操作を行いましょう．また，診療を効率的に行えるように日常点検（始業点検，終了点検），定期点検（使用者点検，メーカー点検）を実施し，医療機器の保守管理に努めなければなりません．

　　診療室では，歯肉縁下の処置や抜歯などの観血処置が行われることから，感染の温床となります．可能な限り消毒，滅菌を行い清潔にすることは感染予防としてとても重要です．

　　国民の医療に対する安心・信頼を確保し，質の高い医療サービスが適切に受けられる体制構築のため，歯科診療所に，①医療安全の確保（全般的規定），②院内感染対策，③医薬品安全確保，④医療機器安全確保について，指針などの作成とその実施が医療法により義務付けられています（2007年4月施行）[1]．医療機器安全確保では，日常診療において医療機器を使用する前に，機器の扱い方を習得した従事者が必ず保守点検を行い，「医療機器の保守点検チェックシート」に記録し保存します（表1-a, b）．また，個別の医療機器については，基本的事項，保守点検計画，保守点検の記録，修理の記録を「医療機器の保守点検計画・記録表」（表2）に記録し保存します．

1．供給源（ガスの元栓，エアーコンプレッサーなど）のスイッチを入れる

　　準備に時間を要する機器（印象用寒天コンディショナー，エックス線写真フィルム現像機）は，先にスイッチを入れます．また，当日使用する内部電源機器（電気歯髄診断器，電動麻酔注射器，根管長測定器，ハンディータイプ歯科用光重合照射器など）のバッテリーチェックを行います．

　　診療室に設置してある自動体外式除細動器（AED）は，適切な管理が行われなければ人体に重大な影響を与えるおそれがある医療機器であり，日常点検（インジケータ表示）や消耗品の有効期限にも注意が必要です．

表1a 医療機器 始業点検チェックシート

注：① 担当者の欄に点検チェック担当者の名前を記入し、異常のない場合は「レ」点を記入する。異常のある場合は「異常有」と記入し、点検項目に○印を記し、異常のある機器の名称と番号を備考欄に記載し、医療機器安全管理責任者に報告する。
② 医療機器安全管理責任者は毎日点検チェック担当者による点検チェックが行われたことを確認し、サインをする。

医院名			院長確認印																															
医療機器安全管理責任者名			実施月 年 月																															

点検項目	日付	1	2	3	4	5	6	7	8	9	10	11	12	13	14	15	16	17	18	19	20	21	22	23	24	25	26	27	28	29	30	31
	担当者																																
それぞれの機器の電源状態確認																																	
ユニットなどの診療機器 エアーコンプレッサー セントラルバキューム	始業時																																
ユニットの各システムの作動確認																																	
各元コックを開く	始業時																																
スリーウェイシリンジの作動確認	始業時																																
タービンエアー圧の適正圧力状況	始業時																																
バキュームのスイッチと吸引状態	始業時																																
ユニットを操作し、異常音・ガタ・振動確認																																	
患者用いすの動き・緊急停止装置	始業時																																
テーブルの上下・左右の動き	始業時																																
フットコントローラの動作	始業時																																
無影灯の上下・左右の動き	始業時																																
各部の異常音、ガタ、緩み、さび等	始業時																																
エアータービン・ハンドピースの確認																																	
バーの引抜きテスト	午前																																
バーの回転ブレ																																	
バーの奥までの完全挿入	午前																																
ヘッドキャップのゆるみ	午後																																
スプレーのバーへの当り具合																																	
異常音・振動など	午後																																
マイクロモーター・エアーモーターの確認																																	
ハンドピースの接続	午前																																
異常音・振動など	午後																																
スリーウェイシリンジの確認																																	
エアー水・スプレーの切替	始業時																																
漏量・適圧と温水・温風	始業時																																
エックス線撮影装置の確認																																	
各作動による異常音・ガタ・緩み	始業時																																
照射状態（有資格者による）	始業時																																
備考：																																	
医療機器安全管理責任者確認	毎日																																

※詳細については、各器械の添付文書及び取扱説明書などを参照する。

14. 診療前の機器・器材の始業点検

表1b 医療機器 月次点検チェックシート

医療機器 月次点検チェックシート

医院名				
所在地	〒			
TEL.		FAX.		

院長	印
医療機器安全管理責任者	印

	年度	平成 年度
月		
点検者		

注：①下記の項目ごとに毎月1日に点検を実施する。
②医療機器類は実情に合わせ追加・削除し、点検管理を行うこと。
③点検者名を記載し、異常なしは「レ」点記入、異常のある場合は「×」印を記入し、点検項目に○印を記入し、医療機器安全管理責任者に報告する。

医療機器	4月	5月	6月	7月	8月	9月	10月	11月	12月	1月	2月	3月	備考
歯科用ユニット No. 1													
付属のハンドピース類													
歯科用ユニット No. 2													
付属のハンドピース類													
歯科用ユニット No. 3													
付属のハンドピース類													
歯科用ユニット No. 4													
付属のハンドピース類													
歯科用ユニット No. 5													
付属のハンドピース類													
パノラマX線撮影装置													
デンタルX線撮影装置													
デジタルX線システム													
以下の機器類は複数台使用の場合はその旨を記載する。													
超音波歯面用スケーラー													
歯科用多目的超音波治療器													
可視光線光重合装置													
歯科用根管長測定器													
歯科用根管拡大装置													
レーザー機器													
高圧蒸気滅菌器													
電気メス													
口腔内カメラ													
薬天コンディショナー													
カプセルミキサー													
印象材練和器													
エアーコンプレッサー													
診療用バキューム装置													
院長確認													
医療機器安全管理責任者確認													

※詳細については、各器械の添付文書及び取扱説明書などを参照する。

表2　医療機器の保守点検計画・記録表

医療機器安全管理責任者	
	印

医療機器の保守点検計画・記録表

1　基本的事項　　　　　平成　　年　　月　　日　　記録者

医療機器名
設置・保管場所
製造販売業者名 （連絡先）
形式、型番、購入年

2　保守点検計画

保守点検の予定	時期、間隔
	条件

3　保守点検の記録

①　実施年月日
②保守点検の概要
③保守点検者名

4　修理の記録

①修理年月日
②修理の概要
③修理担当者名

　　　　　　　　　　　　　　　　　　　_____歯科医院

2．ユニットのメインスイッチを入れ，歯科用機器の作動確認

ユニットチェアー部，ライト，エアータービン，マイクロモーター（エンジン），超音波スケーラー，スリーウェイシリンジ，バキューム，エジェクターなどの作動確認を行います．

3．フラッシング（感染予防対策）

ユニット配管内に貯留した水は残留塩素濃度の低下から細菌が増殖します．そのため，診療前の準備として，ユニット内の各給水回路の貯留水をフラッシングによって排出する必要があります[2]．ユニットによってはボタンひとつでエアータービン，マイクロモーター（エンジン），超音波スケーラーの同時フラッシングが可能となっています（図1）．また，ユニットの日常のお手入れは，各メーカーの指示に従ってください．

4．ユニットおよび周辺の清掃

ライト（ハンドル・スイッチ），エアータービン，マイクロモーター（エンジン），超音波スケーラー，スリーウェイシリンジ，バキューム，エジェクター，ブラケットテーブル（ハンドル・操作パネル），キャビネットなどの清掃を行います．

5．医療用パソコン（電子カルテ），受付用事務機器（パソコン・レジスター）の電源を入れる

（小林一行）

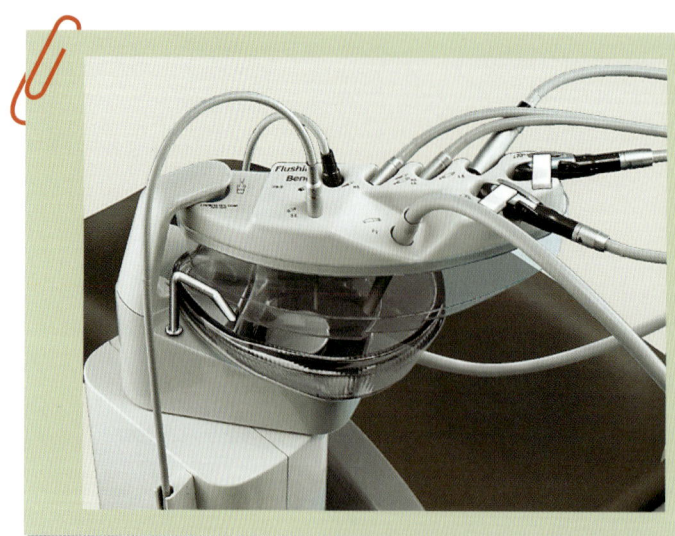

図1　フラッシングボタンを有するユニット
（例：スペースライン®，モリタ）

参考文献

1) 日本歯科医療管理学会 編集：歯科医療管理―医療の質と安全確保のため―．医歯薬出版，2011，54-73．
2) 全国歯科衛生士教育協議会 監修：最新歯科衛生士教本 歯科診療補助論．医歯薬出版，2011，13．

Memo

Ⅲ編 各 論

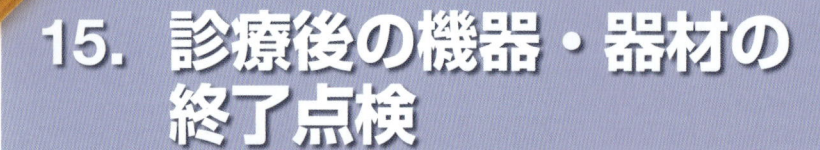

15. 診療後の機器・器材の終了点検

1．日常行う終了点検

　　　　　終了点検は，その日の最終確認および翌日の診療をスムーズに行うためにしっかりと実施しなければなりません．

　　　　　ユニットとドクターチェアーの清拭，清掃を行います．バキューム，エジェクターは各診療ごとに水の吸引を行いますが，終了時には専用消毒剤を使用しホース内およびバキューム槽の洗浄を行います（図1）．スピットンやバキュームトラップ（フィルター）の清掃も怠らないでください（図2）．

　　　　　エアータービン，マイクロモーター（エンジン）の故障防止や性能維持のた

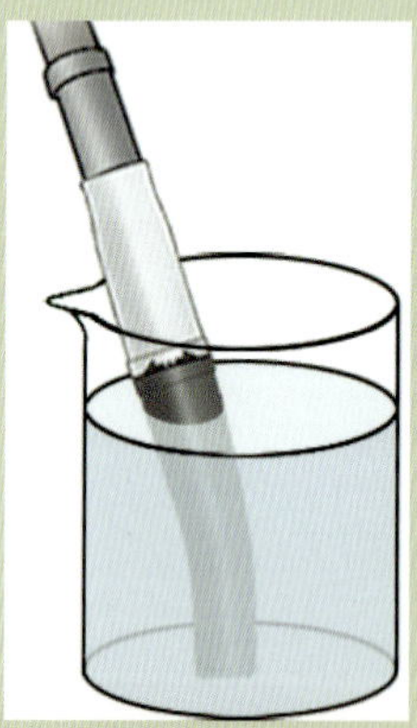

図1　バキューム回路の洗浄

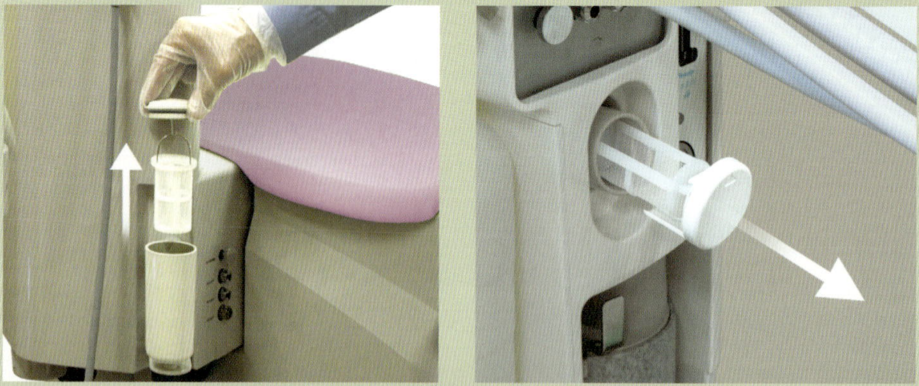

図2　バキュームトラップ（フィルター）洗浄
（ユニットの型式によりバキュームトラップの位置ならびに形状が異なります．）

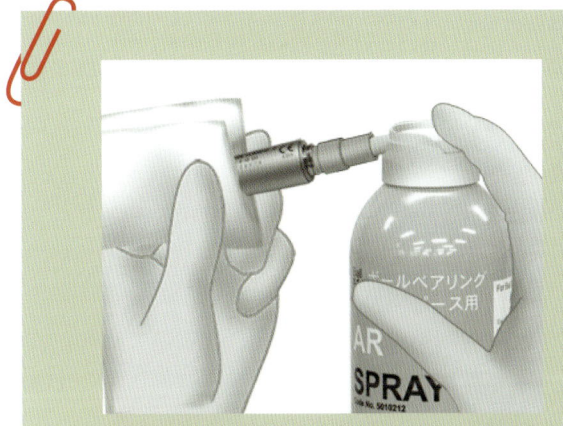

図3　ハンドピース専用オイルによる注油・洗浄

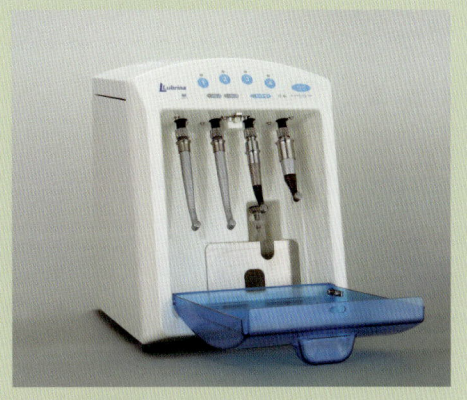

図4　歯科用ハンドピースメインテナンス装置（ルブリナ®，モリタ）

めハンドピース専用オイルによる注油・洗浄を行います（図3）．現在，ハンドピースをワンタッチでセットするだけで，自動的に注油・洗浄できる機器も販売されています（図4）．

最後に使用した機器の電源が切れていることの確認を忘れないようにしましょう．

◆感染対策の役割と重要性◆

使用後の器材は，患者の血液や唾液で汚染されているため，適切な処理が行われなければ感染の危険性があります．正しい処理法を理解し，日々の医療器材のメインテナンス（洗浄・消毒・滅菌・保管）を行うことは，患者や医療従事者の感染を予防し，さらには器材の破損，腐食や機能低下を防止することができます．

ユニットチェアー部やドクターチェアーは診療終了後に清拭しますが，血液

表1　各診療機器の感染予防

診療機器	感染予防対策
エアータービン マイクロモーター　ハンドピース （エンジン）	・患者ごとに交換し，滅菌する． ・接続部はアルコール類で清拭する． ・バー類は，使用しないときはハンドピースから外しておく．
ライト ブラケットテーブル キャビネット	・患者が変わるごとに，アルコール製剤で清拭する．
ユニットチェアー部 ドクターチェアー	・基本的には1日1回の清拭を行う． ・血液などの汚染時には，汚染箇所を0.1〜0.5％次亜塩素酸ナトリウム，または，消毒用アルコールで清拭除去し消毒する．

15. 診療後の機器・器材の終了点検

などの汚染時には，0.1〜0.5％の次亜塩素酸ナトリウム，または，消毒用アルコールで清拭除去し消毒します[1]（**表1**）．

2．定期的に行う点検

　ユニット配管内の残留塩素濃度を定期的にモニタリングし，1年に1回程度ユニットの配管全体を洗浄します．

　口腔外バキュームは，フィルターに切削物や粉塵が集積されるので定期的な清掃と交換が必要です．また，アーム連結部が緩んでいたり，破損によって患者にバキュームが接触する可能性があるので，点検を怠らないようにしましょう．

　エックス線関連機器において，アナログエックス線の場合，自動現像機は，定期的に現像液と定着液の交換が必要です．新しい液に交換するときは，その年月日をタグシールなどに記し，自動現像機やタンクに貼っておきましょう．また，ローラー部には汚れが付着しますので，週に1回程度，ローラー部分を装置から外して水洗し，スポンジなどで清掃します．デジタルエックス線の場合は，コンピューティッドラジオグラフィーのイメージングプレートやCCD撮像装置のセンサーアッセンブリの点検（目視による），感度の劣化，ノイズの増加の有無などの点検と専門技術者による定期的な保守点検が必要です．

　近年，歯科領域においてレーザーを応用した治療が普及しつつあり，レーザー機器の保守点検も重要です．適切な保管場所の設定，レーザーチップの点検，電源・水・エアーなどのコネクターの点検，レーザー防護メガネの点検，専門技術者による定期的な保守点検を行いましょう[2]．

◆歯科薬剤および材料の点検◆

　診療室内の歯科薬剤および材料をリストアップし，チェックリストに従ってその内容状況を把握し，定期的に数量，購入年月日，有効期限の確認を行います．また，薬剤，材料の管理には，温度，湿度，遮光などの保管条件に留意する必要があります．

（小林一行）

参考文献
1) 全国歯科衛生士教育協議会 監修：最新歯科衛生士教本 歯科診療補助論．医歯薬出版，2011，13．
2) 吉田憲司 ほか：歯科用レーザーを安全に使用するための指針．日本レーザー歯学会誌 23：147-150，2012．

Memo

Ⅲ編　各論

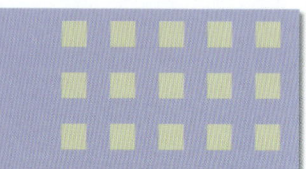

16. 器材の後始末

　器材，環境表面を洗浄・消毒する際は，スタンダード・プレコーションの概念より，感染予防のためにグローブ，マスク，ゴーグル，ビニールエプロンなど適切な防護用品を着用します[1]．

1．チェアーユニット周辺

　チェアーユニットは直接患者の口腔に接触しませんが，治療中に生じる飛散や噴霧，術者の頻繁な接触があるので，感染リスクとしては低リスク〜中リスクと考えます．

臨床的接触表面 　ブラケットテーブル 　ライトのハンドル 　スイッチ 　キャビネットの引き出しの取手など	・1患者ごとに消毒用エタノールで清拭 ・目視できる血液の付着がある，または疑わしい場合，感染のリスクが考えられる場合は，次亜塩素酸ナトリウムを用います．
ユニットレザー部分 ドクターチェアー	・1日の終了時に洗剤か消毒剤で清拭 ・血液の付着などの場合は，次亜塩素酸ナトリウムで清拭

※スピットン

1人の患者さん終了後	・十分に水を流す ・目視できる血液などが付着している場合は次亜塩素酸ナトリウム液で清拭
1日の終わり	・スピットン内のフィルターなどを外し，ゴミを取り除いた後，消毒液に浸漬するか，洗剤で洗浄 ・スピットンは洗剤を含んだスポンジで洗浄

※バキュームのトラップ・分離器

　ユニットはメーカーや機種により取り扱いが異なるため，説明書に従って管理しましょう．トラップはバキュームチップで吸い取ったものを液体と固体に分けるために，ほとんどのユニットにおいて中間回路に設置されています．トラップのフィルターは診療後に取り出して流水で洗浄します．排水トラップは1ケ月に1度くらい，フィルターとキャップを取り外し流水で洗浄します（図1）．バキュームの分離器は，バキュームで吸引されたものを空気と液体，固体とを分離する機械で，多くの場合，機械室に設置されています．1ケ月に1回程度，バケツを用いて大量の水で洗い流しましょう（図2）．自動洗浄装備の場合は半年ごとに，装備されていない場合は定期的に分解清掃を行います．

2．キャビネット

　　滅菌物や小器材，薬品などを収納する棚で，移動式，固定式があり，紫外線殺菌灯が付いているものもあります．キャビネット内は，使用頻度の高いものを手前に見やすいように分類，区分けをしておくとよいでしょう．常に物が移動しやすいので，1日の診療が終わったら，在庫の確認とともにきちんと整理をします（図3）．

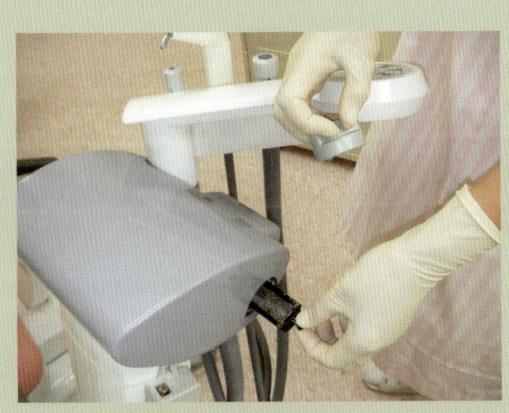

図1　トラップフィルターの掃除
　バキュームトラップフィルターは1ケ月に1度くらい取り外して，洗浄します．

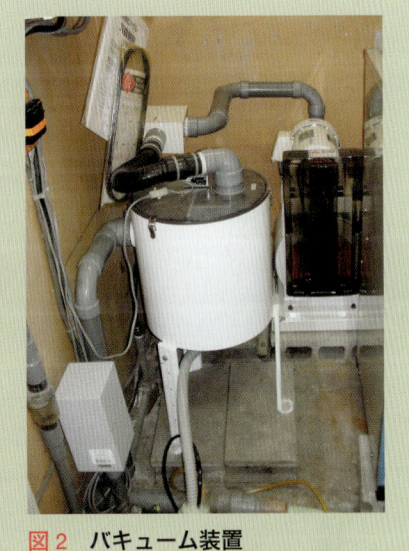

図2　バキューム装置
　バキューム装置は通常機械室にあります．バキューム・モーターと分離機に大別され，分離機は1ケ月に1回程度バケツなどを用いて大量の水で洗います．

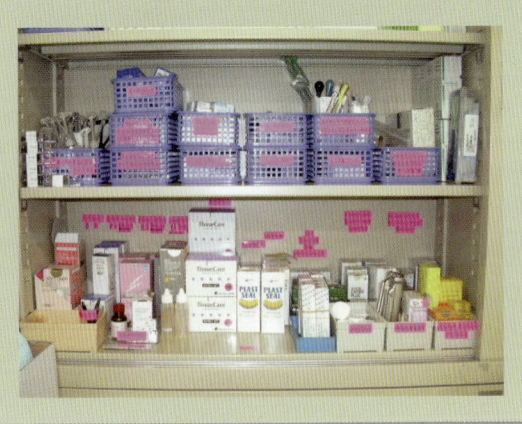

図3　キャビネットの管理
　キャビネット内は在庫の確認，整理，整頓をしておきます．

16. 器材の後始末

3．機械室エアーコンプレッサー

　　　　　圧搾空気の供給源となるものです．構造は，エアーを圧縮するポンプと圧搾空気を溜めておくタンク，そしてタンク中のエアーが一定圧に達するように調整をするモーターからなっています．タンク内に少しずつ水が溜まり，エアーに水が混ざることがあるので，定期的に排水させる必要があります．

オートドレーンが付いている機種	電源を切ると自動的に排水する
オートドレーンが付いていない機種	終了時に排水用コックを開け，排水させる

　　　　　タンクマウント式コンプレッサー（図4）とパッケージ型コンプレッサー（図5）があります．タンク内に少しずつ水が溜まります．水抜き用の弁がタンク

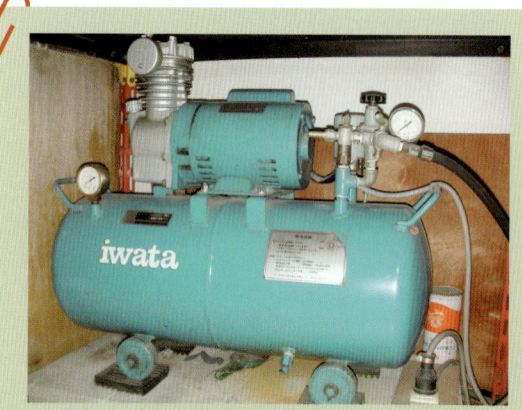

図4　タンクマウント式コンプレッサー
　多くの歯科医院に導入されています．最近，普及しているパッケージ型コンプレッサーに比べると音が大きく，危険箇所が露出しているので，取り扱いには気を付けましょう．

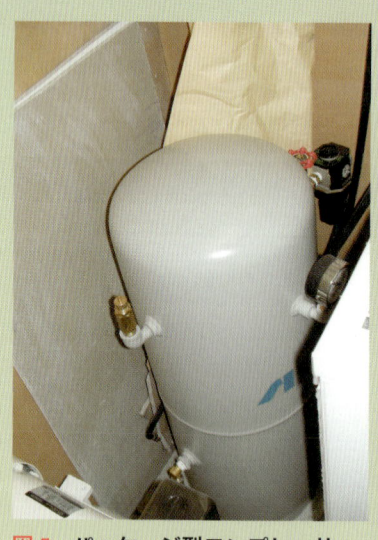

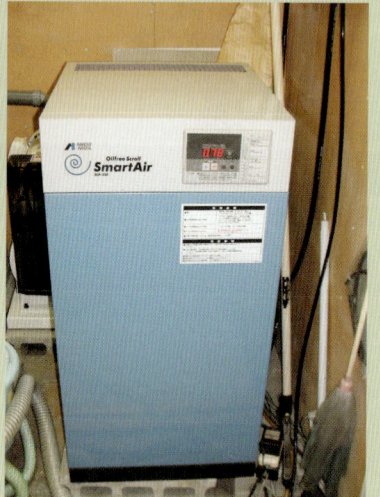

図5　パッケージ型コンプレッサー
　パッケージ型コンプレッサーは本体とタンクが分離されて設置されています．特徴はタンクマウント式に比べて音が静かであり，危険箇所が覆われているので安全です．

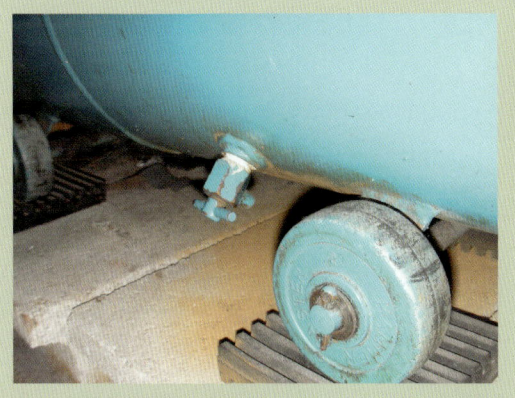

図6　水抜き用弁
　タンク内には水が溜まりますので，診療終了時には水抜きをします．そのままにしていると，タンク内は水が多くなり空気の溜める容積が減ってコンプレッサーの可動回数が増えるうえ，さびが発生して故障の原因となります．

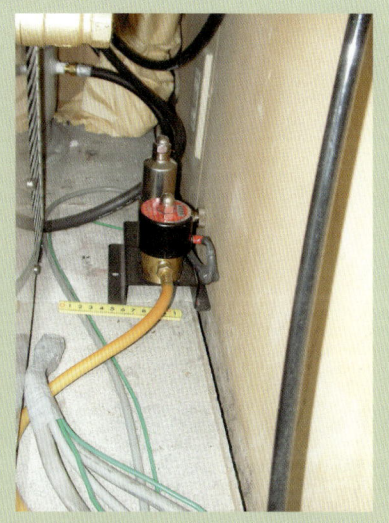

図7　自動水抜き用ドレーントラップ

底部にありますので，診療終了後に毎日水抜きをします（図6）．最近は，自動水抜き用ドレーントラップが付いているものもあります（図7）．タンク内に水が溜まるとコンプレッサーの稼動率が上がったり，タンクがさびてしまい，寿命が短くなります．

（別府智司）

参考文献

1) 別部智司：肝炎患者の歯科治療後の使用器具消毒法．デンタルダイヤモンド，11：111～114，2013．
2) ICHG研究会編：歯科医療における院内感染予防対策マニュアル＆研修テキスト．医歯薬出版，2007．
3) 池田正一訳：歯科臨床における院内感染予防ガイドライン－2003年．厚生労働省エイズ対策研究事業，2004．
4) 石川達也：でんたるおぐじりありーシリーズ　新歯科器械の手びき．医歯薬出版，1979．

Ⅲ編 各 論

17. 口腔内写真撮影法

　デジタルカメラ（図1）とフィルムカメラ（図2）がありますが，最近ではデジタルカメラが多く用いられます．レンズは，リングフラッシュか2灯式フラッシュが主流です．一般的に撮影倍率を優先しますが，デジタルカメラの場

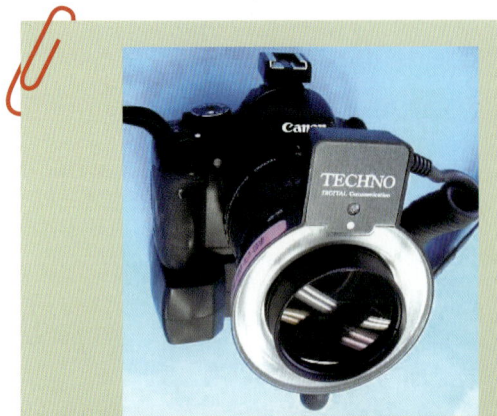

図1　デジタルカメラ

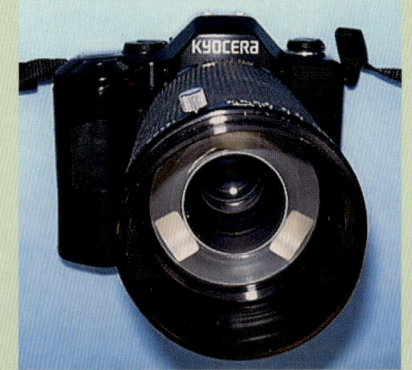

図2　フィルムカメラ

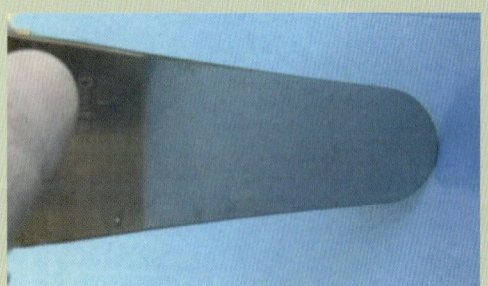

側方で使用するミラー

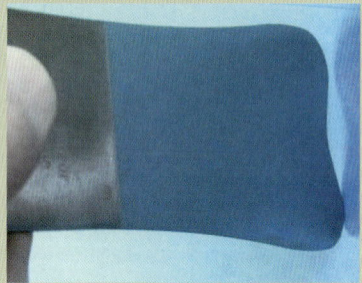

上下顎咬合面観の撮影用ミラー

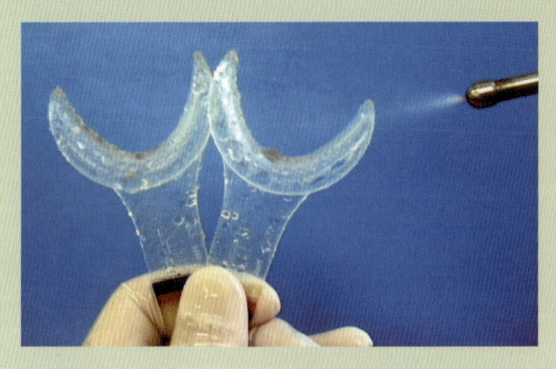

口角鉤は使用する前に湿らせます
図3　口腔内写真撮影法

合はオートフォーカスにて写真を撮影後，コンピュータ上で倍率補正を行うこともできます．

　最初に口腔内撮影の際には倍率を決めます．術前後の倍率，アングルを揃えることにより比較が可能なので，規定して撮影することが重要です（図3）．

1．正面観

　口角鉤を口腔内に挿入するときは患者に不快感を与えることが多いので，特に気を付けてゆっくり行うことが大切です．

　口角鉤をわずかに水で濡らし（乾燥していると皮膚や粘膜に抵抗ができ，適切に挿入できません）左右に入れます．中心咬合位に位置し歯肉にエアーをかけ乾燥状態にし（図4），焦点の合ったことを確認しシャッターを押します（図5）．

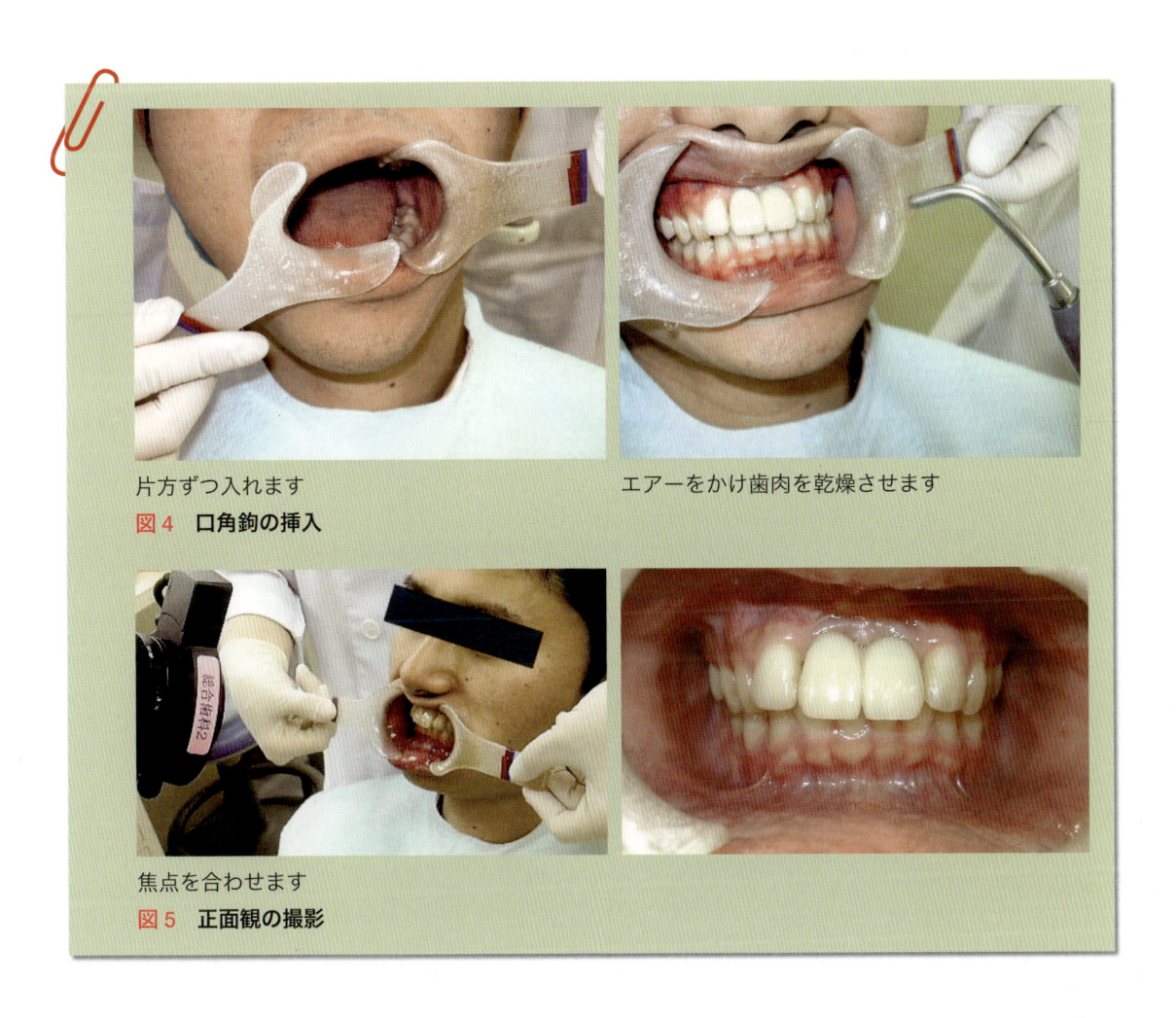

片方ずつ入れます　　　　　　　　エアーをかけ歯肉を乾燥させます
図4　口角鉤の挿入

焦点を合わせます
図5　正面観の撮影

2．側方面観 （図6）

側方面撮影にはミラー（細長いタイプ）を使用します．

補助者は撮影しようとする側に口角鉤を挿入し，頬粘膜を圧排します（歯列と反対側に圧排）．ミラーを挿入し，最後方歯が撮影されるよう位置します．唾液がミラーに付着するので，吸引します．ミラーが口腔内の湿気で曇るのでエアーをミラーにかけます．焦点の合ったことを確認しシャッターを押します．

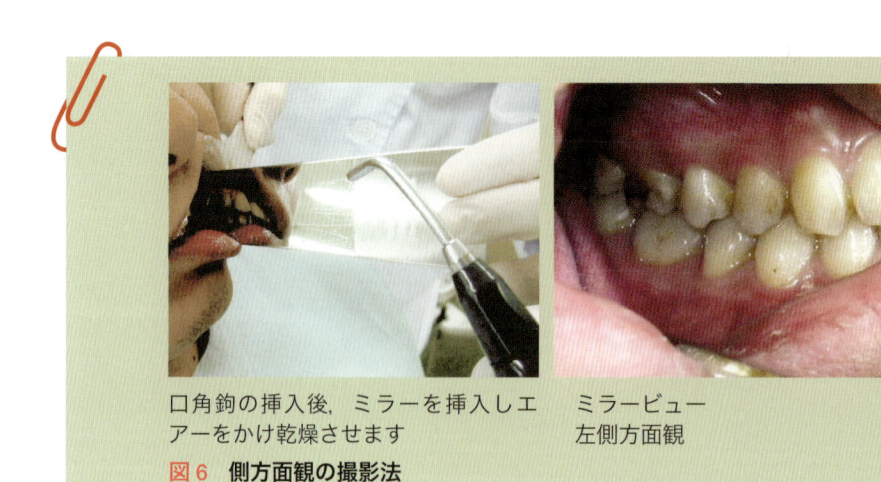

口角鉤の挿入後，ミラーを挿入しエアーをかけ乾燥させます

ミラービュー
左側方面観

図6 側方面観の撮影法

3．上顎歯列の撮影（図7）

　　患者を水平位にします．撮影者は12時に位置します．補助者は左右に口角鉤を挿入し，頰粘膜を圧排し，台形ミラーを口腔内に挿入します．このとき，口唇が歯列に入ってくる場合はロールワッテを歯肉頰移行部に挿入し，口唇と歯列の接触を防ぎます．ミラーが口腔内の湿気で曇るのでエアーをミラーにかけます．焦点の合ったことを確認しシャッターを押します．

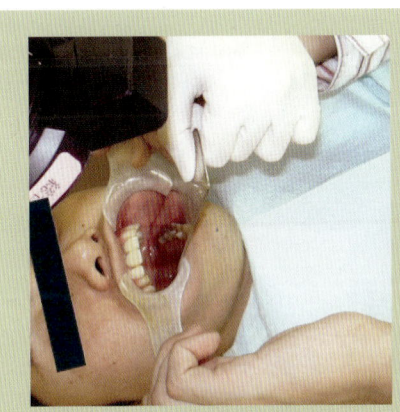

水平位にてミラービューで撮影 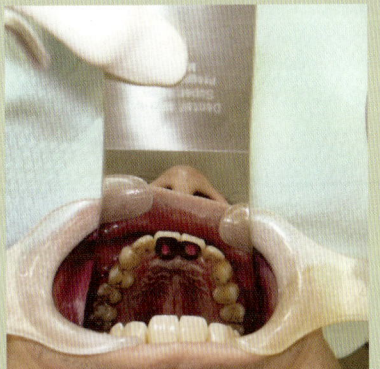　　最後方臼歯まで観察するように

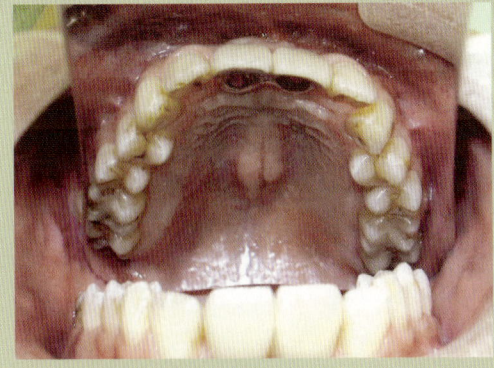

上顎咬合面観

図7　上顎咬合面観の撮影法

4．下顎歯列の撮影（図8）

　　患者を水平位にします．撮影者は9時に位置します．上顎の撮影と同様に補助者は左右に口角鉤を挿入し，頬粘膜を圧排し，台形ミラーを口腔内に挿入します．このとき，口唇が歯列に入ってくる場合はロールワッテを歯肉頬移行部に挿入し，口唇と歯列の接触を防ぎます．下顎では，舌を撮影の際，喉側に位置させ歯列から離し撮影します．ミラーが口腔内の湿気で曇るのでエアーをミラーにかけます．焦点の合ったことを確認しシャッターを押します．

（山口博康）

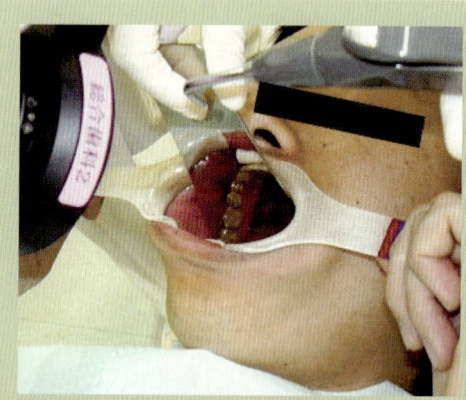

水平位にてミラービューで撮影 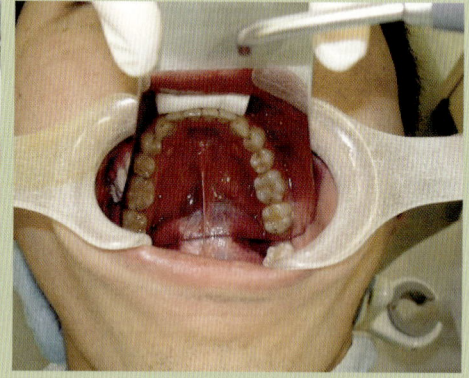　　　　　ロールワッテを歯肉頬移行部に挿入し歯列と口唇の接触を防ぎます

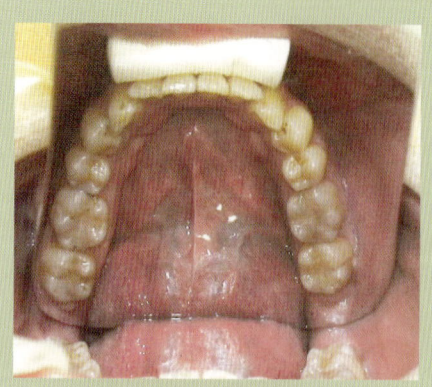

下顎咬合面観

図8　下顎咬合面観の撮影法

IV編

特殊な場合の
　アシスタントワーク

Ⅳ編　特殊な場合のアシスタントワーク

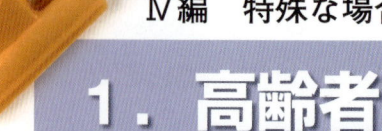

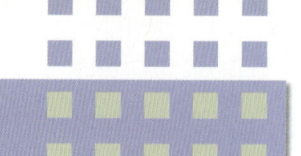

1. 高齢者

歯科治療における高齢患者には以下の点に留意する必要があります．
①多くの疾患を有していることが多い：（複数の服薬をしている）
②体力（予備力）がない：痛み，刺激，長時間の治療に耐えられない．生理的機能（呼吸，循環）が変動しやすく回復しにくい．易感染性．
③コミュニケーション：視覚，聴覚，記憶の減退，認知症などによるコミュニケーション困難．
④運動能力：口腔機能，四肢の運動能力が落ちている．思ったように動けない．
⑤むせ，咳き込み，誤嚥：気道に関する機能減退は治療，口腔ケアにおいて大変危険．

1．受　付

最初の情報が得られます．コミュニケーション，歩行，体力の有無などを観察します．ユニットの選択，準備をします．聴力，認知などに配慮が必要であれば担当者に伝えます．

必要に応じて家族，付き添いに状態を確認します．歩行，会話，動きに関しては患者のペースに合わせることが大切です．

2．準　備

手荷物は手の届きやすいやや高めの籠にまとめて，忘れ物がないよう注意します．導入がしやすく，座りやすいユニットを選択します（図1，2）．

うがい時に体の向きを変えにくい場合，背に手を添えたり，できない方には洗面器，ガーグルベースンなどに出してもらいます．またバイタルサインの確認のため循環器・呼吸器疾患などの系統的疾患があるときや必要に応じて生体監視モニターを装着します（図3）．

3．問　診

主訴，全身状態，疾患，服薬状況について確認します．かかりつけの病院には照会状（診療情報提供書）を出して正確な情報を確認します．問題があるにもかかわらず通院していない患者は危険です．必要に応じて他科に対診依頼し

ます．

　ご家族，付き添いにも確認します．また，ご家族の治療希望と必要な治療は異なることがあります．よく確認しましょう．

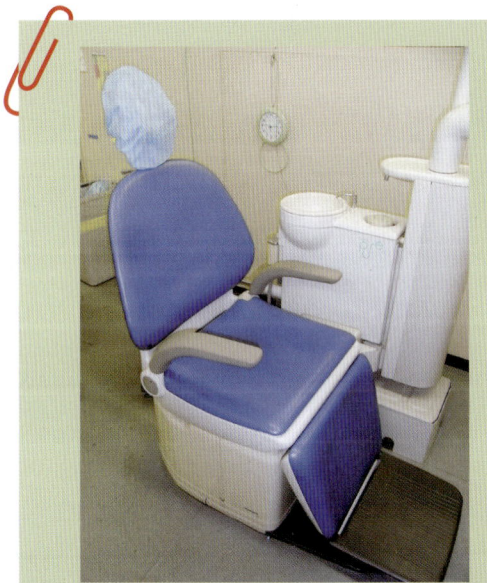

図1　ステップ式ユニット
　高齢患者にはステップタイプが着座しやすい．背板を倒すときは倒してよいか確認します．

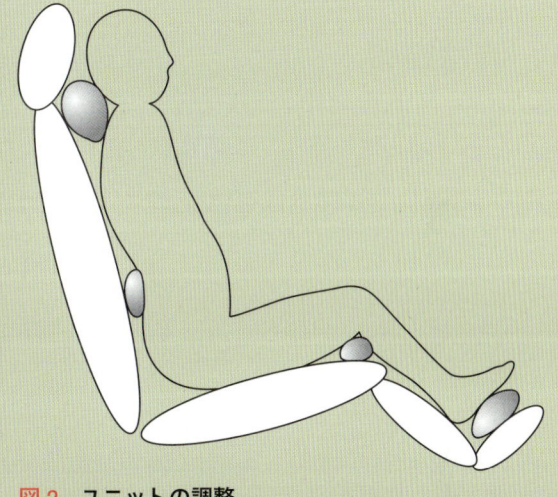

図2　ユニットの調整
　足がつくか，腰が浮かないか，ヘッドレストが届くかを確認し，タオルなどをはさんで調節します．

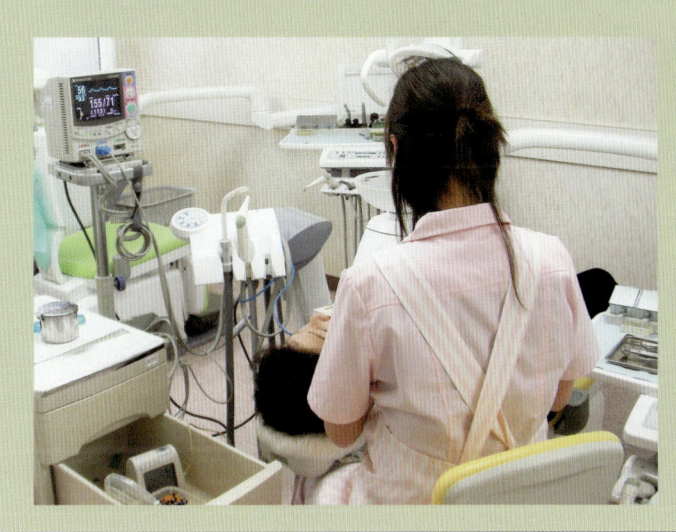

図3　モニター下の診療
　循環器疾患を有する高齢者の抜髄，生体監視モニター下に局所麻酔，ラバーダムを使用する場合に，呼吸循環動態の変化がわかり，安全に治療を行うことができます．

161

1. 高齢者

4．治療・口腔清掃

　　　　　むせ，咳き込み，誤嚥などに注意します．鼻呼吸が困難な方もいます．椅坐位で頭を起こし軽くあごを引いた状態が安全です．水を溜めるのが困難な方もいます．倒す場合は頭を横に向けて水を誘導して排唾管などで吸い取らせます．バキュームやミラーでの舌の圧排は「むせ」を招くので，注意が必要です．治療中は表情，顔色，バイタルサイン，疲労に注意をします．器具器材を誤嚥してもはき出せない場合があります．口腔内操作時には注意が必要です（図4）．また，清掃・スケーリング施行時の誤嚥は肺炎の原因となりえます．

5．清掃指導

　　　　　高齢患者は唾液が減少し自浄作用が減退し，食塊，プラークが貯留しやすくなっています．これに歯肉退縮による根面露出が加わり，根面齲蝕も特徴的です．さらに口腔内が不潔になると誤嚥性の肺炎が生じることも指摘されています．

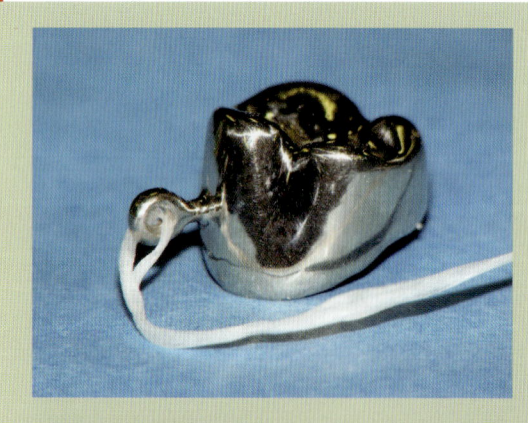

図4　誤嚥防止の工夫
修復物や小さな器材にはフロスなどを付けておくと安全です．修復物に糸通しのノブを付けてもらうこともできます．

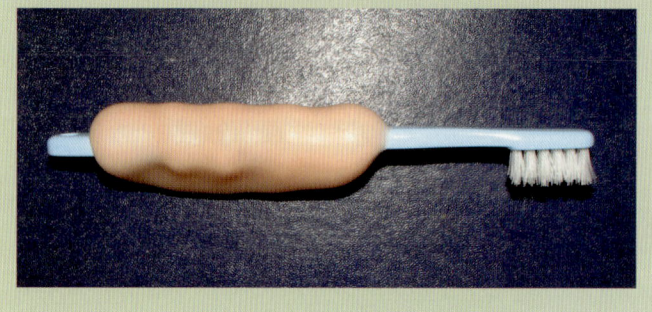

図5　歯ブラシの工夫
歯ブラシの把持が上手にできない場合には，レジンやビニールテープなどで工夫するとよいです．

指導のポイントを示します．

①口腔内乾燥：唾液の減少，自浄作用の低下．

②歯肉退縮による根面露出，大きな鼓形空隙：磨きにくいところを理解してもらい，歯間ブラシなど補助的用具を指導します．

③孤立歯：ブラシの当て方，選択．

④義歯：鉤歯を注意して磨く．義歯自体の清掃．義歯洗浄剤の使用．義歯保管の指導（ケースの使用，名前の記入）．

⑤手がうまく動かせない場合：歯ブラシ選択，柄を太くするなどの工夫（図5）．特に最近では音波電動歯ブラシの性能が向上しているので薦めます．洗口剤などは補助的に用います．

⑥家族，介助者への指導

⑦モチベーションの向上：本人，ご家族に口腔清掃に関心をもってもらいます．

⑧相手のペースに合わせます．

⑨舌・顎堤・粘膜：自浄作用の低下によりカンジダなどが問題となります．ガーゼ，舌ブラシなど補助的清掃具も使用します．

⑩清掃時のプラーク誤嚥：頭位，体位などに注意します．

⑪機能訓練：口腔周囲筋の訓練，嚥下機能訓練などがあります．

（髙瀬英世）

参考文献

1) 日本歯科衛生士会編：歯科衛生士が行う要介護者への「専門的口腔ケア」―実践ガイドライン―．日本歯科衛生士会，1999．
2) 渡辺　誠，岩久正明編：歯科衛生士のための高齢者歯科学．永末書店，2005．
3) 全国歯科衛生士教育協議会監修：最新歯科衛生士教本　高齢者歯科．医歯薬出版，2007．

Ⅳ編　特殊な場合のアシスタントワーク

2．障がい者の補助・介助

　知的障がい者では，不安や恐怖のため診療室で叫んだり暴れたり，診療を拒否する行動のため歯科診療を行えないことがあります．不適応行動のある患者に対して必要な歯科診療を安全で確実に行えるように心理学的な手法や，神経生理学的，物理的あるいは薬物を用いて診療をできるように誘導することを行動調整 behavior management（行動調節または行動管理）と呼び，下記の行動調整の方法が応用されますが，患者の障害の種類と重症度，歯科医療機関の設備規模，歯科医師の考え方，経験により異なります．
　対応の方法として以下の方法があります．

1．薬物を用いない行動調整法
1）通常法（トレーニング法）
　　歯科治療経験がない，不安や恐怖心があり診療に適応できない場合，トレーニングにより診療に慣れいく方法があります．
　　補助者，術者は，歯磨きから慣れさせます．すなわち，診療室への入室が困難な患者の場合，TBIコーナーがあれば，普段使用している歯ブラシで，歯磨きトレーニングを行い，徐々に同じスタッフが，同じ処置順序で慣らしていきます．
　　慣れてきたら，診療台での歯磨きを行い，ミラー，ピンセットと徐々に時間，頻度を増やし適応していきます．

2）一般的な誘導による治療
　　はじめから多くの処置を行わず，これから行う内容と診療の流れをわかりやすく言葉で説明し，TSD（tell-show-do）法[1]を用い説明し，TLC（tender loving care）優しく，愛情をもって接し，処置を進めます．その日の患者の体調，精神状態を表情や顔色により把握し，当日の調子のあまりよくない場合，無理に診療を進めず，叱るよりほめることが大切です．

3）抑制下の方法

①姿勢・原始反射の制御

ボバース法（Bobath method）（図1）

脳性麻痺の患者では仰臥位（あおむけ）にすると対称性緊張反射，緊張性迷路反射が生じ開口が困難となり，診療が中断したり，偶発事故の原因となります．これを防ぐ目的でボバース反射抑制体位（膝を屈曲させ，反射を抑え緊張を抑制する）を応用します．補助者は，患者の診療台への誘導の際にはクッション（バスタオル）を膝の下に置き，診療準備を行います[2]．

②物理的抑制法（図2）

歯科診療に適応できず急性症状，緊急処置が必要な場合，徒手あるいは抑制

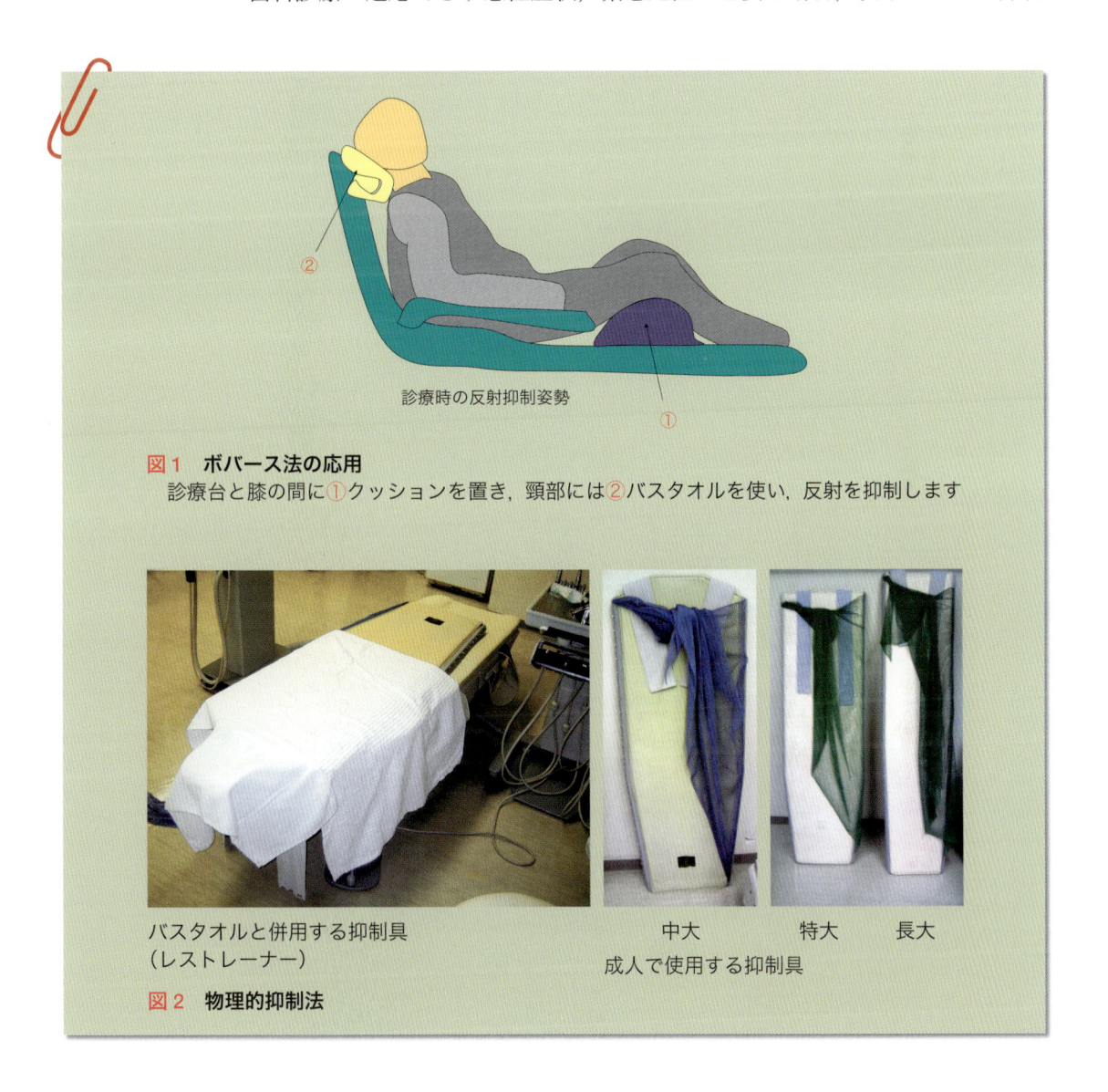

診療時の反射抑制姿勢

図1　ボバース法の応用
診療台と膝の間に①クッションを置き，頸部には②バスタオルを使い，反射を抑制します

バスタオルと併用する抑制具
（レストレーナー）

中大　特大　長大
成人で使用する抑制具

図2　物理的抑制法

2. 障がい者の補助・介助

具を用いて体動を制御する方法です．

目的として，

①患者の突発的な動きによる偶発事故の防止

②患者が診療の不安により感情の抑制ができず体動，手足の動きによる診療の不適行動への抑制効果

保護者，介助者の了解を得てから術者，補助者が協力して行う方法です．

このとき重要なこととして，患者にはバスタオル，タオルケットなどを使用し，抑制時には内臓圧迫，骨折防止のため，頸部，胸部，腹部の抑制は避け，肩から上腕，肘関節，大腿部，膝関節にかけて抑制します（図3）．

またレストレーナーの使用の際にもバスタオルを併用します（図4～8）．抑制下での診療後の患者は勢いよく降りようとするため，診療終了時には診療台を下げ，抑制具は足の方向から，上腕部にかけて外し，患者の動きをコントロールすることが重要です．

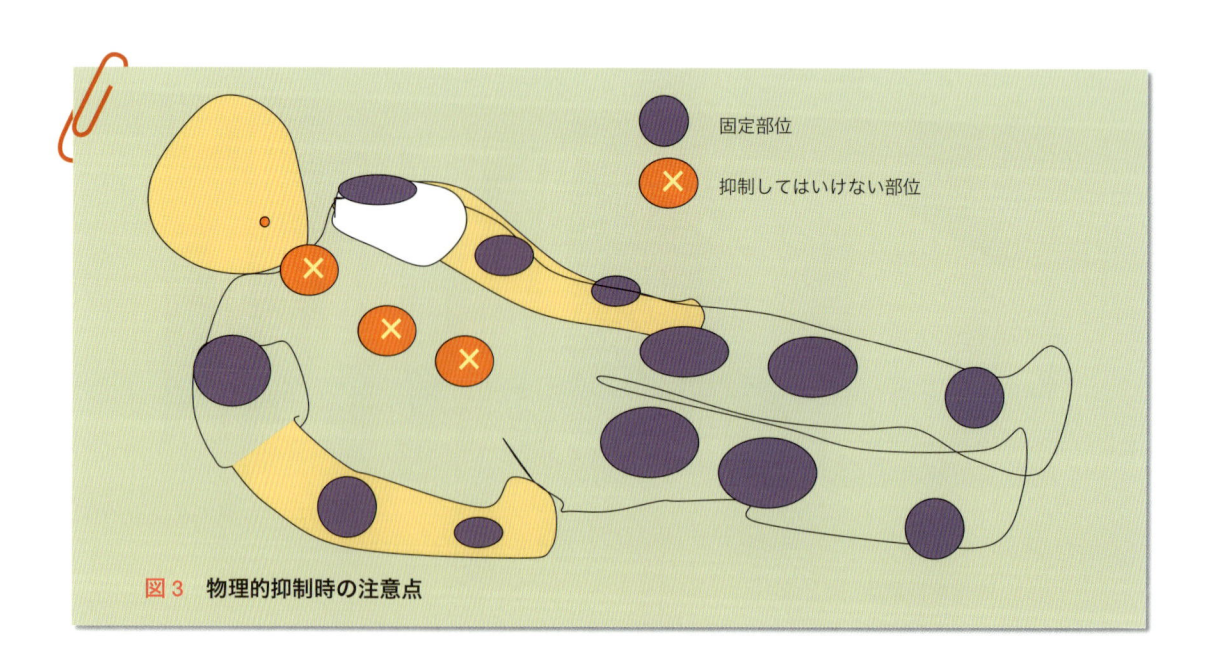

図3 物理的抑制時の注意点

Ⅳ編　特殊な場合のアシスタントワーク

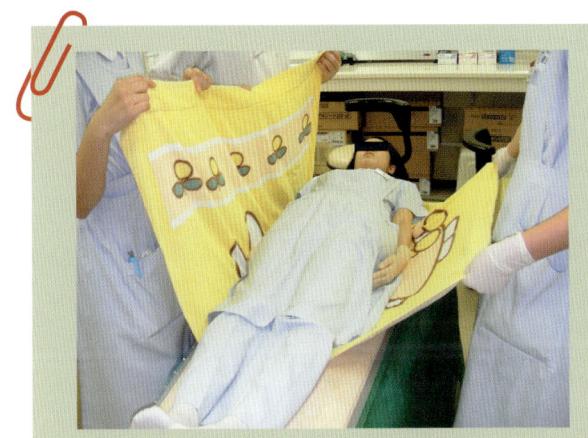

図4　バスタオルを敷きます．

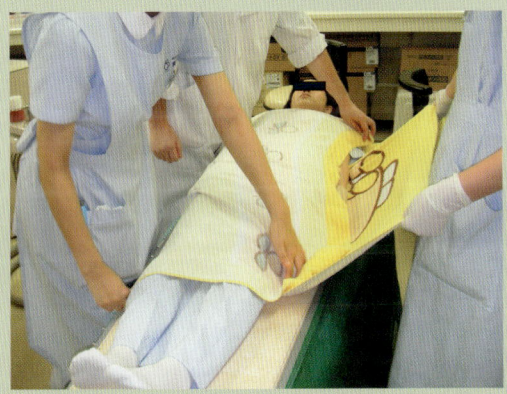

図5　双方から包むように身体に巻きつけます．

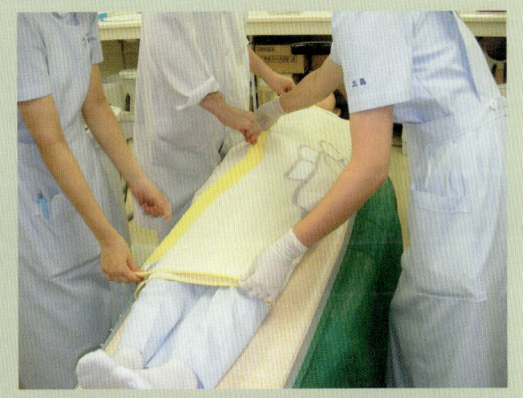

図6　バスタオルの端は互いにきちっと巻きます．

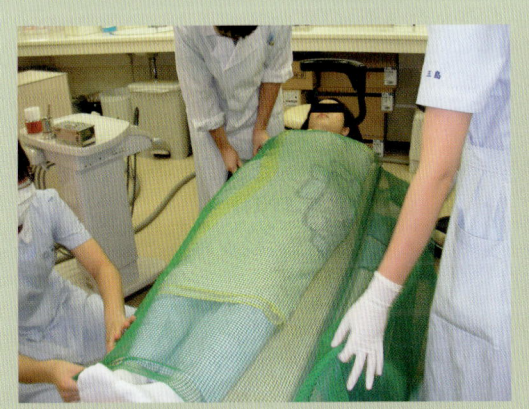

図7　バスタオルが巻けたらネットを巻きます．

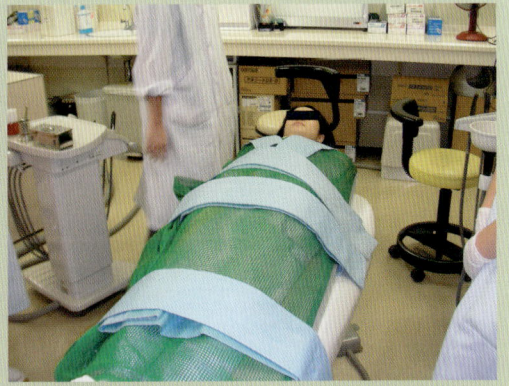

図8　肩，体幹をレストレーナーの帯にて固定して完了します．

2．障がい者診療の補助・介助

フォーハンド診療（術者の2本の手とアシスタントの2～4本の手の診療）（図9）

安全で質の高い診療を行うために，また診療効率を高めるために，患者に対する注意と身体的心理的負担を軽減することが重要です．

【基本姿勢】

①術者の位置（基本的に水平位）

術者は患者の頭部の動きにも対応できるように座り，基本的に9時～12時に位置します．

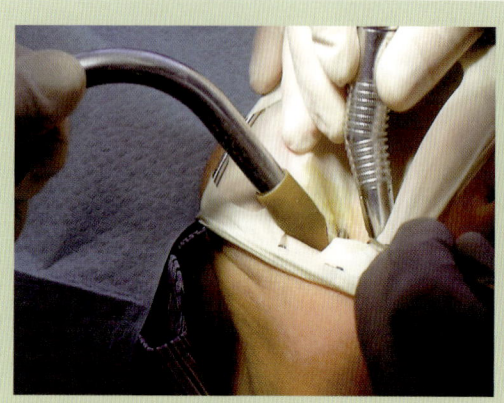

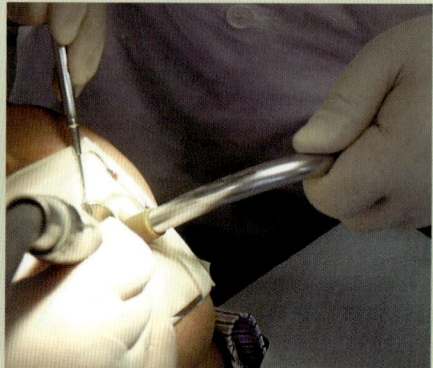

図9　フォーハンド治療
補助者は的確に吸引するフォーハンドテクニックと3時方向からの吸引

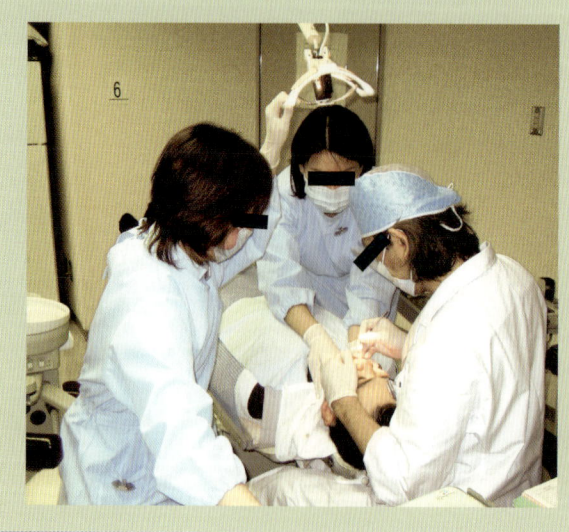

図10　シックスハンド治療とライトの調整
腹部胸元方向から照らし，患者の目に光が入らないよう注意します．
本症例では，患者がレストレーナーで抑制されているので，補助者は顎の固定に専念します．

Ⅳ編　特殊な場合のアシスタントワーク

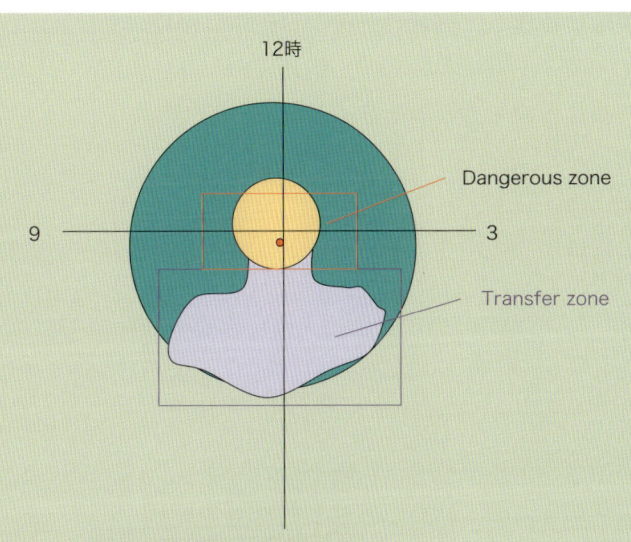

図11　器具の受け渡し範囲の名称

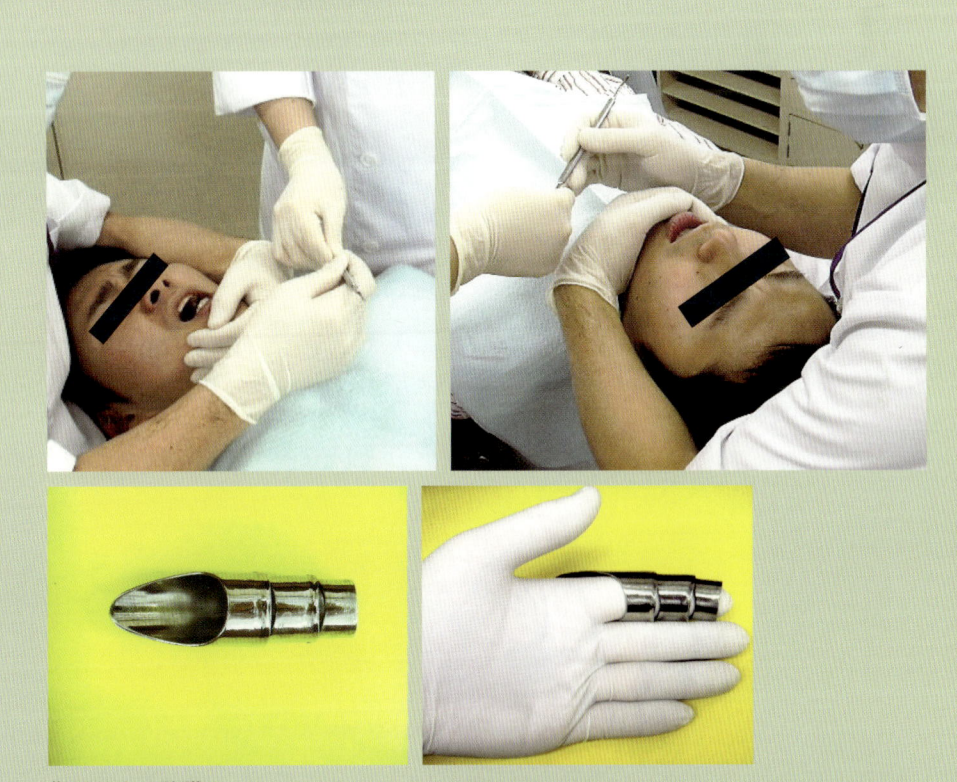

指甲による防護

図12　頭部の固定
　左手で頭部を固定しているため補助者が器具の受け渡しを確実に行います．

169

2. 障がい者の補助・介助

　　　　補助者は3時周辺に位置し，術者に的確かつ迅速に器材の受け渡しができるように準備します．ライトは患者の腹部，胸元方向，高い位置から口腔内を照らし，直接患者の目には照らさないようにします（図10）．

②器具の受け渡しについて（図11）

　　　　器具の受け渡しには患者の視界に入らないトランスファーゾーン（Transfer zone 受け渡しゾーン）で行い，顔に近い部分はデンジャラスゾーン（Dangerous zone 危険ゾーン）として受け渡しをしてはいけません[3]．

③頭部の固定（図12）

　　　　協力が得られず頭部を動かす患者の治療では，ヘッドコントロールが必要となります．そのため術者は固定位置から動くことができないため，補助者は的確に器具の受け渡しをします．補助者は診療の流れを読みとりながらタイミングよく器具器材を渡すことにより，診療の流れ，効率よく処置が進み，チェアータイムが短縮されます．

　　　　　　　　　　　　　　　　　　　　　　　　　　　　　　　　　（山口博康）

参考文献

1) Addelston, HK：Child patient training. Fort. Rev. Chicago. Dent. Soc., 38：7-9, 27-29, 1959.
2) Bobath, CK：Neurophysiological bases of our method of treatment of cerebral palsy. Acta. Neurol. Psychiatr. Belg., 58：469-74. 1958.
3) 東京都立心身障害口腔保健センター：4 handed dentistry の理論と実際研修テキスト，1986．

IV編　特殊な場合のアシスタントワーク

Memo

Ⅳ編　特殊な場合のアシスタントワーク

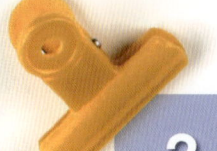

3．精神障がい者の補助・介助

　精神障がい者は意思の疎通が困難であることが多いが，薬物療法により加療されているため，歯科診療を開始する際には保護者，介助者，精神科の主治医ともに連携し，疾患に対して的確な知識と診療方法を選択し診療を進めます．そのため歯科の診療スタッフは患者とのコミュニケーションを取り，患者本人が歯科診療を希望したうえでこの診療に関して理解し，診療を始めます．

　精神科疾患で処方されている薬剤は多種にわたりますので，薬剤情報提供書やお薬手帳あるいは実際に薬剤を持参してもらって，一つひとつを調べることが大切となります．副作用として口腔乾燥症を起こします（表1）．

　また，これに伴い，口腔清掃不良の傾向がみられることがあるため，齲蝕や歯周病が広範囲に罹患することも稀ではないため，口腔衛生に努めるように喚起することが重要です．

表1　口腔乾燥症を生じる薬剤

抗うつ薬
三環系：
イミプラン（トフラニール）
アミトリプチリン（トリプタノール）
クロミプラミン（アナフラニール）
四環系：
マプロチリン（ルジオミール）
ミアンセリン（テトラミド）
スルピリド（ドグマチール）
抗精神病薬（強力精神安定薬）
ハロペリドール
フルフェナジン
クロルプロマジン
レボメプロマジン

薬剤と歯科診療への影響（表2, 3）

メジャートランキライザー：エピネフリン投与で血圧低下を起こすことがあるので治療に多用化するエピネフリン含有局所麻酔の使用には，特に気を付ける必要があります．

三環系・四環系抗うつ薬はエピネフリンの作用を増強することがあります．

また，エピネフリンは抗精神病薬などに対して影響を与えるので注意が必要です．これらの薬剤を常用している患者では，生体情報モニターによる全身管理が必須となります．不測の事態を起こさないためにも，安全第一に全身管理下の治療に努めることが大切です（表3）．

（山口博康）

表2

エピネフリン併用注意	副作用
モノアミン酸化酵素阻害	血圧上昇
三環系抗うつ薬 イミプラン（トフラニール） アミトリプチリン（トリプタノール） クロミプラミン（アナフラニール）	血圧上昇
ジギタリス製剤	異所性不整脈
キニジン	心室細動
甲状腺製剤	冠不全発作
非選択性β遮断薬	血圧上昇，徐脈
血糖降下薬（インスリン）	本薬剤効果の減弱

表3

エピネフリンの使用により問題となる薬剤	
抗精神病薬 ブチロフェノン系 β遮断薬 フェノチアジン系 イミノベンジル系	低血圧症状（α遮断作用によりエピネフリンのβ刺激作用の優位）
カテコールアミン製剤 エピネフリン作動薬	不整脈，時に心停止
ハロタン（ハロゲン含む吸入麻酔剤）	頻脈，心室細動

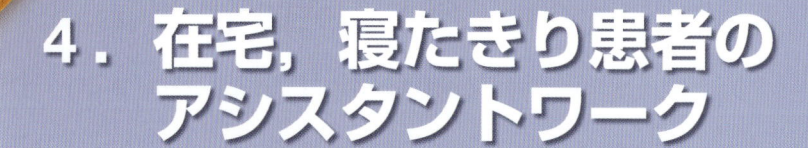

IV編　特殊な場合のアシスタントワーク

4．在宅，寝たきり患者のアシスタントワーク

　訪問診療の対象となる患者は，高齢患者の特徴（IV編の1．参照）がさらに進行しています．訪問診療は他人の生活空間へ介入することでもあり，患者のみならず家族，介護スタッフの方々への配慮が大切です．熱心のあまり高圧的になったり，長時間・頻回な訪問は控えるべきです．

　訪問診療におけるデンタルアシスタントの仕事を大別すると，①アシスタントワーク（図1），②訪問歯科保健指導（有資格では専門的口腔内清掃を含む）となります．

　診療の申し込み時に，できるだけ多くの情報を収集します（表1，2各種スケール）．

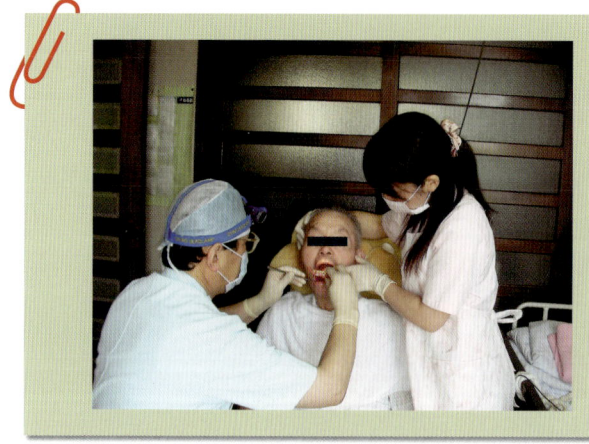

図1　診療補助者によるアシスタントワーク
パーキンソン病患者の訪問診療

表1 口腔清掃の自立度判定規準

		自立	一部介助	全介助
BDR指標	B 歯磨き (Brushing)	a ほぼ自分で磨く a1 移動して実施する a2 寝床で実施する	b 部分的には自分で磨く b1 座位を保つ b2 座位を保てない	c 自分で磨かない c1 座位,半座位をとる c2 半座位もとれない
	D 義歯着脱 (Denture Wearing)	a 自分で着脱する	b 着脱のどちらかができる	c 自分でまったく着脱しない
	R うがい (Mouth Rinsing)	a ブクブクうがいをする	b 水を口に含む程度はする	c 水を口に含むこともできない
歯と義歯の清掃状況	巧緻度(上手度)	a 指示通りに歯ブラシが届き自分で磨ける	b 歯ブラシが届かない部分がある.歯ブラシの動きが十分にとれない	c 歯ブラシがほとんど使えない.歯ブラシの動きをとることができない
	自発性	a 自分から進んで磨く	b いわれれば自分で磨く	c 自発性はない
	習慣性	a 毎日磨く a1 毎食後 a2 1日1回程度	b ときどき磨く b1 週1回以上 b2 週1回以下	c ほとんど磨いていない

(全国歯科衛生士教育協議会監修：最新歯科衛生士教本 高齢者歯科[3]. P88より)

表2 日常生活動作（ADL）の判定規準

	動作			判定基準	
ADLの状況	1) 移動	a 時間がかかっても介助なしで歩く	b 手を貸してもらうなど一部介助を要する	c 全面的に介助を要する
	2) 食事	a やや時間がかかっても介助なしに食事する	b おかずを刻んでもらうなど一部介助を要する	c 全面的に介助を要する
	3) 排泄	a やや時間がかかっても介助なしに1人で行える	b 便座に座らせてもらうなど一部介助を要する	c 全面的に介助を要する
	4) 入浴	a やや時間がかかっても介助なしに1人で行える	b 体を洗ってもらうなど一部介助を要する	c 全面的に介助を要する
	5) 着替え	a やや時間がかかっても介助なしに1人で行える	b そでを通してもらうなど一部介助を要する	c 全面的に介助を要する
	6) 整容	a やや時間がかかっても介助なしに自由に行える	b タオルで顔を洗ってもらうなど一部介助を要する	c 全面的に介助を要する
	7) 意思疎通	a 完全に通じる	b ある程度通じる	c ほとんど通じない

(全国歯科衛生士協議会監修：最新歯科衛生士教本 高齢者歯科[3]. P106より)

4．在宅，寝たきり患者のアシスタントワーク

1．事前診査

　診療に先立ち，一般的にケアマネージャーからの依頼をもって訪問診療が行われますが，かかりつけ医からの診療情報や担当医あるいは歯科衛生士が訪問し，患者の全身・口腔内状態，治療希望，治療環境などを確認します．必要に応じてご家族，介助者，主治医との連絡をとり，正確な状況を把握します．次回の診療までに，必要器材の準備と口腔内アセスメント，ケアプランなどを立案します．器材の置き忘れがないようチェックリストを作ったり，ケースなどを工夫します．また，廃棄物（唾液，血液の付いたもの，針・模型その他医療ゴミ）は原則的にすべて持ち帰り，医院で処分するため安全な廃棄物ボックスなども用意します（図2）．

2．プランニング

　訪問における治療は多くの制限があり，除痛を中心とした応急処置，充塡，義歯が主となります．訪問歯科保健指導は歯科衛生士による清掃と指導，そして摂食嚥下などの機能訓練が含まれます．治療目標は，期間を区切り無理のないものにします．定期的にメインテナンスを行い，変化に応じて治療クールを再開します．プランニングは医師，歯科医師，看護師，介護者その他専門職とのチームアプローチの一環として考えられています．

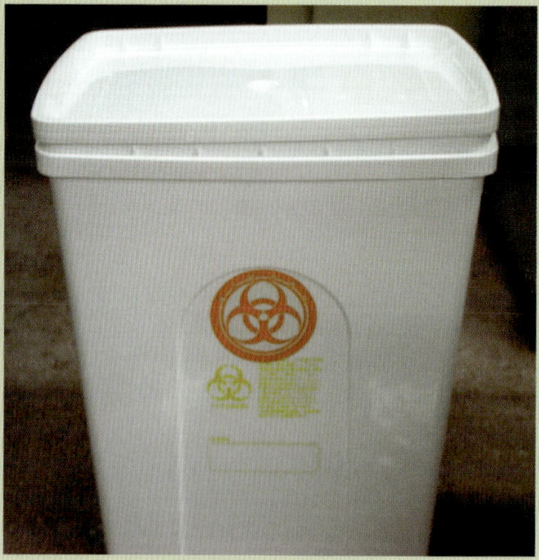

図2　廃棄物ボックス

3．訪問診療

診療中は常に全身状態を把握し，急変があった場合は直ちに診療を中断して対処する必要があります．バイタルサインを見落とさないよう注意しましょう．可能なかぎりモニターを装着します．治療時間は30分程度が理想的です．また誤嚥，感染には注意が必要です．血液などで生活空間を汚染したり，スタッフがインフルエンザなどを持ち込まないよう予防接種などを心掛けましょう．診療姿勢は上体を起こせれば安全ですが，患者の状態に合わせて座位，ファーラ位，セミファーラ位，側臥位，仰臥位をとります（図3）．

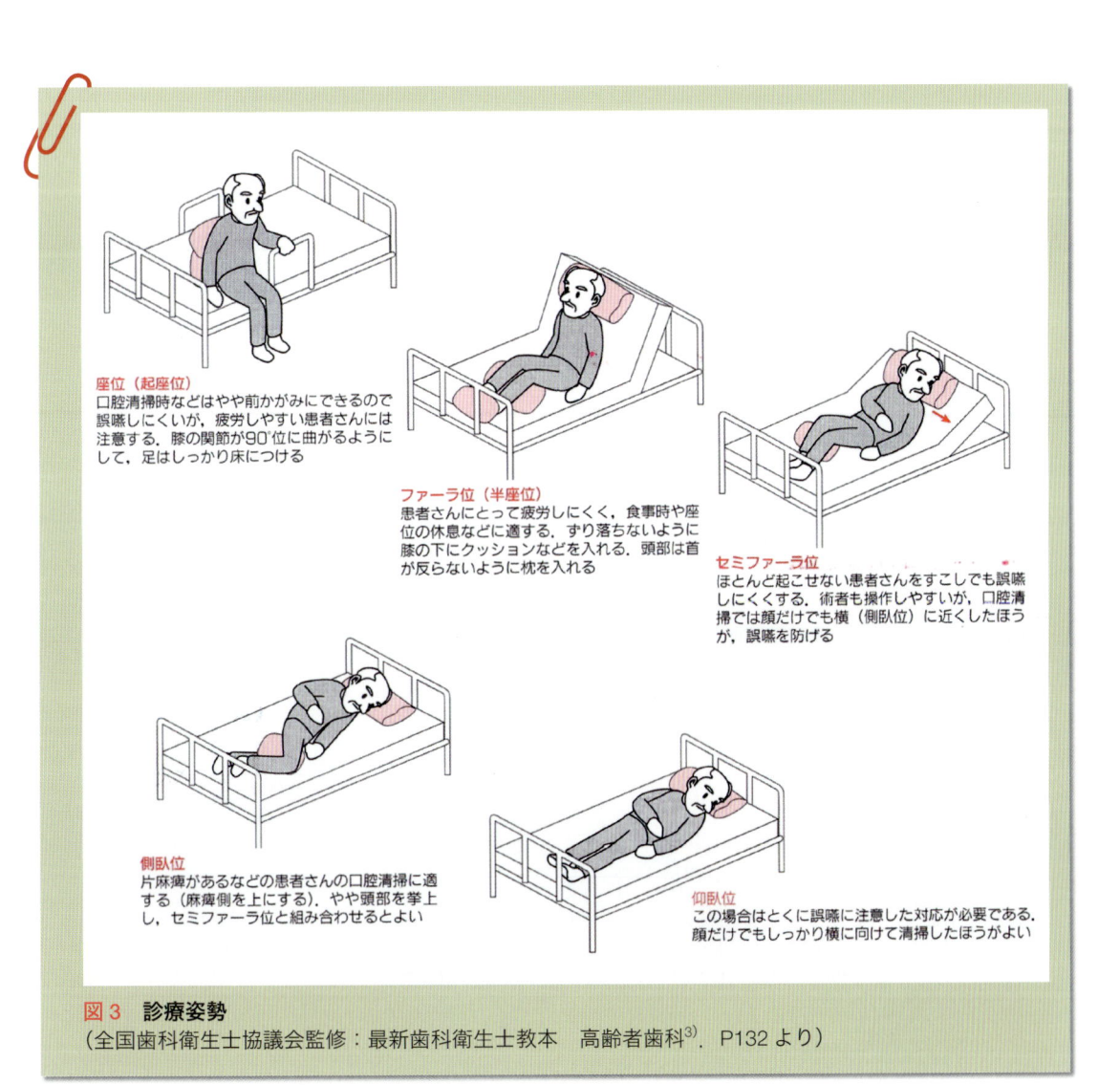

座位（起座位）
口腔清掃時などはやや前かがみにできるので誤嚥しにくいが，疲労しやすい患者さんには注意する．膝の関節が90°位に曲がるようにして，足はしっかり床につける

ファーラ位（半座位）
患者さんにとって疲労しにくく，食事時や座位の休息などに適する．ずり落ちないように膝の下にクッションなどを入れる．頭部は首が反らないように枕を入れる

セミファーラ位
ほとんど起こせない患者さんをすこしでも誤嚥しにくくする．術者も操作しやすいが，口腔清掃では顔だけでも横（側臥位）に近くしたほうが，誤嚥を防げる

側臥位
片麻痺があるなどの患者さんの口腔清掃に適する（麻痺側を上にする）．やや頭部を挙上し，セミファーラ位と組み合わせるとよい

仰臥位
この場合はとくに誤嚥に注意した対応が必要である．顔だけでもしっかり横に向けて清掃したほうがよい

図3　診療姿勢
（全国歯科衛生士協議会監修：最新歯科衛生士教本　高齢者歯科[3]．P132より）

4．口腔ケア

　　口腔内ケアによる口腔内の環境の改善は，誤嚥性肺炎などの予防に効果的として重要視されつつあります．清掃指導は，ケアプランをもとに患者の状態に合わせた清掃法・器具を指導します．手の不自由などがあればブラシの柄を太くしたり，電動ブラシなどの補助的清掃用具を提案してみます．多くの場合本人のみでは困難なので，ご家族，介護の方にも指導します．指導・清掃時は誤嚥させないよう注意します．体位・頭位を工夫してプラークを多く含む口腔内容物を飲ませないよう，奥から手前に清掃します．著しく状態の悪い場合，清拭（拭き取り）を中心に行いますが，改善に合わせて一般的な清掃に切り替えます．また残存歯のみならず顎堤，粘膜，舌などもチェックして，必要に応じてガーゼ，スポンジ，舌ブラシなどを利用します．乾燥や麻痺のある方では著しくプラークが溜まります（図4）．

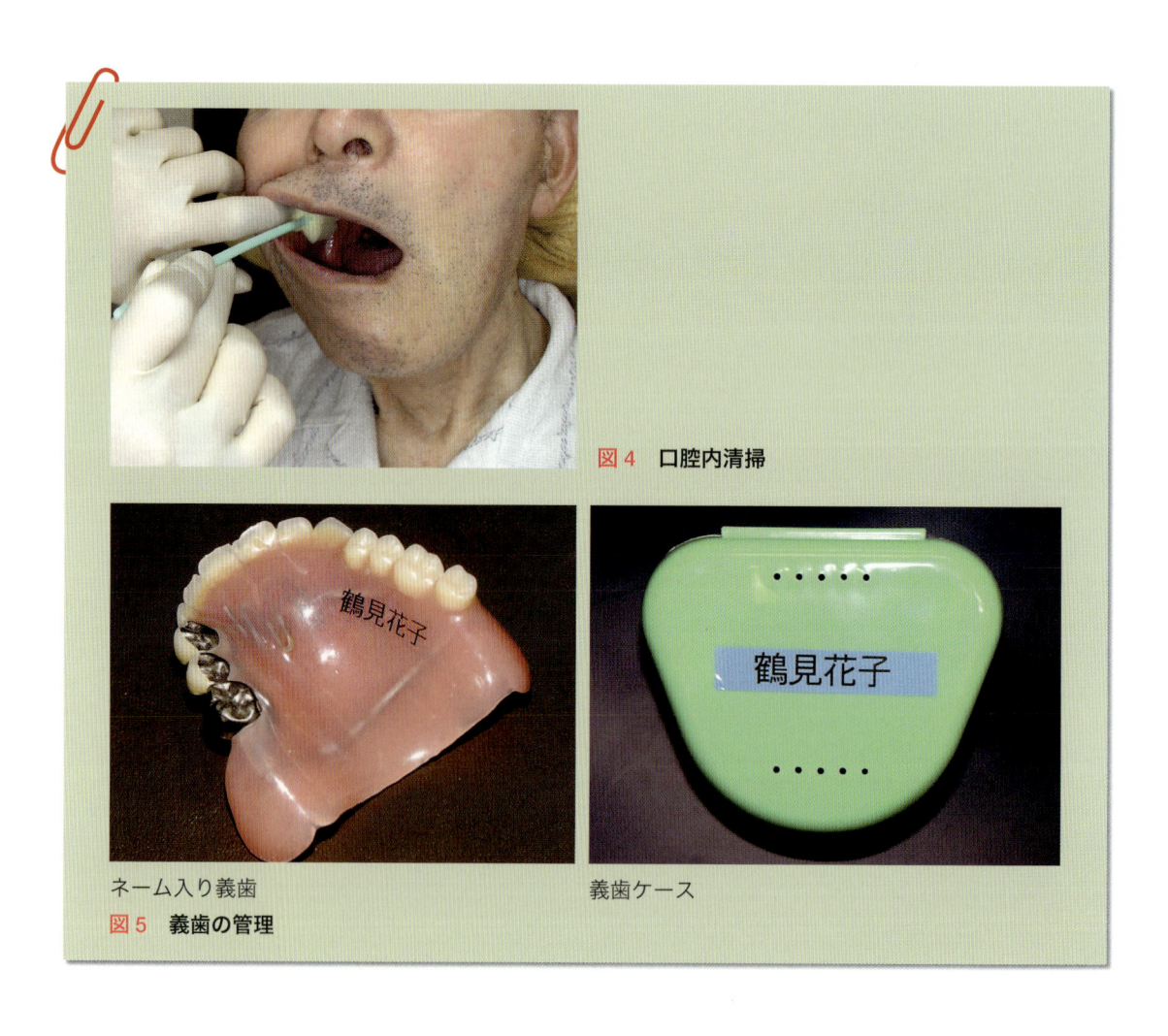

図4　口腔内清掃

ネーム入り義歯　　　　　　　義歯ケース
図5　義歯の管理

認知症の患者の場合，暴れる可能性もあり，複数のスタッフが必要なときもあります．義歯は必ず外して清掃してもらいます．破折，不適合，安定材やティッシュコンディショナーなどが変質している義歯は，必要に応じて処置します．機械的清掃がまず第一で，洗浄剤や補助器具は定期的に用いると効果的です．また，義歯の取り違い，紛失なども起こりがちです．記名，ネームプレートの埋入，義歯ケースなども検討します（図5）．

5．メインテナンス

高齢患者は口腔内，全身状態の変化が早いので定期的に再評価し，適切な口腔ケアを維持していく必要があります．そのためにはご家族，介助者の方々の協力が重要です．

（髙瀬英世）

参考文献

1) 日本歯科衛生士会編：歯科衛生士が行う要介護者への「専門的口腔ケア」―実践ガイドライン―．日本歯科衛生士会，1999．
2) 渡辺　誠，岩久正明編：歯科衛生士のための高齢者歯科学．永末書店，2005．
3) 全国歯科衛生士教育協議会監修：最新歯科衛生士教本　高齢者歯科．医歯薬出版，2007．

IV編　特殊な場合のアシスタントワーク

5．精神鎮静法患者のアシスタントワーク

　精神鎮静法には笑気吸入鎮静法と静脈内鎮静法があります．アシスタントワークでは鎮静に必要な準備が主な仕事となります．

1．笑気吸入鎮静法
1）笑気吸入鎮静法の準備（図1）
　　　　　①鎮静器（ボンベかインレット接続）
　　　　　②接続管
　　　　　③鼻マスク（直接肌に触れないようにスポンジ製のクッションを介在させる場合があります）

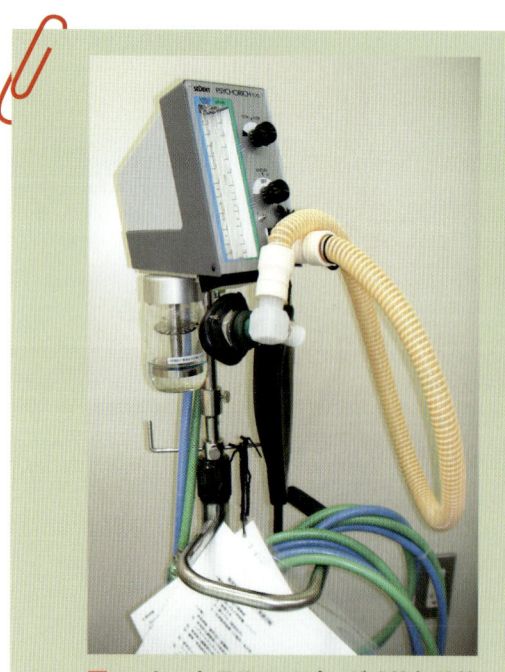

図1　セントラルパイピング式笑気鎮静器
鎮静器のガス供給源にはボンベによる方法と集中配管による方法があります．前者は個人歯科医院に多く，後者は歯科大学病院や病院歯科に多いです．

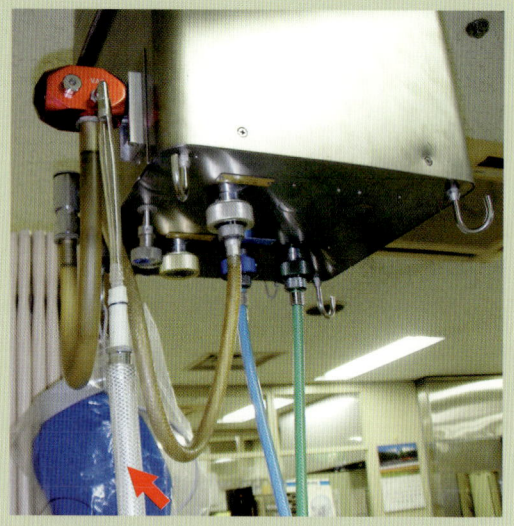

図2　余剰ガス排泄装置（左上の赤い装置）
下から余剰ガスが送られてくるチューブが接続されて，この装置が引圧となって排泄場所へと送られます（➡）．

④呼吸嚢（リザーバーバック）
⑤加湿瓶がある場合は水の供給
⑥余剰ガス排出接続（付属している場合）
これらを組立てる（図2）．

2）笑　気

　　ボンベ型である場合には，灰色と青色の2色のボンベです．栓を開け，減圧弁に付属している圧ゲージが上がっていることを確認します．ボンベ内は液体と気体とが平衡状態で存在して，液相がすべてなくなるまではボンベ内圧は一定です．一般的に常温では50気圧を示しますが，いつ圧が下がるかは液相がなくなると圧が下がりはじめますが，重量を測らなければわかりません．慣れてくるとボンベを叩いて，音質でわかるようになります（図3）．

3）酸　素

　　酸素ボンベは黒色で，ボンベ内は気体であるため，圧ゲージは使用すると徐々に下がるので，ボンベの交換時期の目安がわかりますが，気を付けないと空になることがあります（図4）．

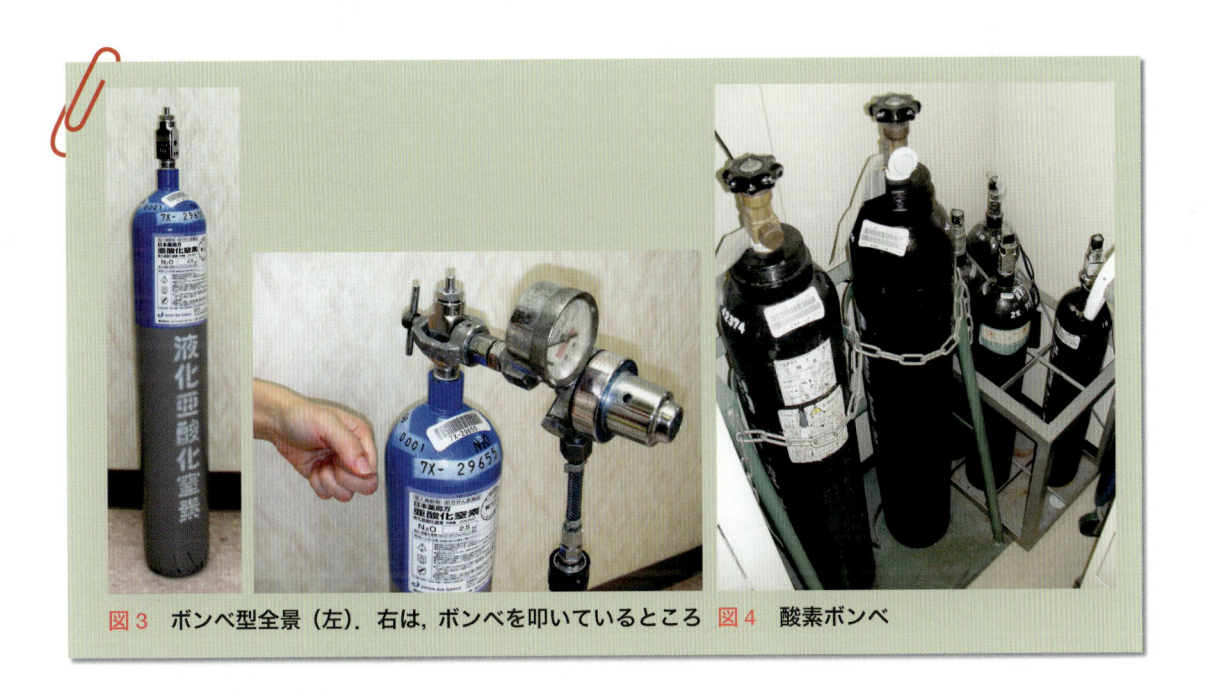

図3　ボンベ型全景（左）．右は，ボンベを叩いているところ　図4　酸素ボンベ

5．精神鎮静法患者のアシスタントワーク

4）インレット接続

中央配管により専用コネクターを介して酸素と笑気ガスが供給される方法で，ボンベを気にすることはありません．ガスは責任者が管理しています（図5）．

5）笑気吸入鎮静法の実際

①患者は楽な体位として，8～10 *l*/分の酸素を流し呼吸囊が膨らむことを確認してから，患者に鼻マスクを当て固定します．笑気ガスの性質として暗示効果があるので，このときに患者自身に違和感のないように鼻マスクを

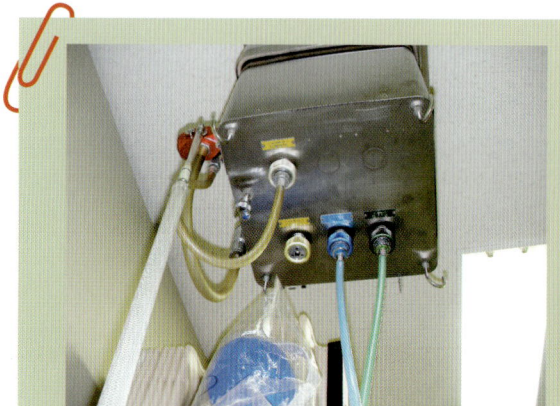

図5　ガスコネクター
これは天井からのシーリングカラムから酸素，笑気が供給される方式です．青いコネクターが笑気，緑のコネクターが酸素．

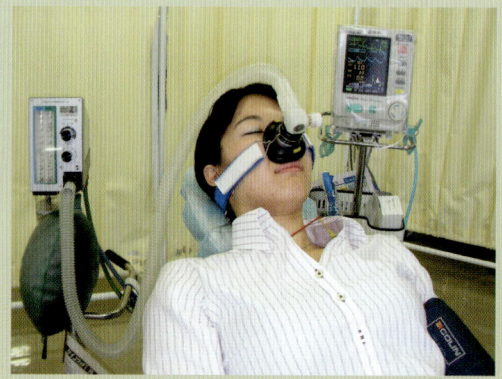

図6　患者がリラックスするように「落ち着きますよ」などと促すことがポイントです．

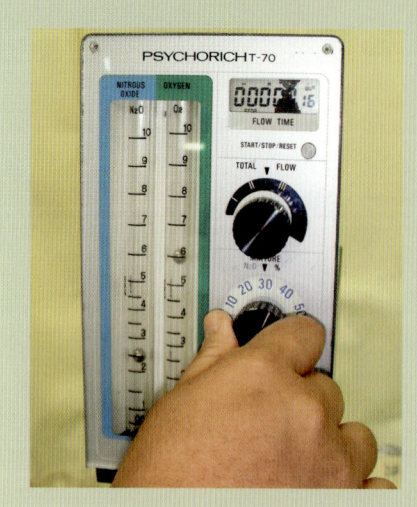

図7　笑気は30%以下として，処置までに鎮静状態に調整しておきます．

調節します．恐怖感や痛みを連想する私語は慎み，患者がリラックスするように「落ち着きますよ」などと促すことがポイントです（図6）．

②処置まで3〜5分前に15〜20％笑気となるように鎮静器のツマミを調整して，鎮静状態に導入します．笑気は30％以下として処置までに鎮静状態に調整しておきます（図7）．

③処置終了後に100％酸素として3〜5分待って，鎮静から平常の状態に戻してから鼻マスクを除去して治療を終了します．酸素に戻すときに「すぐに元に戻りますよ」などの回復を意識させることを促すと比較的早く覚醒します．

④患者が歩行して明確な会話やふらつきがないことを確認してから，帰宅させることがアシスタントワークとして大切です．

2．静脈内鎮静法

1）準　備

①生体監視モニター：連続的に心拍数，呼吸数，血圧，パルオキシメーターおよび心電図が記録できるモニター装置を用意します（図8）．

②酸素吸入器，アンブバック（酸素接続できるもの），全身麻酔器か笑気吸入鎮静器など，酸素投与ができる状態とします（図9）．

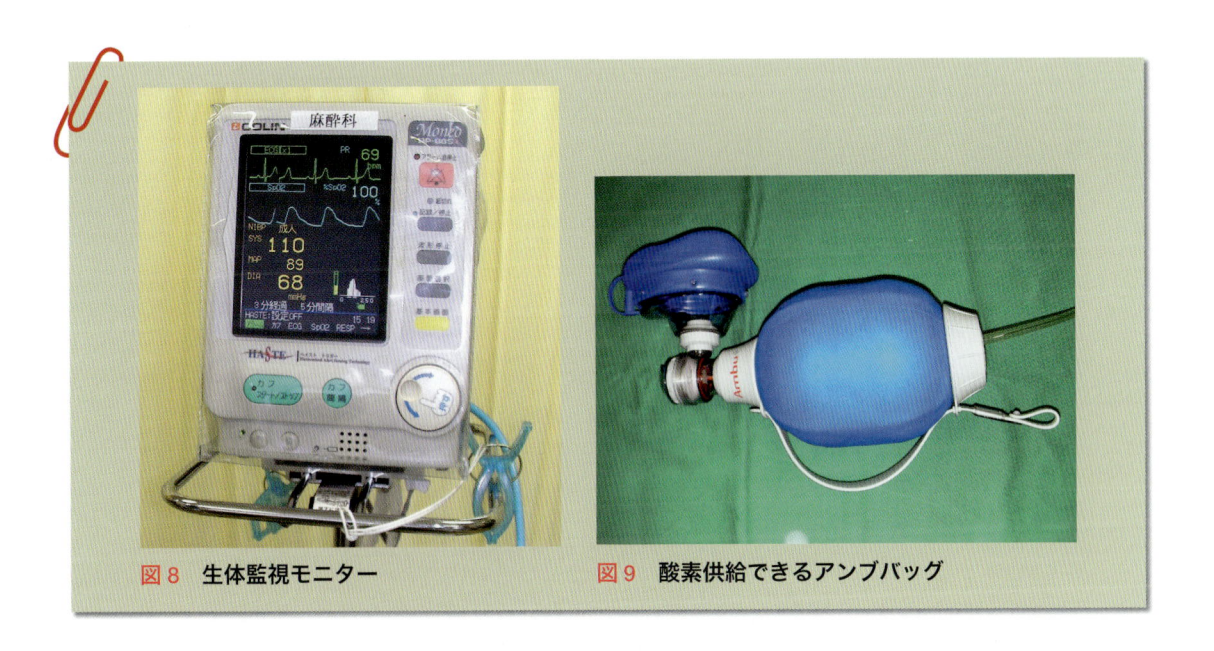

図8　生体監視モニター　　図9　酸素供給できるアンブバッグ

5．精神鎮静法患者のアシスタントワーク

③輸液セット，輸液ボトル，翼付き静脈針，注射器，三方活栓，延長管，注射針（図10，11）．
④使用薬剤：ジアゼパム，フルニトラゼパム，ミダゾラムなど（図12）．
⑤使用薬剤がディプリバンの場合には専用電動注入器も用意します(図13)．

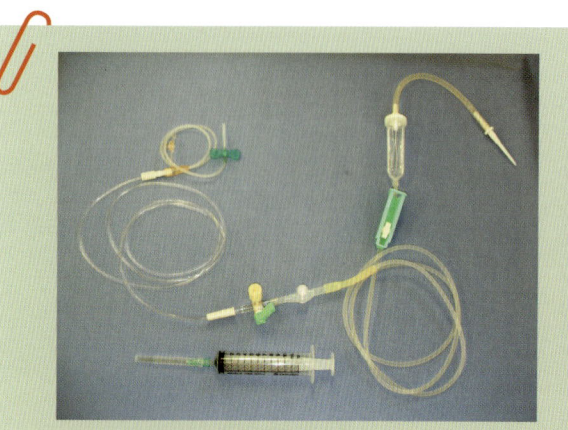

図10　静脈内鎮静法の輸液セット

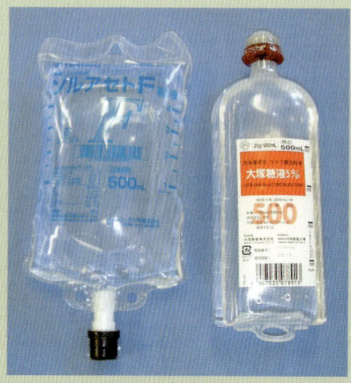

図11　輸液ボトル

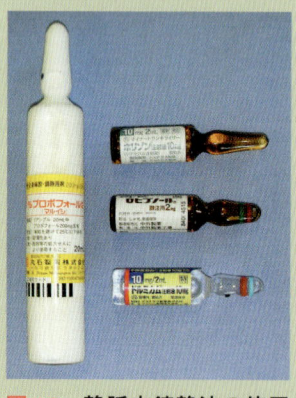

図12　静脈内鎮静法の使用薬剤
左：プロポフォール®
右上：ホリゾン®
右中：ロヒプノール®
右下：ドルミカム®

図13　ディプリバンの専用電動注入器

2）輸液セット

　　　　輸液セットはボトルに接続する前に組み立てておくほうが，輸液で周りを汚すことが少ないと思われます．まず，クレンメをすべて閉じ，三方活栓と延長管をつなげておきます（図14）．

　　次に，ボトルを専用フックにぶら下げて所定の位置に輸液セットの針を刺し，液がクレンメにより停止していることを確かめます．その後，トラップ部を2回ほど圧接して液を溜め，クレンメをゆっくりと開放させます．輸液セットの管内に液が充満して末梢端針穴から液がこぼれることを確認して，輸液セットをフックに引っ掛けておきます（図15）．

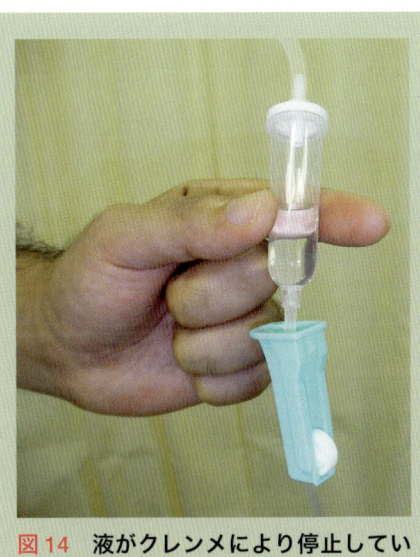

図14　液がクレンメにより停止していることを確かめ，その後ゆっくりと開放させます．

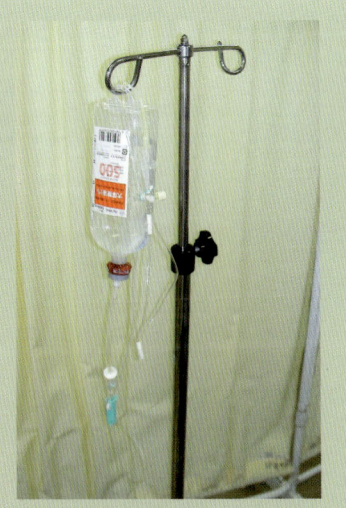

図15　末梢端針穴から液がこぼれることを確認して輸液セットをフックに引っ掛けておきます．

5．精神鎮静法患者のアシスタントワーク

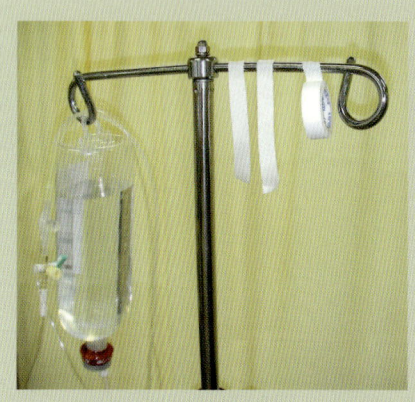

図16　固定用に布絆創膏を3～4本，7～8cmに切って用意しておくとよいでしょう．

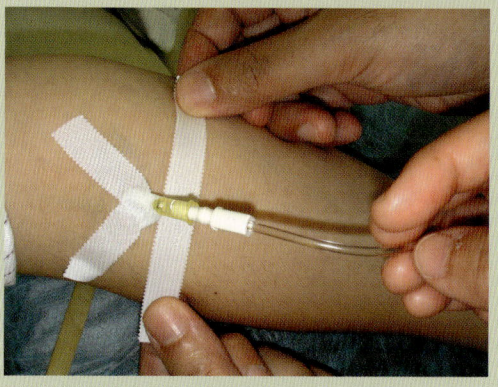

図17　施術者の行いやすいように管の固定を手伝いましょう．

3）固定用粘着テープ

　　　　固定用粘着テープを切っておくとよいが，その施設により方法が若干異なります．一般的に布絆創膏を3～4本，7～8cmに切って邪魔にならないように用意しておくとよいでしょう（図16）．

4）薬と静脈確保

　　　　薬と静脈確保は原則として施術者が用意しますので，介助者はその手伝いをします．施術者の行いやすいようにアルコール綿や静脈確保後の管の固定を手伝いましょう（図17）．

5）次の準備

　　　　静脈内鎮静法を開始したら，速やかに処置の準備を行いましょう．

（別部智司）

Memo

IV編　特殊な場合のアシスタントワーク

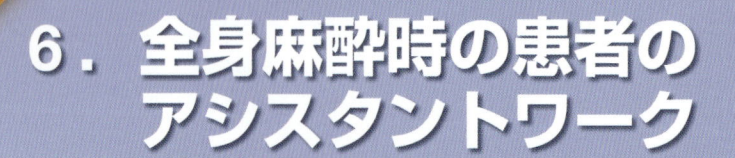

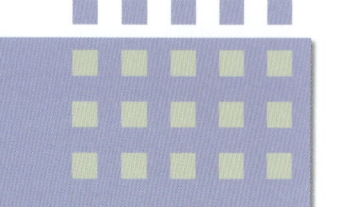

6．全身麻酔時の患者のアシスタントワーク

　一般的に歯科治療は局所麻酔で事済む場合がほとんどですが，全身麻酔が必要な場合もあります．歯科が扱う全身麻酔は入院を伴わない外来麻酔と入院下麻酔とに分けられます．適応症例は口腔外科的手術，心身障がい者，非協力児，ひどい嘔吐反射，局所麻酔アレルギー，極度の歯科恐怖症などとなります（**表1**）．

　麻酔術前検査には問診や視診以外に内科診断学として胸部聴診，打診，腹部触診，胸部エックス線検査，呼吸器検査，心電図検査，血液検査，尿検査などが挙げられます（**表2**）．

表1　歯科全身麻酔の適応

1. 口腔外科的症例
2. 非協力な心身障がい者
3. 非協力児
4. ひどい嘔吐反射患者
5. 局所麻酔アレルギー患者
6. 極度の歯科恐怖症患者
7. その他必要に応じた適応患者

（ただし，環境・状況によりその適応は判断される．）

表2　術前診査項目

1. 内科診断学的理学診断（問診・視診・触診・打診・バイタルサインなど）
2. 胸部エックス線検査（正面単純撮影，必要に応じて側面・斜位・CTなど）
3. 呼吸器検査（スパイログラム，ストッピング・タイムなど）
4. 血液検査（末血検査・生化学検査など）
5. 尿検査（尿量，尿比重，尿タンパク，尿糖など）
6. 心電図検査（12誘導，必要に応じて運動負荷心電図，ベクトル心電図など）
7. 心エコー検査（駆出率，弁異常，血液逆流，心内シャントなどの検出）
8. 心筋シンチグラム検査（虚血性心疾患，心筋梗塞の程度など）

（ただし，症例，施設によっては，この限りではない．）

アシスタントワークとしては各種検査時の補助，特に心身障がい者，非協力児の採血時の把持（図1），採血後の注意などが挙げられます（図2）．

麻酔当日の準備は，麻酔器関連（図3），薬剤関連（図4），生体情報モニター

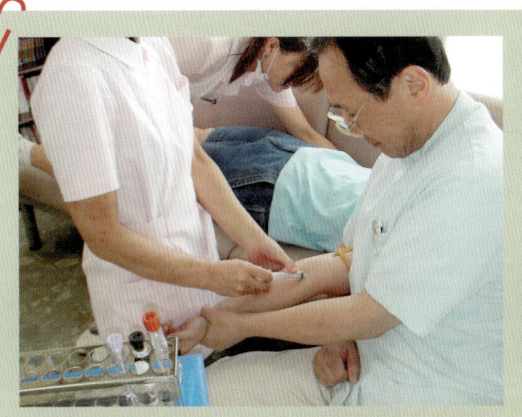

図1　心身障がい者，非協力児の採血時の把持法
　患者は嫌がり暴れるために採血する腕はしっかりと動かないように把持します．また，他の補助者は関節部を上から押さえるようにして体動を抑制します．

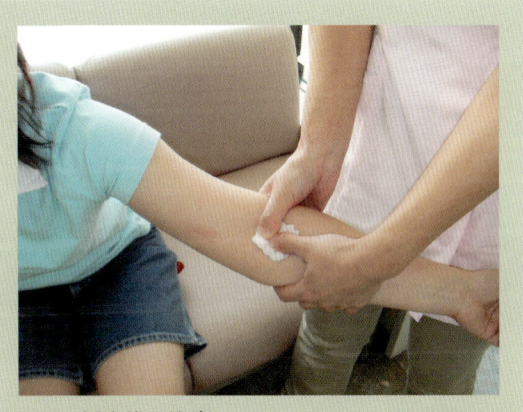

図2　採血後の注意
　採血後は採血部からの出血があるので，補助者はよく絞ったアルコール綿にて圧迫止血をします．

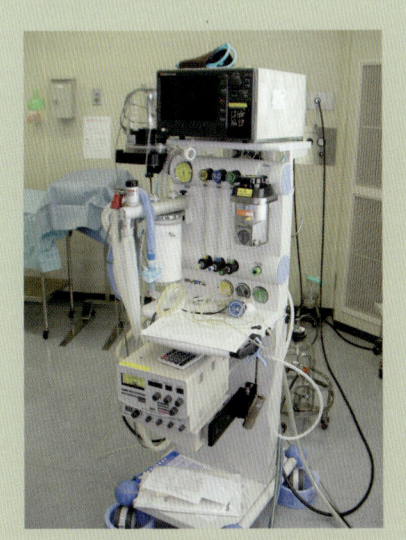

図3　麻酔器関連の準備

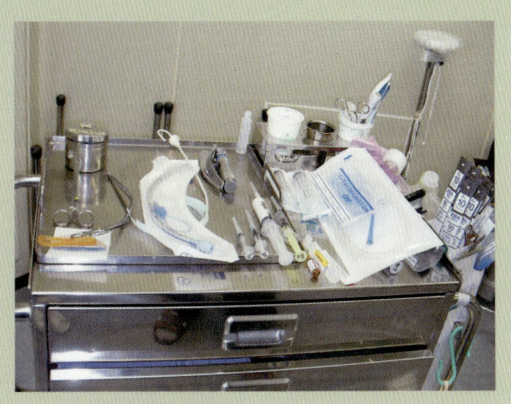

図4　薬剤関連の準備

6．全身麻酔時の患者のアシスタントワーク

関連（図5），全身管理関係などの準備の手伝い（図6）などがあります．麻酔導入前の患者の誘導（図7），生体情報モニターの心電図電極，血圧，パルスオキシメーターセンサーなどの装着，静脈路確保の補助（図8），体動抑制の手伝

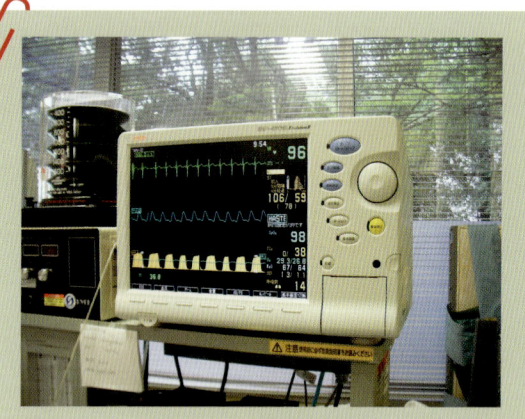

図5　生体情報モニター関連の準備

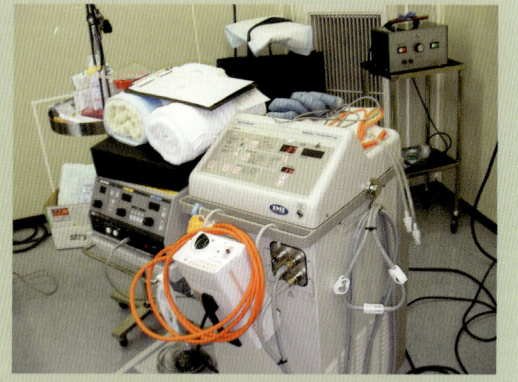

図6　全身管理関係などの準備（体温維持装置，直腸体温計，肺血栓予防装置など）

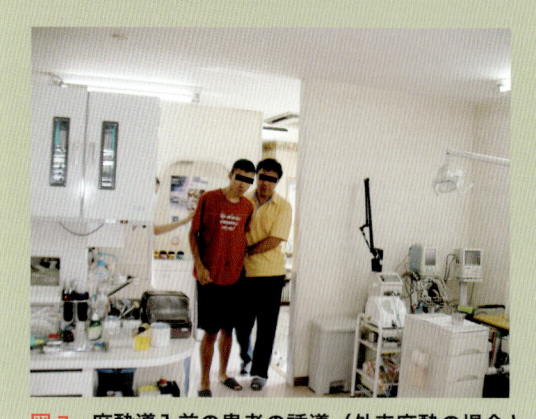

図7　麻酔導入前の患者の誘導（外来麻酔の場合と，入院患者のストレッチャー使用）

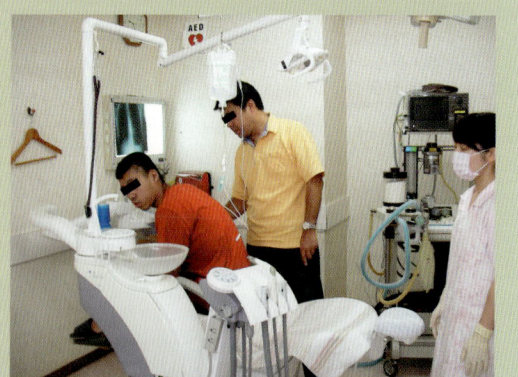

IV編　特殊な場合のアシスタントワーク

い（図9），気管内挿管時，経胃管挿入，パックガーゼなどの補助が挙げられます（図10～12）．

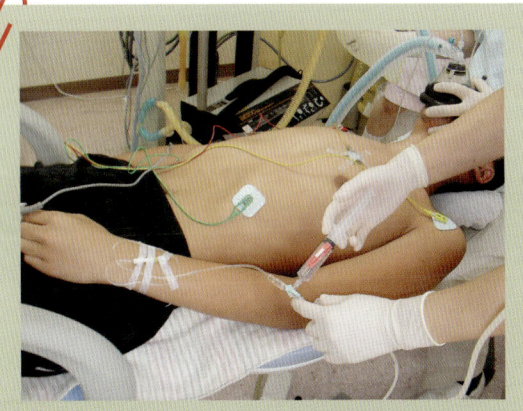

図8　生体情報モニターの心電図電極，血圧，パルスオキシメーターセンサーなどの装着，静脈確保の補助

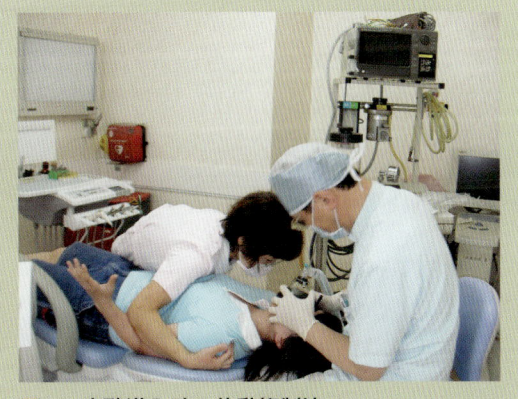

図9　麻酔導入時の体動抑制法
　患者が嫌がって暴れる場合には，肩，腕，膝関節を押さえて抑制します．

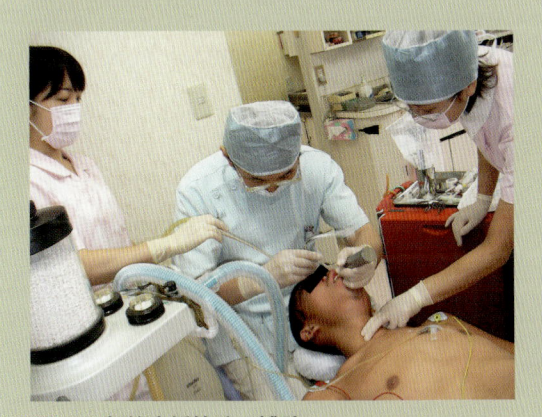

図10　気管内挿管時の補助
　口腔内吸引の補助や，喉頭展開時の甲状軟骨の圧迫による展開補助などを手伝うことがあります．

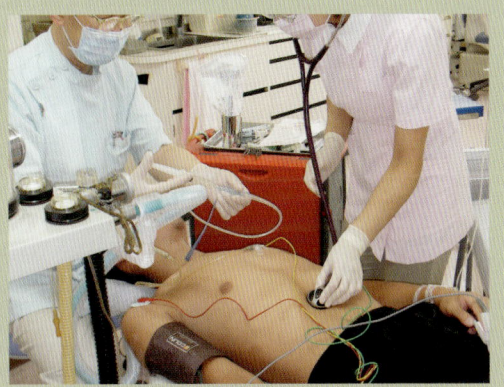

図11　経胃管挿入の補助
　胃内にチューブ先端が到達していることの確認は，シリンジによる吸気圧搾により聴診器で確かめますが，この場合に手伝うこととなります．

6. 全身麻酔時の患者のアシスタントワーク

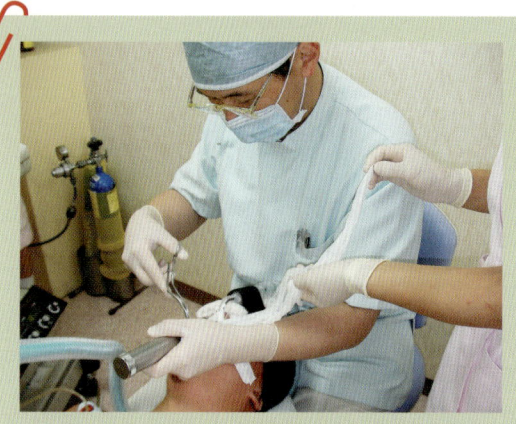

図12　パックガーゼの挿入時の補助
補助をして円滑な麻酔に協力をします．

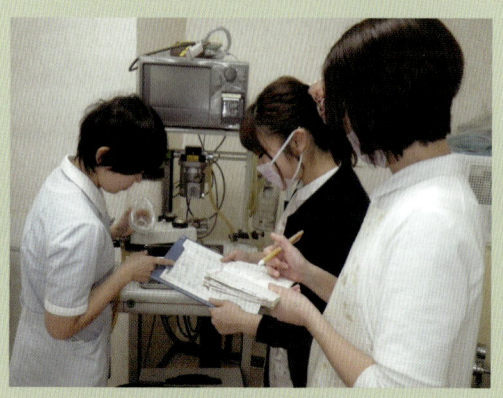

図13　術前カンファレンス風景
行われる処置を予め知っておくために術前カンファレンスを行う場合には必ず出席して，内容を把握するようにしましょう．

表3　全身麻酔の流れ

P.S.1	手術の対象となる局所的疾患はあるが，全身状態がよいもの
P.S.2	軽度の全身疾患があるもの （例）コントロール良好な高血圧や糖尿病，肥満，高齢者，貧血，慢性気管支炎
P.S.3	中等度から高度の全身疾患があり，日常生活が制限されている患者 （例）重度の糖尿病や高血圧および肺機能障害患者，狭心症
P.S.4	生命をおびやかされるほどの全身疾患があり，日常生活が不能な患者 （例）安静時でも心悸亢進，呼吸困難を伴う心疾患（AHA分類3度に相当）
P.S.5	手術の有無にかかわらず，24時間以内に死亡すると思われる瀕死の患者 （例）心筋梗塞によるショック，重症肺塞栓，大動脈瘤破裂

緊急の手術では上記の番号の後にE（emergencyの略）をつける．
（例）P.S.3E

　全身麻酔は普通の歯科治療と異なり，患者の全身状態を術中はいつも正常な状態にすることが努めとなりますので，緊迫感が異なります．円滑な流れで全身麻酔を行えるようにするために，アシスタントワークの役割は大変重要なものとなります．全身麻酔の前には全身麻酔法の手技（表3），行われる処置を予め知っておくために術前カンファレンス（図13）や参考資料にて全体の流れをよく頭に入れておく必要があります．

（別部智司）

Ⅳ編　特殊な場合のアシスタントワーク

Memo

Ⅳ編　特殊な場合のアシスタントワーク

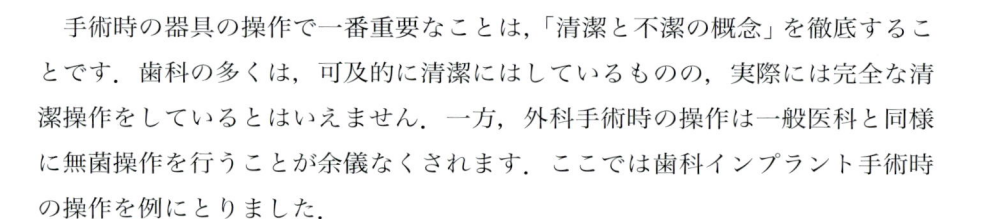

7. 手術時の操作

　　　　手術時の器具の操作で一番重要なことは,「清潔と不潔の概念」を徹底することです．歯科の多くは，可及的に清潔にはしているものの，実際には完全な清潔操作をしているとはいえません．一方，外科手術時の操作は一般医科と同様に無菌操作を行うことが余儀なくされます．ここでは歯科インプラント手術時の操作を例にとりました．

1. 手術環境の整備

　　　インプラント手術の成功は，環境汚染に左右されるといわれています．手術室がある施設はよいとして，歯科診療所は一般的に手術室を有さないことが多いので，歯科治療環境での操作となります．そのような環境では手術時の歯科治療を，同時に平行して行うことは避けるべきであり，インプラント手術のみの環境として，空気清浄器があれば前日より稼動させ，少しでも清潔な環境に努めるべきこととなります．

【手術環境の整備】

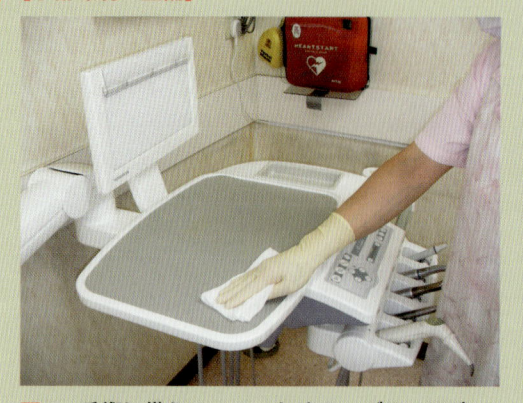

図1　手術に備えてユニットやテーブル，ワゴン，カートなど手術時に使用する機械，器具の消毒薬による清拭

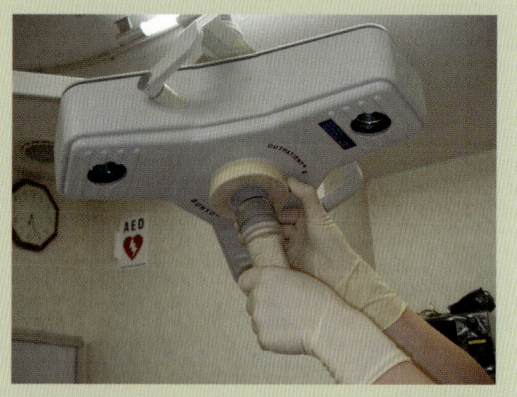

図2　無影灯のトッテなどで取り外しができるものは滅菌しておきます．

手術に備えてユニットやテーブル，ワゴン，カートなど手術時に使用する機械，器具の消毒薬による清拭（図1），無影灯のトッテなどで取り外しができるものは滅菌しておきます（図2）．また，術者が触れるものはすべて滅菌が原則ですので，予め滅菌しておきます（図3）．後で，無影灯の照準合わせなどでどうしても不潔域を触ってしまう場合は，滅菌したアルミホイルを準備しておくと，トッテに巻いて滅菌操作が可能なので便利です（図4）．また，バキューム・ホースはアルコールで清拭しておき，専用に用意した滅菌カバーを被せて使用します（図5）．

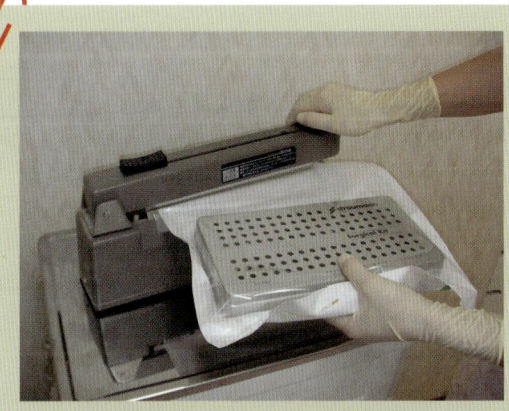

図3　術者が触れるものはすべて滅菌が原則です．

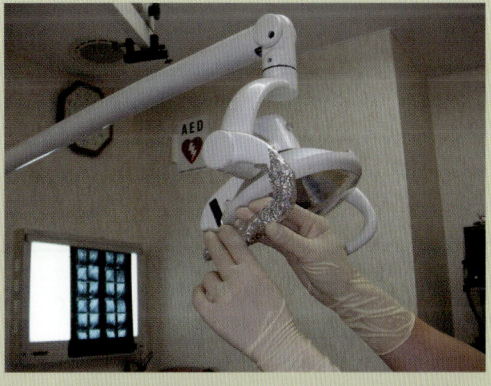

図4　無影灯の照準合わせでどうしても不潔域を触ってしまう場合は，滅菌したアルミホイルを準備しておくと，トッテに巻いて滅菌操作が可能なので便利です．

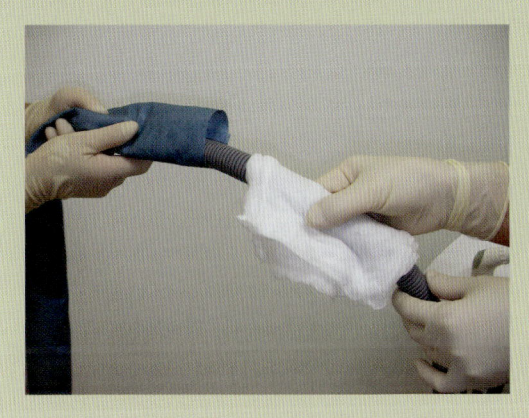

図5　バキューム・ホースはアルコールで清拭しておき，専用に用意した滅菌カバーを被せて使用します．

2．手術衣の着用法

　　　　　　手術衣もまた滅菌されたものを用いなければなりません．最近では紙製のディスポーザブル手術衣の滅菌パックが普及しているので，無菌的着用法に則り着用します．

　　まず，着用者は手術のための手洗いをします（図6）．かつてはブラシを用いたフリュブリンガー変法を用いて手洗いしていましたが，ブラシによる手に傷を付ける恐れがあることより，最近では揉み手法を用いるようになりました（図7）．

　　最外側のパックから滅菌処理された術衣セットを取り出します（図8）．術衣セットを無菌的に注意深く広げて，術衣（ガウン）を図のように持ちます（図9）．術衣袖を通して介助者に着せてもらいます．

【手術衣の着用法】手術衣もまた滅菌されたものを用いなければなりません．

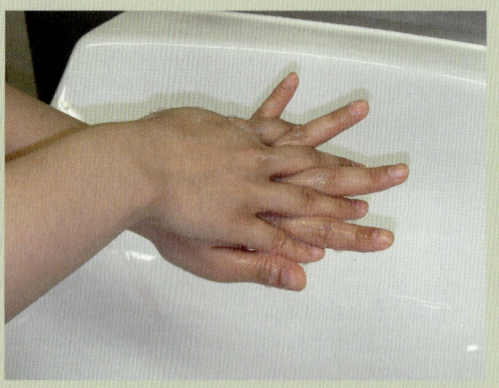

図6　まず，着用者は手術のための手洗いをします．

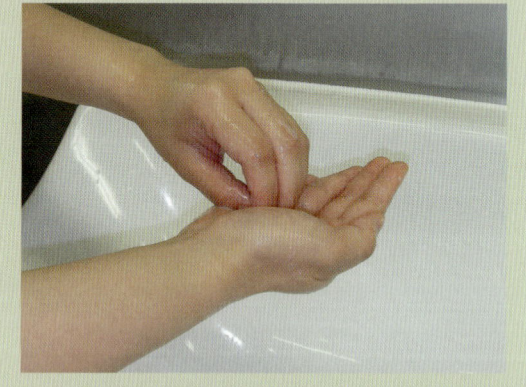

図7　最近では揉み手法を用いるようになりました．

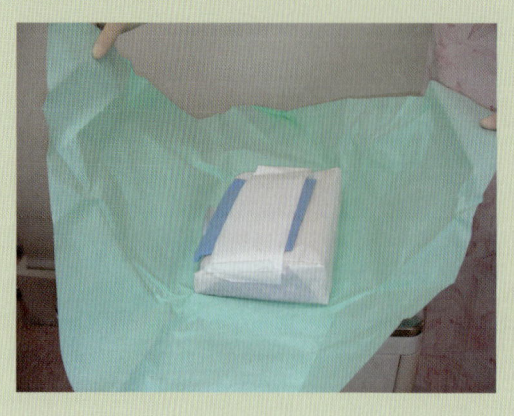

図8　最外側のパックから滅菌処理された術衣セットを取り出します．

Ⅳ編　特殊な場合のアシスタントワーク

　介助者は後方より着用者のガウンの不潔域の紐を結び，無菌的に着用をさせます（図10）．
　術者は無菌的にウエストの紐を結びます（図11）．後ろの裾を下方に引張って術衣の緩みを調えます（図12）．

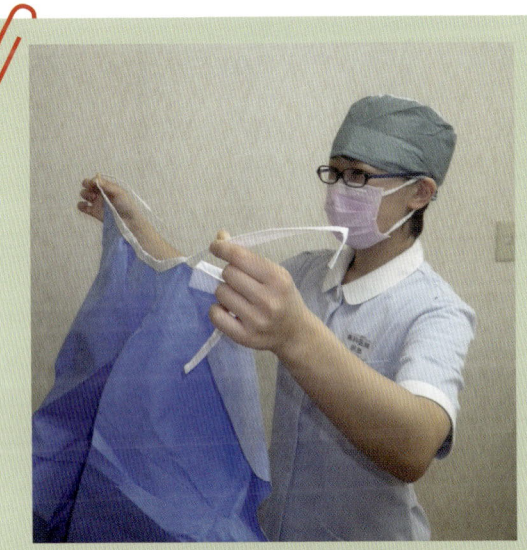

図9　術衣セットを無菌的に注意深く広げて，術衣を図のように持ちます．

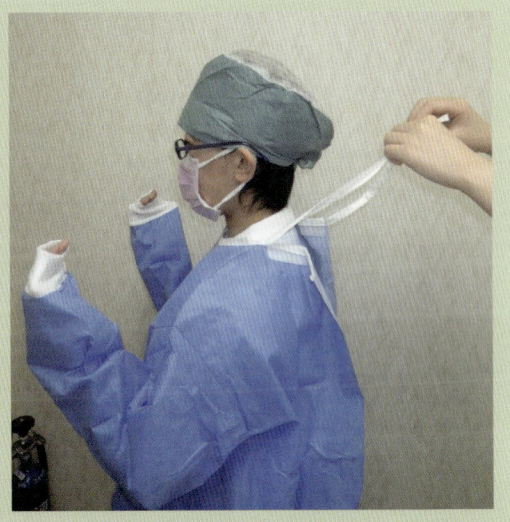

図10　術衣に，袖を通して着用します．介助者は後方より着用者の紐結びをして，無菌的に着用をさせます．

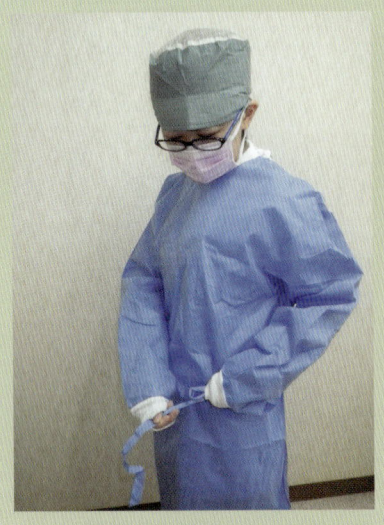

図11　術者は無菌的にウエストの紐を結びます．

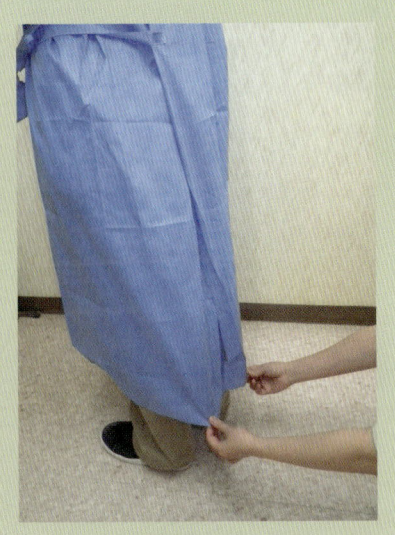

図12　後ろの裾を下方に引張って術衣の緩みを調えます．

7．手術時の操作

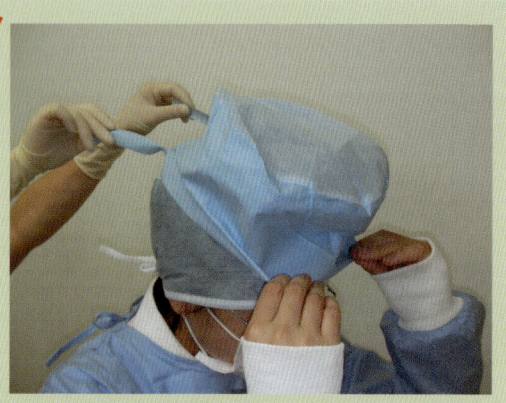

図13　滅菌手術帽を無菌的に着用します．

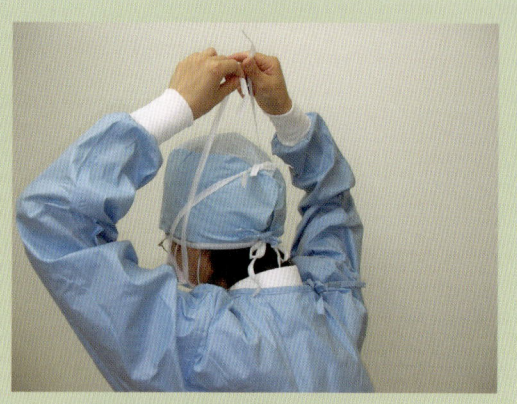

図14　滅菌マスクも無菌的に着用します．

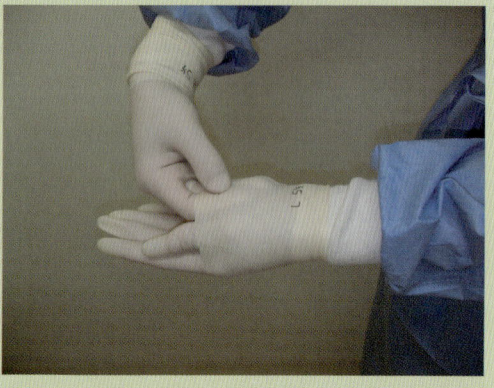

図15　最後に，滅菌手袋を無菌的に装着して術衣着用を完了します．

　　　滅菌手術帽を無菌的に着用します（図13）．滅菌マスクも無菌的に着用します（図14）．最後に，滅菌手袋を無菌的に装着して術衣着用を完了します（図15）．

3．患者導入時の操作

　　　患者がチェアーに座ったら，ユニットの背板を倒して手術の体位をとります（図16）．口腔の周りはグローシック法によりポビドンヨードとハイポアルコールにて消毒を行った後に（図17），穴開き滅菌布で術野以外を覆います（図18）．その後，必用に応じて，滅菌布を患者や機械類を覆い清潔域を作ります（図19）．

【患者導入時の操作】

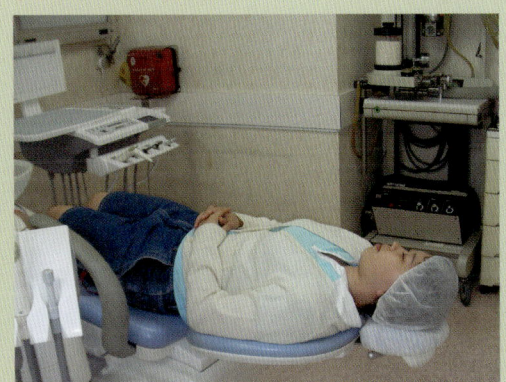

図16　ユニットの背板を倒して手術の体位をとります．

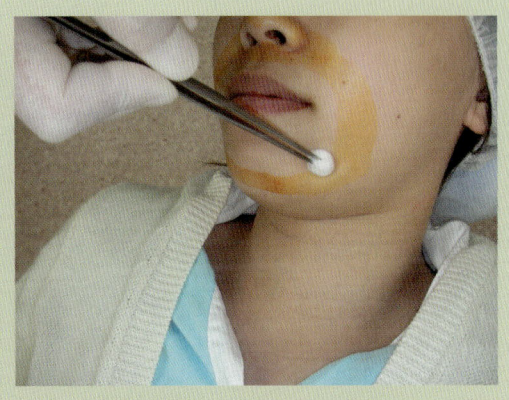

図17　口腔の周りはグローシック法によりポビドンヨードとハイポアルコールにて消毒を行います．

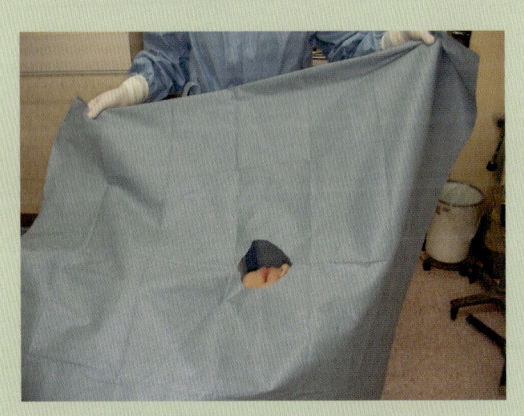

図18　穴開き滅菌布で術野以外を覆います．

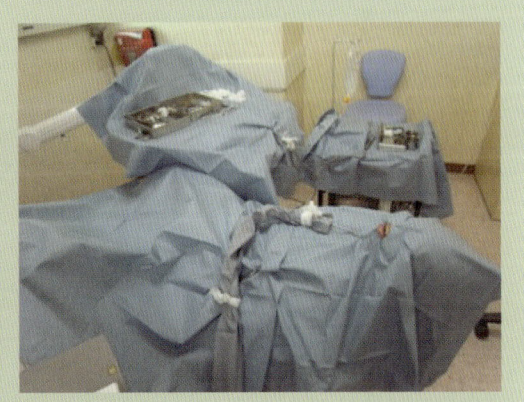

図19　必要に応じて，滅菌布を患者や機械類を覆い清潔域を作ります．

4．手術時の器具受け渡し法

　　補助者，介助者は，器具受け渡し法を習得しておく必要があります．特にメスやピンセット，持針器などを持ち替えることなく，確実に術者に受け渡しができることが重要となります．

　　メスは一般的にヴァイオリン・ボー・グリップ法を用いるので，専用の受け渡し法を用います（図20）．ピンセット，その他の受け渡し法は，ペンシル・グリップ法を用います（図21）．これらの受け渡し法は，危険部位に近い所を持つことが多いので，決められた所定の部位を把持するようにします（図22）．また，使用した器具に血液やその他の老廃物が付着している場合は，即座に滅

7．手術時の操作

【手術時の器具受け渡し法】

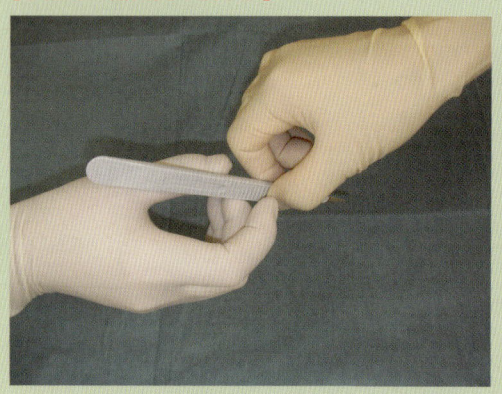

図20　メスやピンセット，持針器などを持ち替えることなく，確実に術者に渡します．メスは，一般的にヴァイオリン・ボー・グリップ法を用いるので，専用の受け渡し法を用います．

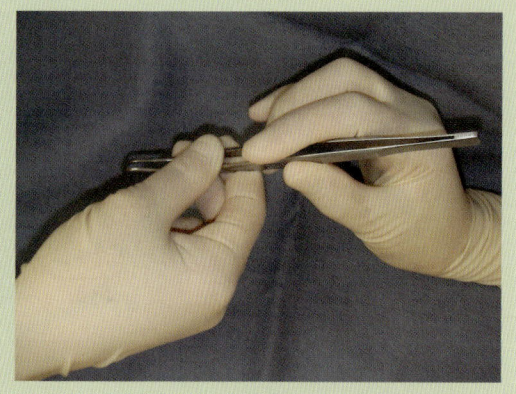

図21　ピンセット，その他の受け渡し法は，ペンシル・グリップ法を用います．

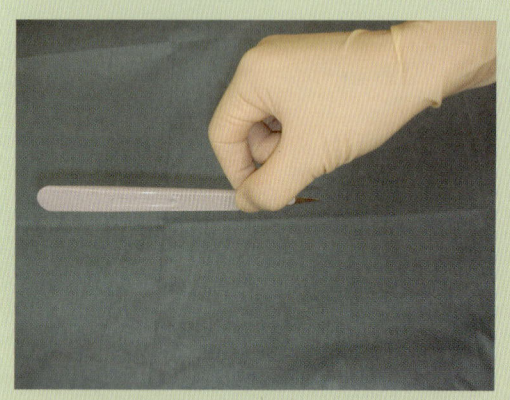

図22　受け渡し法は，危険部位に近い所を持つことが多いので，決められた所定の部位を把持するようにします．

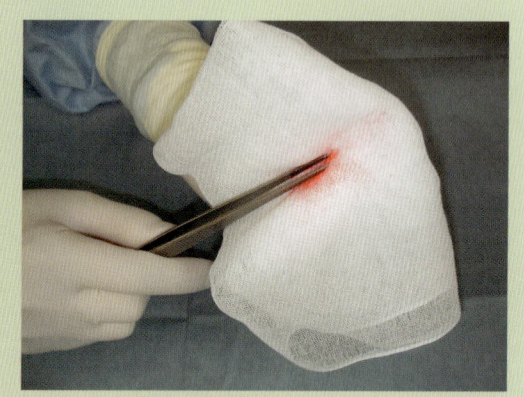

図23　使用した器具に血液やその他の老廃物が付着している場合は，即座に滅菌ガーゼや生理的食塩水，蒸留水などで，付着物を除去して次の使用を待ちます．

菌ガーゼや生理的食塩水，蒸留水などで，付着物を除去して次の使用を待ちます（図23）．

　以上，手術時の操作は歯科臨床上，最も厳重な操作となりますので，日頃から練習するとよいでしょう．

（別部智司）

Ⅴ編　その他

V編　その他

1. 医療事故に対する対処法

医療事故防止には，医療従事者各人が質的向上を図り，事故防止への取り組みを行うことが重要です．しかし，**人が行う行為であることから，「事故は起こる」**という前提に立ち，医療従事者個人の努力だけでなく，医療機関全体として組織的，系統的な医療事故防止への対策（リスクマネージメント）が必要です．

1．予測されるアクシデント・インシデント事故と対策

1）抜歯時の事故

後出血，感染，ドライソケット，歯牙迷入，骨折（図1），下顎神経麻痺（図2）などが考えられます．無菌操作の徹底，暴力的な抜歯操作の禁止，適切な抗菌剤の使用など，術前に十分な検討が必要です．

局所麻酔による皮下出血（図3）や術後の咬傷（図4）にも注意が必要です．このような場合は，術中の術者の注意のみではなく，術前，術後の患者への注意をうながすことで，未然に防ぐことができるものが多くあります．

2）小器具・補綴装置などの誤飲（図5）

ラバーダム防湿を励行します．リーマー類，小器具には落下防止用器具やフロスを用います（図6）．インレー，クラウンの試適は可及的に垂直座位にて行うか，顔を横にして口腔前庭に落ちるようにします．

3）治療椅子への移乗時の事故

脳血管障害による片麻痺患者では，車椅子から歯科用ユニットへの移乗時（図7）に転倒やユニットからの落下の危険性がありますので，デンタルスタッフの十分な移乗訓練や麻痺側にタオルなどを当てがいます．患者自身での勝手な移乗の防止，患者の監視などが必要です．

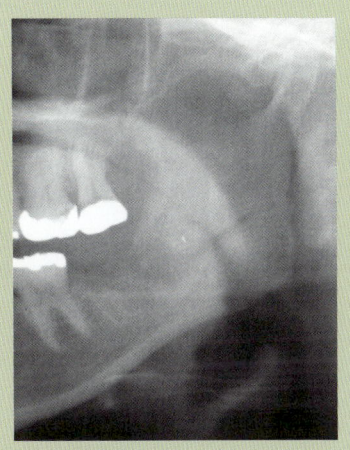

図1 骨折
左側下顎水平埋伏智歯抜歯により下顎骨に骨折が生じた例.

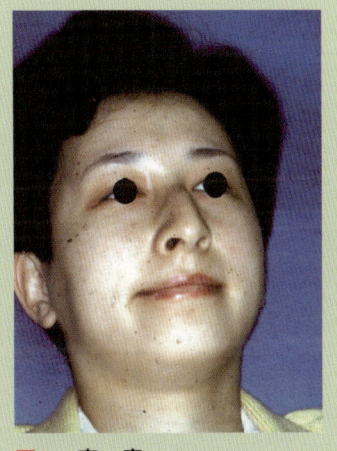

図2 麻痺
右側下顎埋伏智歯抜歯にて, 下顎神経の損傷により同側下唇オトガイ部に知覚麻痺を起こした例.

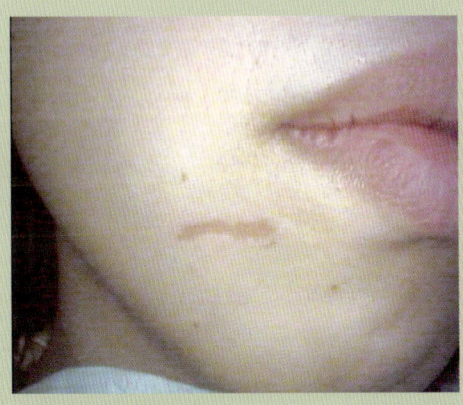

図3 皮下出血
局所麻酔に起因する内出血. 皮膚は経時的に暗赤色から黒ずんで茶〜黄色がかって徐々に薄まり, 消失します.

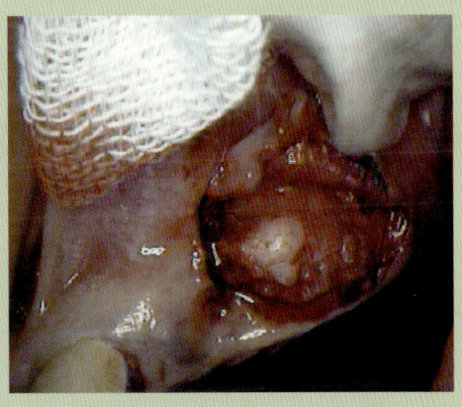

図4 咬傷
局所麻酔奏効中に誤って頬粘膜を噛んでしまうことがあります.

4）顎関節脱臼

患者の最大開口量を把握します. 最大開口量を越える恐れのある処置の場合（全顎印象採得など）には暴力的な操作を避け, 小型の器具を使用します.

5）切削器具による軟組織の損傷

手指による切削器具の固定を十分に行います. 必要以上の力を加えず, 器具が滑らないように注意し, 盲目的な操作を行わないようにします. バーは完全

1. 医療事故に対する対処法

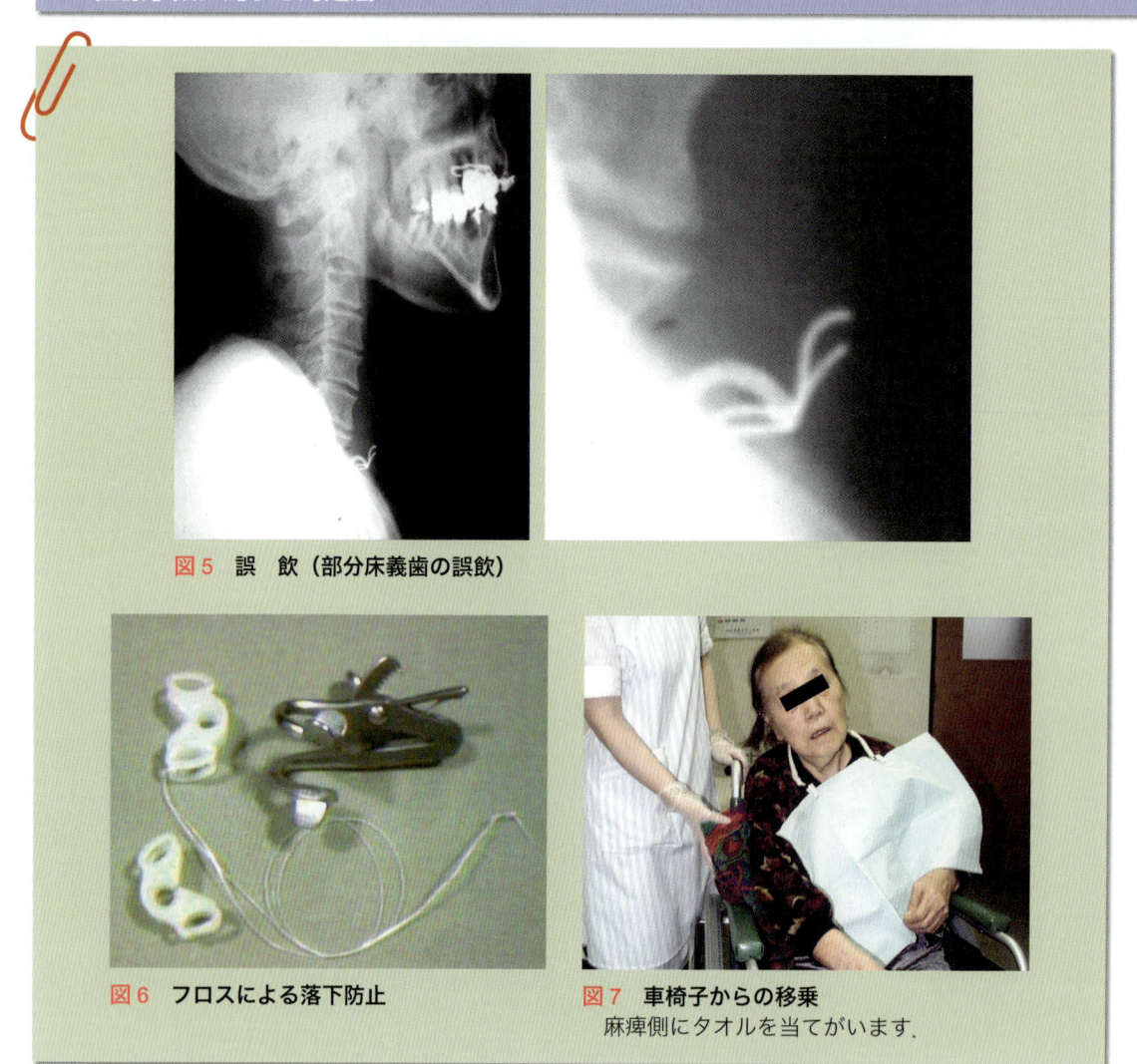

図5 誤　飲（部分床義歯の誤飲）

図6 フロスによる落下防止

図7 車椅子からの移乗
麻痺側にタオルを当てがいます．

に停止したのを確認してから口腔内より切削器具を出します．

6）局所麻酔時の疼痛，三叉迷走神経反射

診療に対する不安や緊張をなくします．術前には十分な問診を行います．表面麻酔を励行し，麻酔薬は細い注射針を用い緩徐に加圧することなく注入します．

2．事故への対応器材と手技の習得

歯科診療時の全身的合併症に対応するためには器材の整備とその使い方に習熟する必要があります（図8～11）．

1）気道の確保（図8）

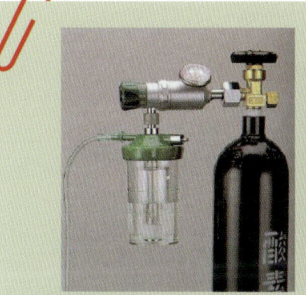

酸素吸入器 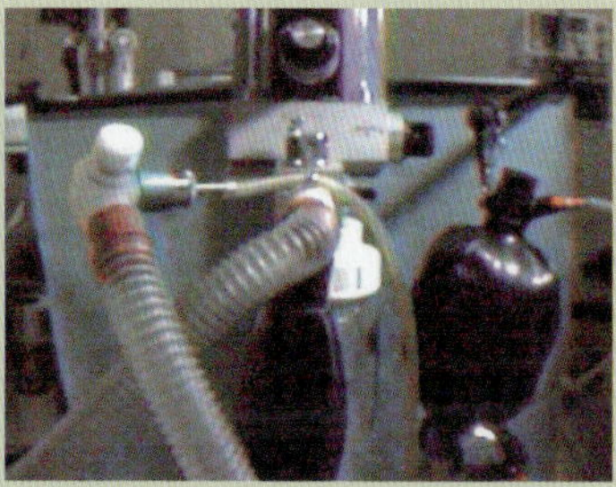　　　　　笑気吸入鎮静器 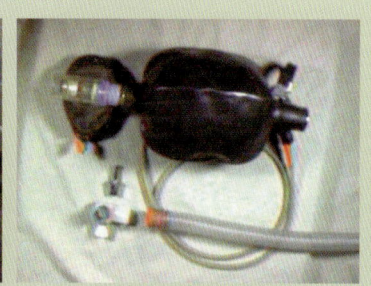　　　　　アンビューバック

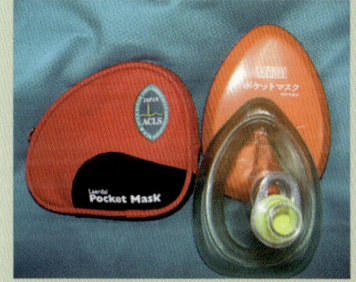

ポケットマスク 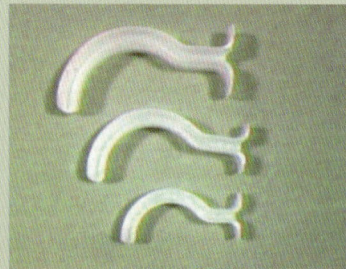　　　オーラルエアウェイ 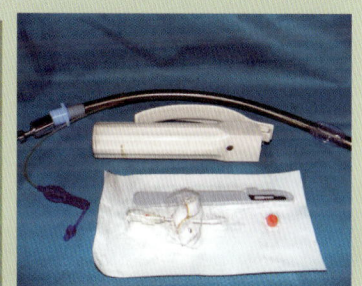　　　挿管チューブ　喉頭鏡
　　　　　　　　　　　　　　　　　　　　　　トラヘルパー

図8　歯科診療室に整備すべき気道確保に用いる器材

2）器材・器具の一例（図9-1，9-2）

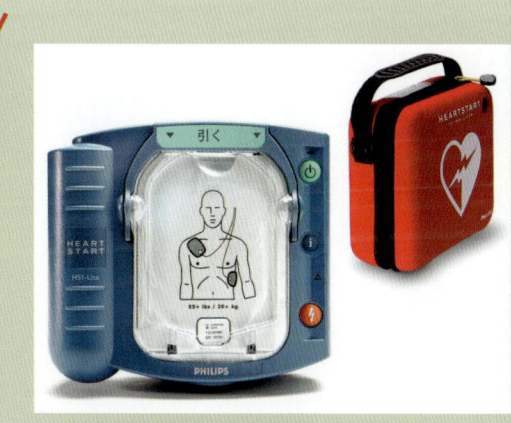

AED（自動体外式除細動器） 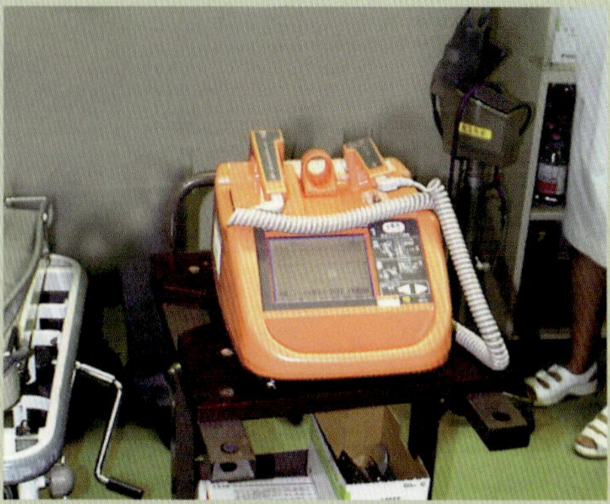　　　マニュアル式除細動器

図9-1　急変時の対応に整備すべき器材・器具

205

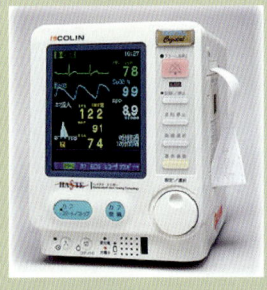

1. 医療事故に対する対処法

血圧・心電計・パルスオキシメーター 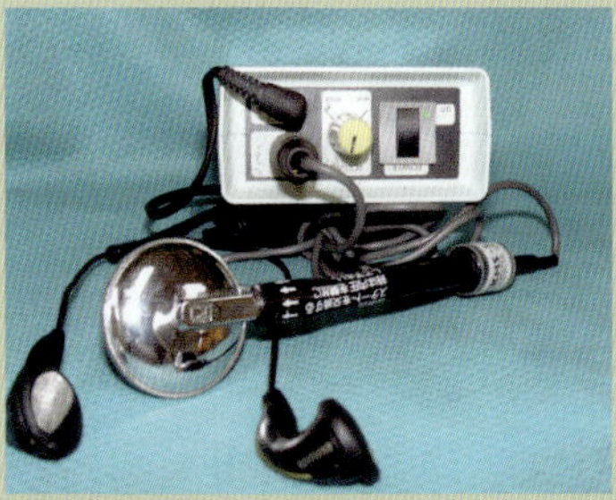　電子聴診器

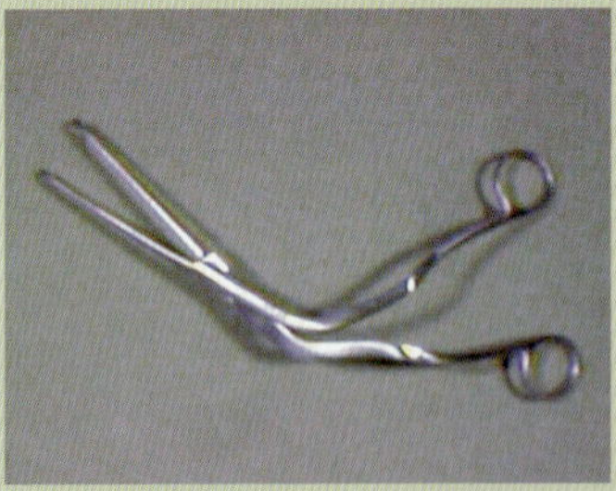

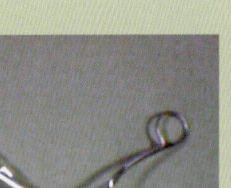

マギール鉗子 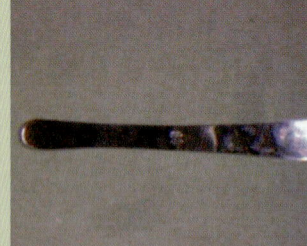　　舌圧子 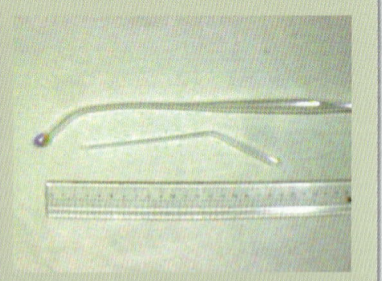　　吸引管

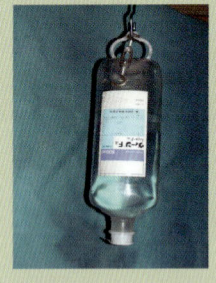

輸液 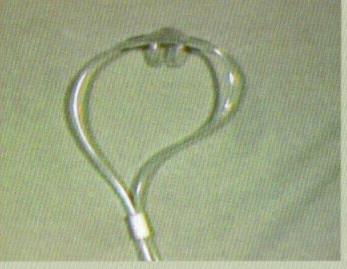　　鼻カニューレ 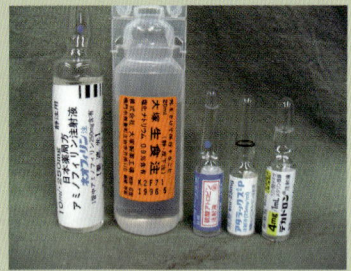　　救急薬品の一例

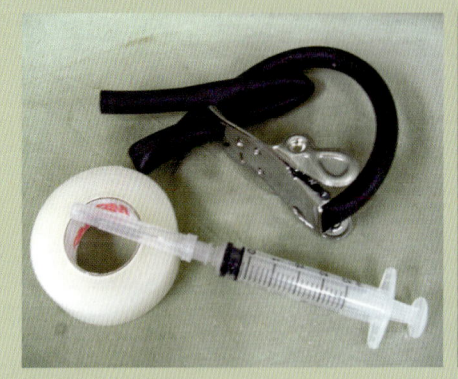

駆血帯，注射器，テープ 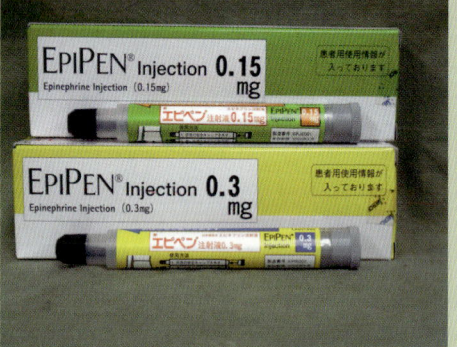　　アナフィラキシーに用いるエピネフリン製剤（エピペン®）

図 9-2　急変時の対応に整備すべき器材・器具

3）緊急時対応のトレーニング（図10）

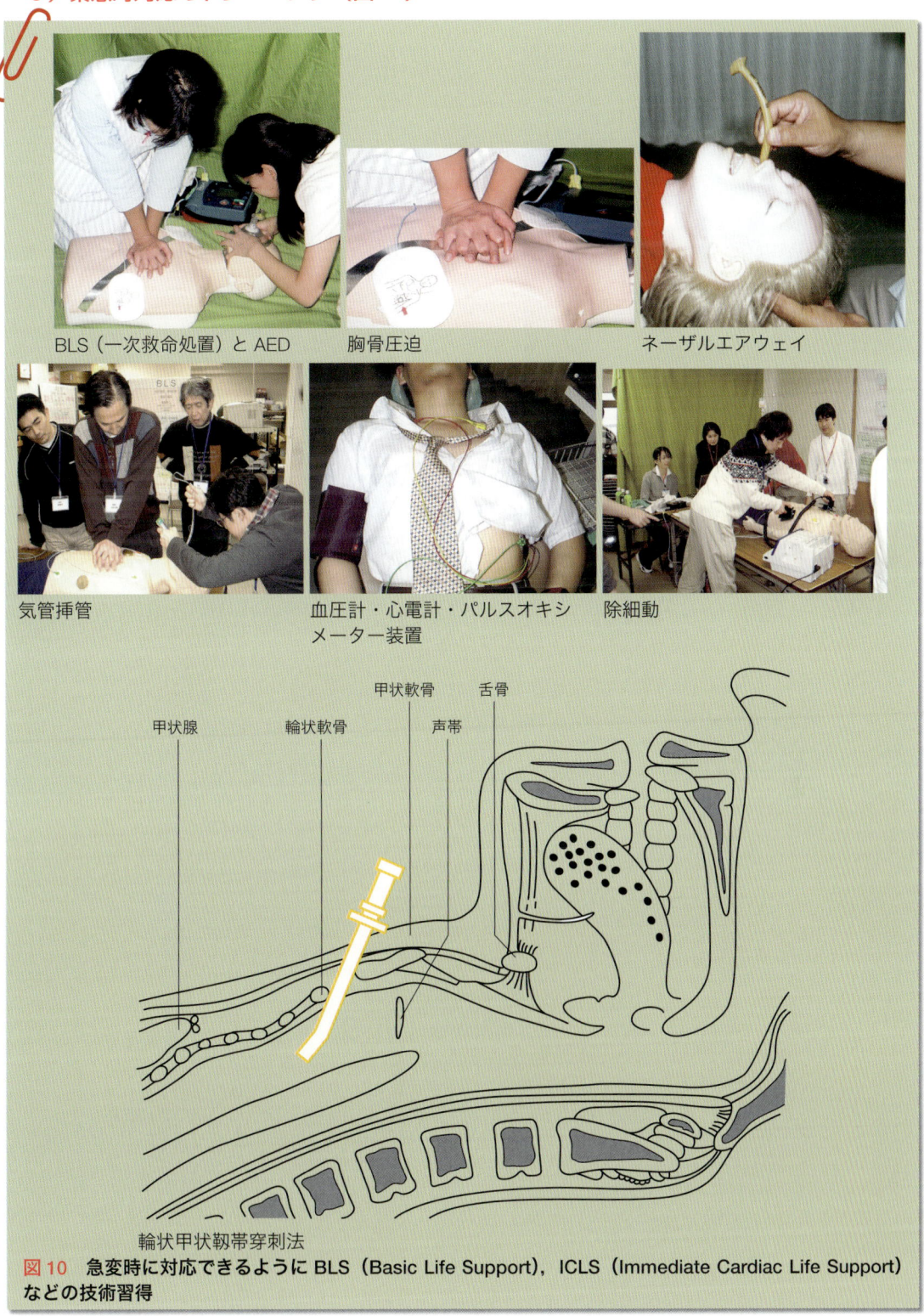

BLS（一次救命処置）とAED　　胸骨圧迫　　ネーザルエアウェイ

気管挿管　　血圧計・心電計・パルスオキシメーター装置　　除細動

甲状腺　　輪状軟骨　　甲状軟骨　　舌骨　　声帯

輪状甲状靱帯穿刺法

図10 急変時に対応できるようにBLS（Basic Life Support），ICLS（Immediate Cardiac Life Support）などの技術習得

1．医療事故に対する対処法

4）心電図・胸部エックス線写真の知識の習得（図11）

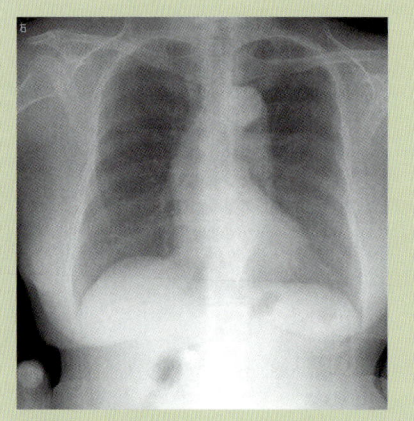

大動脈弓の突出　　　　　　　　　　　ペースメーカー埋入患者

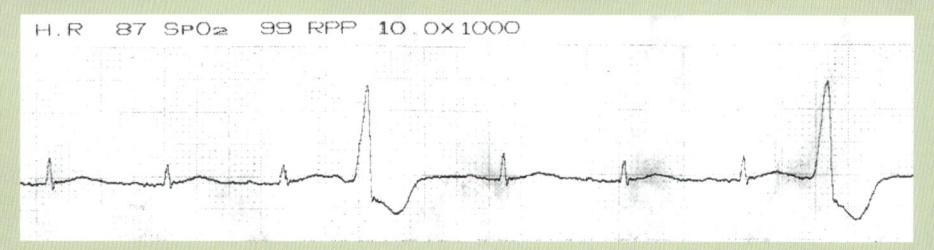

心室性期外収縮

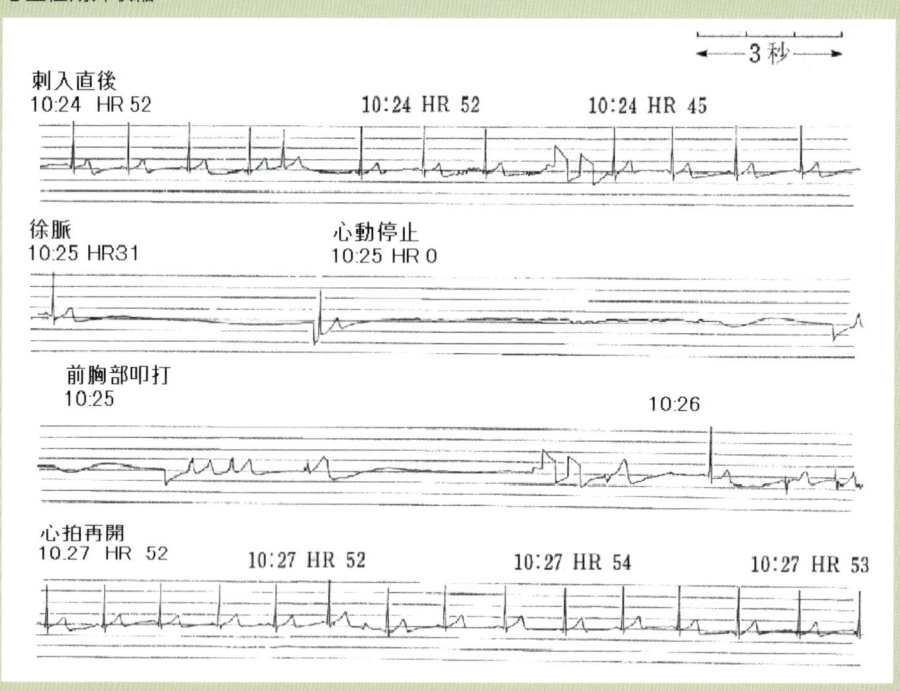

刺入直後
10:24 HR 52　　10:24 HR 52　　10:24 HR 45

徐脈
10:25 HR 31　　　心動停止
　　　　　　　　　10:25 HR 0

前胸部叩打
10:25　　　　　　　　　　　　　　10:26

心拍再開
10:27 HR 52　　10:27 HR 52　　10:27 HR 54　　10:27 HR 53

三叉迷走神経反射による心動停止

図11　心電図・胸部エックス線写真の知識

【急変時の対応をまとめると】

> ・万全の準備
> ・治療前の評価による偶発症の予想
> ・予想される偶発症への準備
> ・早期発見（モニターの使用）
> ・早期処置
> ・偶発症に対する役割分担と日常の訓練

3．投薬後に副作用が出てしまったとの問い合わせ

　消炎鎮痛剤や抗生物質には，何らかの副作用を起こさせる可能性があります．生命の危険につながることもあり注意が必要です．特に多いものは胃腸障害，下痢，発疹です．頭痛，めまいを伴うこともあります．後日，患者には副作用が出た薬剤のメモを渡しておくと再発の防止につながります．

歯科治療薬で劇症肝炎などの副作用の事例

　歯科治療の歯周組織炎や歯冠周囲炎，顎炎に用いられる塩酸セフカペンピボキシル「フロモックス® 小児用細粒 100 mg，同錠 75 mg，同錠 100 mg」（塩野義製薬）に劇症肝炎など重篤な副作用が起きる可能性があることがわかりました．

「医薬品副作用被害救済制度」を利用しましょう．

　病院・診療所・薬局で投薬された医薬品を適正使用したにもかかわらず発生した副作用の健康被害の救済を図るための制度です．

独立行政法人医薬品医療機器総合機構
〒100-0013　東京都千代田区霞が関 3-3-2　新霞が関ビル
http://www.pmda.go.jp/index.html
救済制度相談窓口 0120-149-931

1．医療事故に対する対処法

4．医療事故の被害者5つの願い

　　　　医療事故の被害者には，「医療の担い手」である医療者と過失の有無を問わず，医療に起因して健康被害を受けた患者とその家族がいます．不幸にして医療事故が起こってしまったならば，患者（家族）が何を望み，また，医療者が何を願っているのかを十分に認識することが重要です（図12）．

　　　医療事故の被害者は，**原状回復，真相究明，反省・謝罪，再発防止，損害賠償の5つの願い**を有しています．

　　　（「医療事故無過失補償制度」の創設と基本的な枠組みに関する意見書，2007年3月16日，日本弁護士連合会）

　　　医療事故が起きた際に患者本位の姿勢で対応する方法を示した米国の「医療事故：真実説明・謝罪マニュアル」の実施が進められています．説明義務をは

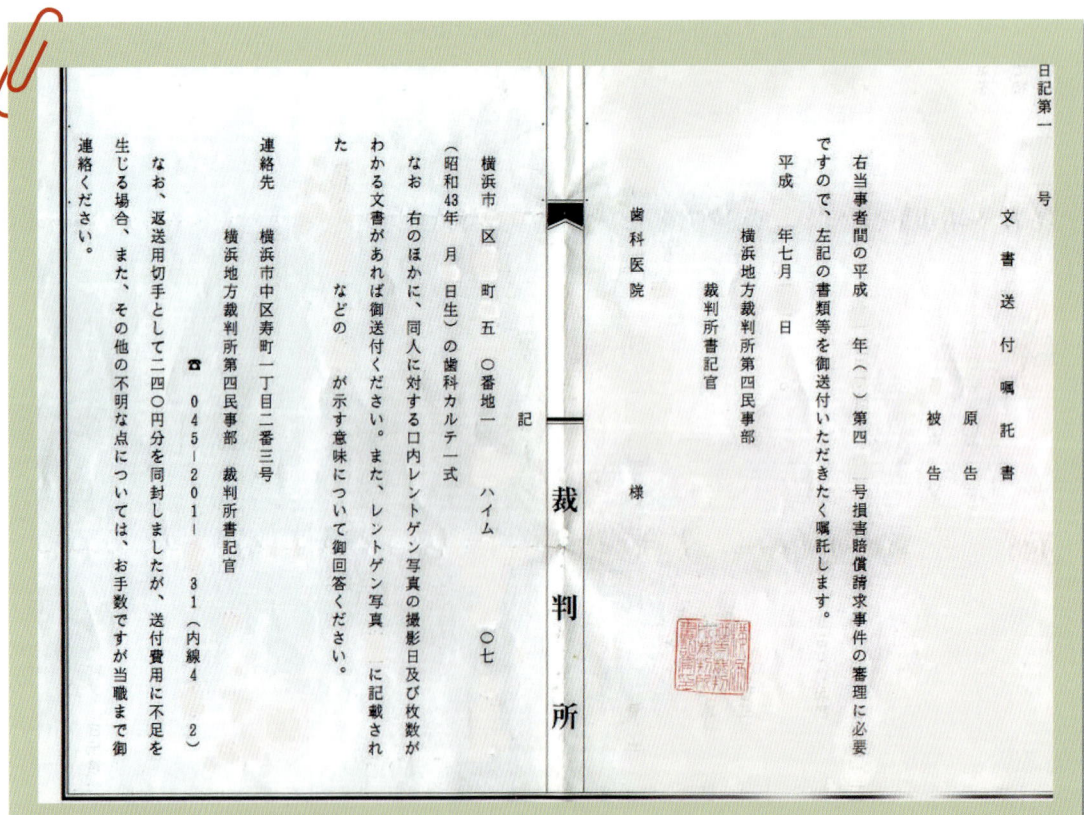

図12　裁判所よりの文書嘱託書
　医療過誤では当事者でなくとも参考にカルテの提出を求められることがあります．日頃から正確な記載が重要です．

じめとした事故対応の基本が記載されています．ハーバード大学病院：医療事故：真実説明・謝罪マニュアル「本当のことを話して，謝りましょう」

(http://www.stop-medical-accident.net/html/manual-doc.pdf)

（中島　丘）

参考文献

1) 中島　丘，小早川元博：身近におきた医療過誤について．日歯医療管理誌，37：449～454，2003．
2) 中島　丘，金子　譲，長坂　浩ほか：歯科訪問診療での安全性確保のためのガイドライン作成．日歯医学会誌，24：61～70，2005．
3) 三宅一徳，中島　丘，長坂　浩ほか：歯科医院に必要な救急救命研修—ICLS 講習を誘致開催して—．日歯医療管理誌，42：182～190，2007．
4) 中島　丘，長坂　浩，加藤喜夫：地域歯科医師会の医療安全への取り組み．日歯医師会誌，61：27～34，2008．

V編　その他

2. 感染に対する対処法

　針刺しや切傷事故では患者の感染症罹患の有無にかかわらず，すぐに大量の流水で創部血液を洗浄し，0.5％ミルトン消毒液に3〜5分浸します．リスクマネージャーに発生時刻，状況などを報告します．リスクマネージャーは被事故者を労働災害として扱い，しかるべき病院に受診させる義務があります．事故後数時間以内の対応が重要です．本来は事前に患者の血清学的検査結果がわかっていることが前提となっていますが，不明時には感染源患者の承諾を得て採血し被事故者に持参させ，被事故者の感染源をはっきりさせる必要があります．

　手指の切傷の保護には傷口を保護する包帯剤が有用です（図1）．

　針刺し事故において臨床的に重要なのは，HBV，HCV，HIVの感染です．HBVには現在，ワクチン，免疫グロブリンの投与などの感染予防手段があります．HCV，HIVには現在ワクチンによる予防手段はありませんが，HCV（HBV）

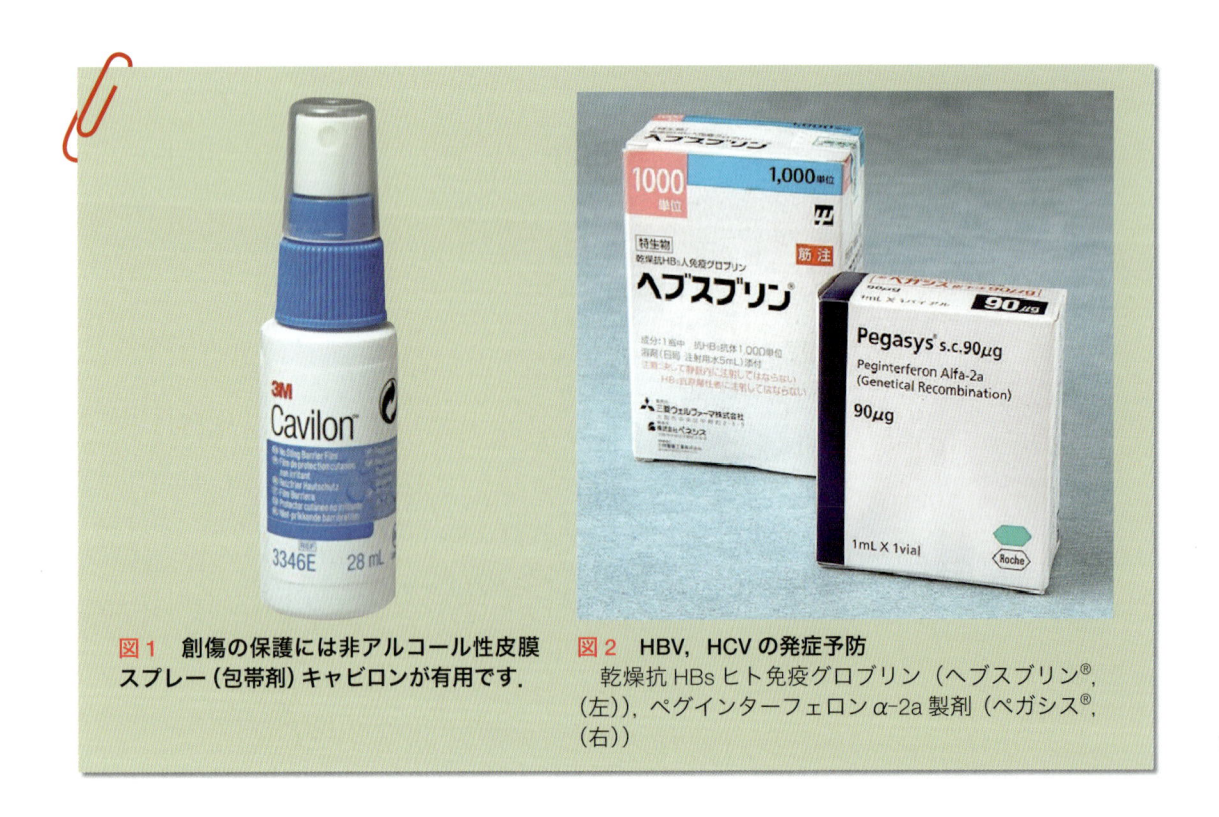

図1 創傷の保護には非アルコール性皮膜スプレー（包帯剤）キャビロンが有用です．

図2 HBV，HCVの発症予防
乾燥抗HBsヒト免疫グロブリン（ヘブスブリン®，（左）），ペグインターフェロンα-2a製剤（ペガシス®，（右））

に対しては感染成立後のインターフェロン治療（図2），HIVに対しては汚染事故後早期の抗HIV薬の内服を行うことがあります．

● EPINETとは

　Exposure Prevention Information Network（EPINET）は，針刺し，切傷報告書を作成し，どのような状況において針刺し事故が生じたかについての状況分析をし，その結果を集計し，防止対策を講じようという試みです．

（中島　丘）

参考文献

1) 大越章吾，布施一郎，相澤義房：【医療リスクマネジメントに向けて】医療事故防止のためのリスクマネジメント，針刺し事故に対するリスクマネジメント．医学のあゆみ別冊医療リスクマネジメントに向けて，p.31〜34，2003．
2) 阿部隆夫，中島　丘，岡田春夫，浅野倉栄，三宅一徳，礒部博行，加藤喜夫：地域歯科医師会における針刺し・切創事故対応システムについて．日有病歯誌，17：85〜90，2008．

V編　その他

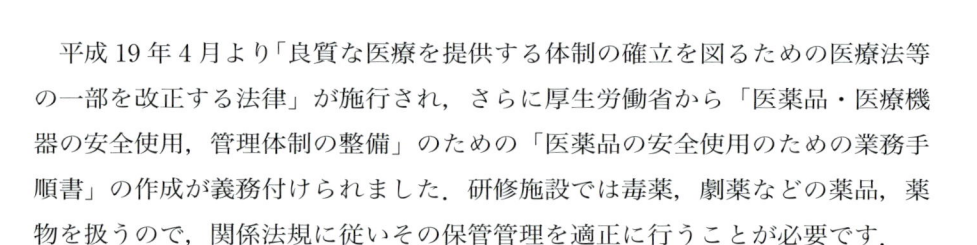

3．薬品管理の対処法

　平成19年4月より「良質な医療を提供する体制の確立を図るための医療法等の一部を改正する法律」が施行され，さらに厚生労働省から「医薬品・医療機器の安全使用，管理体制の整備」のための「医薬品の安全使用のための業務手順書」の作成が義務付けられました．研修施設では毒薬，劇薬などの薬品，薬物を扱うので，関係法規に従いその保管管理を適正に行うことが必要です．

1．管理上の注意

①「医薬品管理簿」を使用して在庫状況を明確にする．また類似した名称や外観による取り違いなどのトラブルを未然に防止するために，薬品配置にも注意を払う．

②毒薬には黒地に白枠白字，劇薬には白地に赤枠赤字，普通薬には黒枠黒字（もしくは青枠青字）のラベルを貼る．

　毒または劇をラベルの外に表示する場合には，下図のようにラベルの外に指定色の枠で囲む．枠内の場合にはその必要はない．

③有効期限の切れた薬品は速やかに破棄する．定期的に使用および有効期限を確認し，補充は有効期限の短いものから使用する．

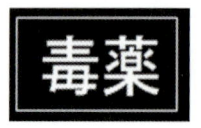

毒薬，劇薬のラベル表示例

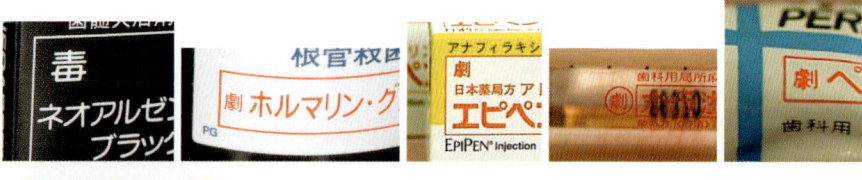

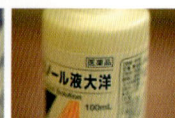

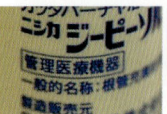

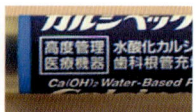

毒薬，劇薬，普通薬の商品例

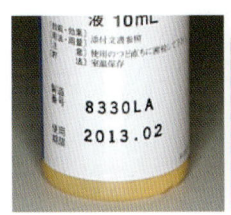

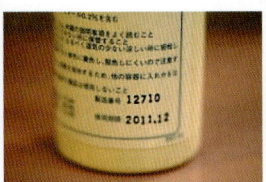

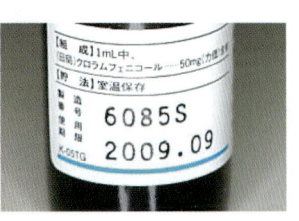

④表示がない，ラベルの字が読めない，など種類の不明な薬品は処分する．
⑤空瓶の使いまわしは医療過誤の原因となるため禁止する．
⑥規格濃度の異なる同一薬品などは，保管場所の区別により取り違いへの対策が必要である．

例）

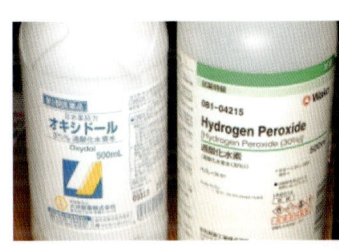

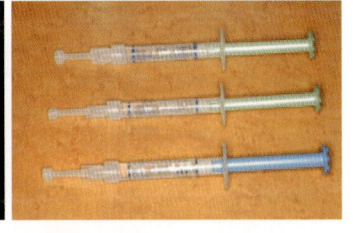

3％オキシドールと30％過酸化水素水　　濃度の違うホームホワイトニング剤（10％，20％，35％）

⑦「規制医薬品」は施錠管理し，盗難・紛失防止の対策を講じる．
（歯科で使用する「毒薬・劇薬」は薬事法などにより「規制医薬品」に区分されています．）

遮光する薬品	アミノピリン，ホルマリン，ヨードチンキ，炭酸，硝酸銀
冷暗所に保管する薬品	エーテル，オキシドール
密栓する薬品	アルコール，クロロホルム
ガラスの共栓で密栓する薬品	ヨードチンキ，アンモニア

2．保存温度

温度による影響を防ぐために指定の温度で管理する必要があります．「日本薬局方通則」には標準温度は20℃，常温15～25℃，室温1～30℃，冷所は1～15℃と規定されています．

3．保存場所

冷所保存の医薬品は一般に温度を10℃程度に一定にした保冷庫内に貯蔵しますが，各研修施設ではそのような設備は難しいので，凍結に十分注意して冷蔵庫内で保存するのが一般的です．

（浅野倉栄）

V編　その他

4．器材故障時の対応法

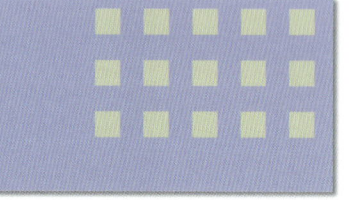

　各研修施設では，より高質な歯科医療の提供のために多くの器材を所有しています．1つの器材の故障でも日常の臨床に支障をきたします．研修者は各研修施設が保有する歯科機器の使用法を熟知するために，取り扱い説明書を熟読し，不明点は医療機器安全管理責任者およびデンタルスタッフから事前に指導を受けた後に使用しましょう．自己流の使用は機器の故障，破損だけでなく，医療過誤の原因となるため，注意しましょう．

　医療機器の保守点検は医療法で定められています．日常の歯科診療を滞りなく進めるためにも，始業点検，中間点検，終業点検は必ず行います．保守点検を外部委託する場合は，基準に適合する修理業許可業者に契約のうえで実施します．適正に作動しない機器があれば，図1のような機器に添付されている取り扱い説明書中の「故障時の修理法」「トラブル対処法」などを参考に，院内スタッフに周知徹底し，管理者の指示の下，速やかに販売代理店あるいは製造元へ照会し対応を求めます．

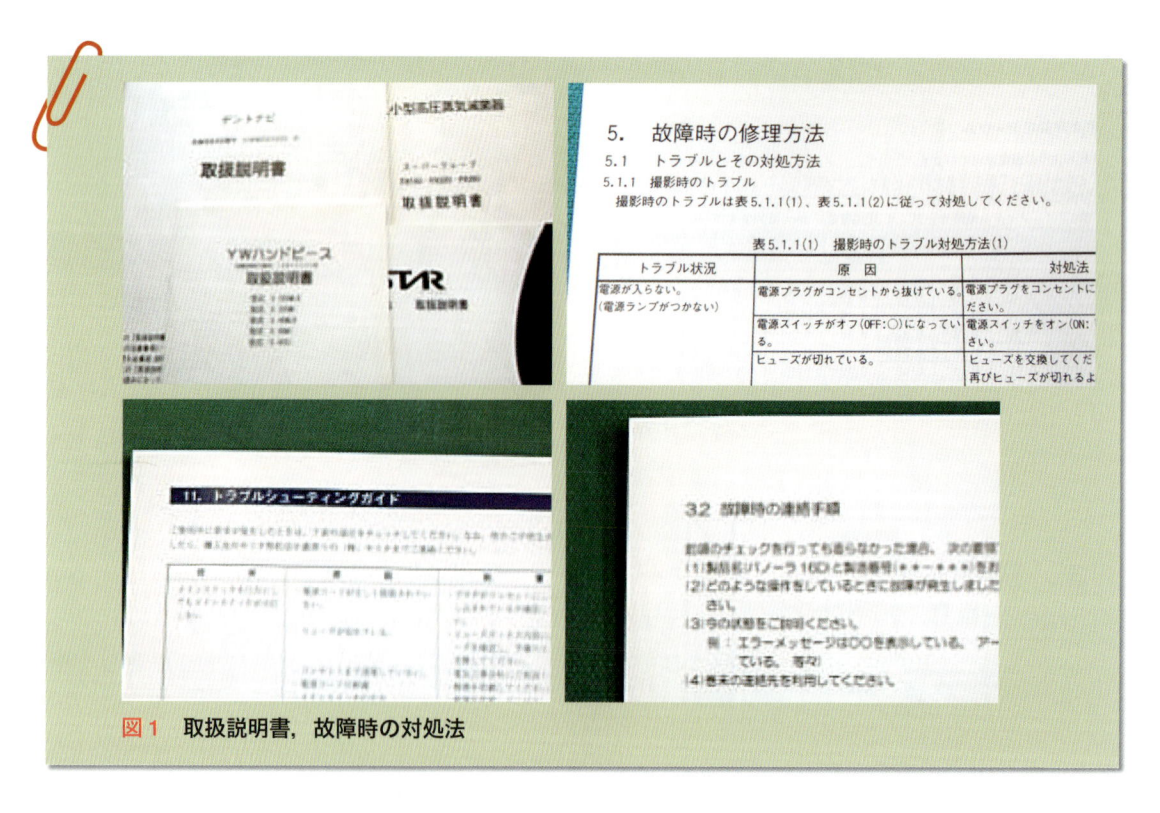

図1　取扱説明書，故障時の対処法

「特定保守管理医療機器」：一般医療機器，管理医療機器，高度管理医療機器などの分類とは別に，保守点検，修理その他の管理に専門的な知識，技能を必要とするものとして指定された医療機器を特定保守管理医療機器といいます．

歯科診療室での「特定保守管理医療機器」の一例

　歯科用診療ユニット，歯科用パノラマエックス線撮影装置，高圧蒸気滅菌器，炭酸ガスレーザー，麻酔用電動注射器，超音波スケーラーなど

　故障，破損を発見した際には以下の点に留意します．

①破損状況の把握

　（第一発見者，日時，破損状況）

②使用可能か使用禁止か

　（安全に使用できるか，使用すると危険か）

③院内スタッフが修理可能か

　（特定保守管理医療機器か，修理の発注が必要か）

④代替品の手配は必要か

　（日常の歯科診療での使用頻度は）

（浅野倉栄）

Memo

索　引

<あ>

アイボリー ……………………… 131
　──のシンプルセパレーター
　　　　　　　　　　　　　　 71
アクシデント ……………… 13,202
アシスタント …………………… 30
アシスタントワーク ………… 30,32
　──の考え方 ………………… 30
アスピリン喘息 ………………… 18
アナフィラキシー …………… 206
アメリカ防疫センター ………… 20
アルジネート印象材 …………… 67
アレルギー歴 …………………… 25
アンビューバック …………… 205
アンブバッグ ………………… 183
穴開き滅菌布 ………………… 199
網トレー ………………………… 66
洗い物, 廃棄ゾーン …………… 42
安全使用 ………………………… 23
安全で安心 ……………………… 44

<い>

イソライト・プラス® ………… 138
インシデント ……………… 13,202
　──・アクシデントレポート
　　　　　　　　　　　　　　 12
インスリン製剤 ………………… 25
インターネット ………………… 38
インターフェロン治療 ……… 213
インレーワックス ……………… 68
インレット接続 ……………… 182
位置関係 ………………………… 92
医学的根拠 ……………………… 12
医事関係訴訟委員会 …………… 15
医事関係訴訟事件 ………… 14,15
医事紛争 ………………………… 14
医薬情報提供サービス ………… 38
医薬品安全確保 ……………… 140
医薬品医療機器情報提供 ……… 28
医薬品医療機器総合機構安全部安
　全性情報課 …………………… 28
医薬品管理簿 …………………… 22
医薬品業務手順書 ……………… 12
医薬品の管理 …………………… 22
医薬品副作用被害救済制度 … 209
医療安全マニュアル …………… 46

医療安全管理 …………………… 12
　──指針 ……………………… 12
　──対策 ……………………… 45
医療安全講習 …………………… 12
医療安全の確保 ……………… 140
医療安全法 ………………… 3,45
医療過誤 ……………… 13,215,216
医療ガスの管理 ………………… 27
医療慣行 ………………………… 19
医療機器 ………………………… 47
　──安全確保 ……………… 140
　──の保守点検計画・記録表
　　　　　　　　　　　　　 140
　──始業点検チェックシート
　　　　　　　　　　　　　　 47
　──月次チェックシート …… 46
　──の保守点検チェックシート
　　　　　　　　　　　　　 140
　──保守点検・安全使用規程
　　　　　　　　　　　　　　 12
　──保守・点検計画 ………… 12
　──保守点検チェック ……… 45
医療ゴミ廃棄容器 ……………… 40
医療事故 ……………………… 3,13,202
　──訴訟件数 ………………… 14
　──の被害者5つの願い … 210
医療事故防止 ………………… 202
　──マニュアル ……………… 12
医療水準 ………………………… 19
医療訴訟 ………………………… 14
医療提供体制 …………………… 12
医療の質の確保 ………………… 13
医療の担い手 ………………… 210
医療面接 ………………………… 76
一次救命処置 ………………… 207
印象チェック ………………… 127
印象撤去 ……………………… 127
印象用トレー …………………… 65
印象用ワックス ………………… 68
院内感染対策 ………………… 140
　──指針 ……………………… 12
院内感染防止マニュアル ……… 12

<う>

ウエッジ ………………………… 70
ヴァイオリン・ボー・グリップ法
　………………………………… 200
受け渡し法 …………………… 112

受付応対 ………………………… 4

<え>

エイズ患者 ……………………… 20
エチレンオキサイドガス ……… 48
エックス線関連機器 ………… 148
エピネフリン製剤 …………… 206
エピペン® …………………… 206
エリオット …………………… 131
　──セパレーター …………… 71
延長管 ………………………… 184
塩酸ジブカイン ………………… 19

<お>

オートクレーブ ………………… 48
オーラルエアウェイ ………… 205
オルソパントモエックス線写真
　…………………………………… 82

<か>

カット綿 ………………………… 54
カルボキシレート系仮着材 … 130
ガーグルベースン …………… 160
ガウン ………………………… 196
ガスコネクター ……………… 182
ガス滅菌器 ……………………… 48
下顎神経麻痺 ………………… 202
下顎全顎印象採得 …………… 104
加湿瓶 ………………………… 181
加熱ストッピング ……………… 82
介助 ……………………………… 4
回転トレー ……………………… 66
顔色 …………………………… 162
拡大鏡 …………………………… 81
隔壁調整用器材 ………………… 71
顎関節脱臼 …………………… 203
片手受け渡し法 ……………… 113
紙練板 ………………………… 118
肝炎ウイルスキャリア ………… 20
肝臓疾患 ………………………… 76
患者座位 ………………… 92,94,104
患者周囲の汚染 ………………… 20
患者水平位 ………………… 92,94
患者導入時の操作 …………… 198
患者の姿勢 ……………………… 94
患者誘導 ………………………… 31

219

──法 …………………… 86
寒天 …………………… 124
──コンディショナー …… 68
感染 …………………… 202,212
──根管治療 …………… 35
──事故 ………………… 21
──症情報 ……………… 21
──症対策 ……………… 45
──防御 ………………… 21
──予防 ………………… 3,20
──予防対策 …………… 48,50
管理上の注意 …………… 214
環境整備 ………………… 3,44
観血的処置 ……………… 20

<き>

キャビネット …………… 151
気管内挿管 ……………… 191,207
──時の補助 …………… 191
気道の確保 ……………… 205
既往歴 …………………… 76
既製冠 …………………… 129
既製トレー ……………… 65
規格単位 ………………… 22
基礎疾患 ………………… 76
基本姿勢 ………………… 92,168
基本的共同動作 ………… 3
器具の受け渡し ………… 170
器具や材料の準備 ……… 4,31
器材故障時の対応法 …… 216
器材の後始末 …………… 150
器材の準備 ……………… 3
機械・器材の管理 ……… 26
機器・器材の終了点検 … 146
機械的清掃 ……………… 179
技工用バー ……………… 130
義歯ケース ……………… 179
逆パームグリップ ……… 63,107
救急蘇生法 ……………… 47
救急薬品の一例 ………… 206
共同作業 ………………… 2
共同動作 ………………… 4,6,90,92
──の意義 ……………… 4
──の概念 ……………… 5
胸骨圧迫 ………………… 207
胸部エックス線検査 …… 188
胸部エックス線写真 …… 208
胸部聴診 ………………… 188
仰臥位 …………………… 177
局所麻酔アレルギー …… 188
局所麻酔時の疼痛 ……… 204
局所免疫反応 …………… 36

極度の歯科恐怖症 ……… 188
金属アレルギー ………… 25
緊急時 …………………… 45
──対応マニュアル …… 12
緊張性迷路反射 ………… 165

<く>

クランプ ………………… 128
──セット ……………… 128
──フォーセップス …… 64,129
グラスアイオノマーセメント
 …………………………… 118
グルタラール製剤 ……… 48
グローシック法 ………… 198,199
グローブ ………………… 21
くさび …………………… 70
9時の姿勢 ……………… 96
駆血帯 …………………… 206
偶発事象 ………………… 13
偶発症 …………………… 45
車椅子からの移乗 ……… 204

<け>

ケアプラン ……………… 178
ゲイツのリーマー ……… 72
経胃管挿入 ……………… 191
啓発方法 ………………… 8
劇症肝炎 ………………… 209
劇物 ……………………… 25
血圧計 …………………… 207
血圧・心電計 …………… 206
血圧測定 ………………… 19
血液 ……………………… 20
──検査 ………………… 188
結核予防対策 …………… 20
研鑽義務違反 …………… 18
研修実施記録 …………… 12
健康保険収載 …………… 44
嫌気的条件 ……………… 35
原状回復 ………………… 210
現症 ……………………… 76
現病歴 …………………… 25,76

<こ>

コミュニケーション …… 30,160
コンディショナー ……… 123
ゴーグル ………………… 21
ゴードンプライヤー …… 74
小折りガーゼ …………… 55,59
呼吸器系 ………………… 20

呼吸器検査 ……………… 188
呼吸囊 …………………… 181
固定用粘着テープ ……… 186
故障時の修理法 ………… 216
個歯トレー ……………… 66,115
個人（各個）トレー …… 67,115
後出血 …………………… 202
誤飲 ……………………… 202,204
誤嚥性肺炎 ……………… 178
誤嚥防止の工夫 ………… 162
誤投薬防止 ……………… 22
口角鉤 …………………… 155
口腔外バキューム ……… 148
──装置 ………………… 50
口腔乾燥症 ……………… 172
口腔ケア ………………… 178
口腔外科的手術 ………… 188
口腔清掃 ………………… 162
口腔内写真 ……………… 154
口腔内症状 ……………… 25
口腔内診査 ……………… 81
──記録法 ……………… 3,76
口腔内清掃 ……………… 125
口腔内チェック ………… 125
口腔内ミラー …………… 106
好気的条件 ……………… 35
行動管理 ………………… 164
行動調整 ………………… 164
行動調節 ………………… 164
抗癌剤 …………………… 25
抗凝固作用 ……………… 25
抗精神薬 ………………… 173
抗てんかん剤 …………… 25
効率化 …………………… 5
咬傷 ……………………… 203
咬翼法エックス線写真 … 81
高圧蒸気滅菌法 ………… 48
高血圧 …………………… 76
高齢者 …………………… 3,160
硬化時間 ………………… 40
合着用グラスアイオノマーセメント
 …………………………… 119
骨折 ……………………… 202,203
骨隆起への対応 ………… 125

<さ>

座位 ……………………… 102,177
再発防止 ………………… 210
採血後の注意 …………… 189
採血時の把持法 ………… 189
最高裁判所民事局調査 … 13
在宅寝たきり患者 ……… 3

剤形 ……………………………… 22
殺菌法 …………………………… 48
撮影用ミラー …………………… 154
擦過式アルコールローション
　…………………………………… 51
三環系・四環系抗うつ薬 ……… 173
三叉迷走神経反射 ……………… 204
三嘴鉗子 ………………………… 74
三方活栓 ………………………… 184
酸素 ……………………………… 181
　──吸入器 ……………… 183, 205

<し>

シートワックス ………………… 68
シェードティキング時 ………… 101
シックスハンド ………………… 88
　──治療 ……………………… 168
　──法 ………………………… 115
シリコーン印象材 ……………… 126
　──の気泡 …………………… 126
ジアゼパム ……………………… 184
ジンパッカー ………………… 75, 132
始業点検 …………………… 140, 216
使用器材 ………………………… 38
指甲 ……………………………… 169
姿勢・原始反射の制御 ………… 165
紫外線空気清浄装置 …………… 50
紫外線殺菌装置 ………………… 49
視覚情報 ………………………… 98
歯科医療過誤 …………………… 16
歯科衛生士 …………………… 4, 45
　──の3大業務 ……………… 2
歯科外来環境整備体制加算 …… 44
　──に関する施設基準 ……… 45
歯科技工士 ……………………… 4
歯科技工室 ……………………… 42
歯科助手 ……………………… 4, 5
歯科診療の介助 ………………… 8
歯科診療補助 ………………… 2, 8
　──の意味 …………………… 2
歯科治療の体制 ………………… 88
歯科保健指導 ………………… 2, 8
歯科麻酔の経験 ………………… 76
歯科用機器の作動確認 ………… 144
歯科用吸引装置 ………………… 45
歯科予防処置 ………………… 2, 8
歯牙迷入 ………………………… 202
歯間分離用器具・器材 …… 70, 131
歯垢染色液 ……………………… 82
歯髄電気診断器 ………………… 82
歯髄の診査 ……………………… 82
歯肉圧排糸 ……………………… 74

歯肉排除 ………………………… 132
　──用綿糸 …………………… 132
歯肉肥厚 ………………………… 25
次亜塩素酸ナトリウム水溶液
　…………………………………… 48
自動体外式除細動器 …………… 205
自動水抜き用ドレーントラップ
　………………………………… 153
自立度判定規準 ………………… 175
持針器 …………………………… 200
質の保証 ………………………… 13
実地訓練 ………………………… 8
実働時間 ………………………… 5
謝罪 ……………………………… 210
手指消毒法 ……………………… 50
手指洗浄石鹸 …………………… 51
手術衣の着用法 ………………… 196
手術環境の整備 ………………… 194
手術危険度 ……………………… 194
手術時の器具受け渡し法
　…………………………… 199, 200
手術時の操作 …………………… 194
手掌接触面 ……………………… 49
主訴 ……………………………… 76
修復材料 ………………………… 118
終業点検 ………………………… 216
終了点検 ………………………… 140
充填稠度 ………………………… 118
重症感染症患者 ………………… 20
術衣セット ……………………… 196
術後疼痛 ………………………… 34
術後の咬傷 ……………………… 202
術後の説明 ……………………… 33
術者座位 ………………………… 95
術者の姿勢 ……………………… 94
術者の治療姿勢 ………………… 96
術者立位 ………………………… 94
術前カンファレンス …………… 192
遵守義務 ………………………… 19
処置後手袋 ……………………… 20
処置内容 ………………………… 34
処方箋 …………………………… 22
処理時間 ………………………… 40
除細動 …………………………… 207
笑気吸入鎮静器 ………………… 205
笑気吸入鎮静法 ………………… 180
消毒ゾーン ……………………… 42
消毒法 ……………………… 48, 50
消毒薬 …………………………… 23
商品名 …………………………… 22
焦点調節 ………………………… 98
障がい者 ……………………… 3, 164
　──診療 ……………………… 168

情報収集 ………………………… 76
静脈確保 ………………………… 186
静脈内鎮静法 …………………… 183
静脈路確保の補助 ……………… 190
心室性期外収縮 ………………… 208
心臓疾患 ………………………… 76
心電計 …………………………… 207
心電図 …………………………… 208
　──検査 ……………………… 188
真相究明 ………………………… 210
診査表 …………………………… 80
診療環境 ………………………… 90
診療効率 …………………………… 8, 34
診療情報提供書 ………………… 160
診療方針 ………………………… 34
診療録記載 ……………………… 33

<す>

スタンダードプレコーション
　…………………………………… 20
スティッキーワックス ………… 68
ステップ式ユニット …………… 161
ストッパー ……………………… 69
スパチュラ ………………… 67, 122
スリーウェイシリンジ ………… 109
スリッパの紫外線保管 ………… 50
水平位診療 ……………………… 103
数量 ……………………………… 22

<せ>

セパレーター ………………… 70, 131
セパレーティングエラスティック
　…………………………………… 71
セパレーティングワイヤ ……… 71
セミファーラ位 ………………… 177
セメントスパチュラ …………… 67
セントラルパイピング式笑気鎮静
　器 ……………………………… 180
生体監視モニター …………… 161, 183
成形充填器 ……………………… 69
成形修復用グラスアイオノマーセ
　メント ………………………… 122
清潔と不潔の概念 ……………… 194
清掃指導 …………………… 162, 178
精神障がい者 …………………… 172
精神鎮静法 ………………… 3, 180
請求認容額 ……………………… 18
責任者との連携 ………………… 32
切削器具 ………………………… 26
石膏注入 ………………………… 127
石膏用・印象用スパチュラ …… 67

説明義務違反 …………………… 16
舌圧子 …………………………… 206
専用容器 ………………………… 21
全顎印象採得 …………………… 104
全身的合併症 …………………… 204
全身麻酔 ……………………… 3,188
　　──器 ………………………… 183
　　──の流れ …………………… 192

<そ>

争点 ……………………………… 16
相互協力 ………………………… 2
挿管チューブ …………………… 205
創傷 ……………………………… 20
総合的歯科医療環境 …………… 44
即時重合レジンセット ………… 129
側臥位 …………………………… 177
損害賠償 ………………………… 210
　　──請求額 ………………… 16,18
　　──責任 …………………… 16

<た>

タンクマウント式コンプレッサー
　　………………………………… 152
打診 ……………………………… 188
体液 ……………………………… 20
体温維持装置 …………………… 190
対称性緊張反射 ………………… 165
対面 ……………………………… 4
大動脈弓の突出 ………………… 208
台形ミラー ……………………… 157
第1アシスト …………………… 115
第2アシスト …………………… 115
第5次医療法改正 ……………… 12
試し出し ………………………… 126

<ち>

チームワーク …………………… 5
チーム医療 ……………………… 34
治療計画 ………………………… 78
治療ゾーン ……………………… 42
中間点検 ………………………… 216
注射器 ……………………… 184,206
注射針 ………………………… 21,184
　　──処理容器 ……………… 53
直接影響 ………………………… 4
直接行為 ………………………… 4
直腸体温計 ……………………… 190

<つ>

通常法 …………………………… 164

<て>

テープ …………………………… 206
ティッシュコンディショナー
　　………………………………… 179
テンプレート …………………… 128
テンポラリークラウン ………… 130
ディスポーザブル ……………… 21
　　──手術衣 ………………… 196
ディプリバン …………………… 184
デジタルカメラ ………………… 154
デンジャラスゾーン …………… 170
デンタルエックス線写真 ……… 82
デンタルスタッフ ………… 4,30,90
デンタルフロス ……………… 65,81
手洗い …………………………… 20
適正在庫 ………………………… 23
添付文書 …………………… 19,23,38
　　──の遵守義務 …………… 19
電子聴診器 ……………………… 206
電話応対 ………………………… 4

<と>

トゥーハンド …………………… 88
トッフルマイヤー型マトリックス
　　リテーナー ………………… 133
トッフルマイヤー型マトリックス
　　………………………………… 71
トッフルマイヤー型リテーナー
　　………………………………… 71
トランスファーゾーン ………… 170
トラップフィルターの掃除 …… 151
トラブル対処法 ………………… 216
トラヘルパー …………………… 205
トルブタミン …………………… 25
トレー …………………………… 125
　　──選択 …………………… 125
　　──の試適 ………………… 126
　　──の挿入 ………………… 126
　　──の調整 ………………… 125
　　──の保持 ………………… 127
トレーニング法 ………………… 164
ドライソケット ………………… 202
ドルミカム® …………………… 184
投薬処置 ………………………… 34
透照診用ライト ………………… 81
糖尿病 …………………………… 76

頭部の固定 ……………………… 169
動機づけ ………………………… 76
毒物 ……………………………… 25
取扱説明書 ……………………… 38

<な>

内科診断学 ……………………… 188

<に>

日常生活動作（ADL）の判定規
　　準 …………………………… 175
尿検査 …………………………… 188
認知症 …………………………… 179

<ぬ>

布絆創膏 ………………………… 186

<ね>

ネーザルエアウェイ …………… 207
ネームプレートの埋入 ………… 179
粘膜 ……………………………… 20

<の>

脳血管障害 ……………………… 76
脳性麻痺 ………………………… 165

<は>

ハイポアルコール ………… 198,199
ハンドピース専用オイル ……… 147
バイオハザード ………………… 53
バイタルサイン …………… 160,162
バイトトレー …………………… 66
バイトワックス ………………… 68
バキューム ……………………… 106
　　──回路の洗浄 …………… 146
　　──操作 …………………… 62
　　──装置 …………………… 151
　　──挿入禁忌部位 ………… 109
　　──チップ ……………… 62,106
　　──トラップ（フィルター）
　　　　洗浄 …………………… 146
　　──のトラップ …………… 152
　　──ホースの洗浄 ………… 150
バリアフィルム ………………… 49
パームグリップ …………… 63,107
パッケージ型コンプレッサー
　　………………………………… 152

パックガーゼ……………………191	プライヤー……………………74	**＜み＞**
――の挿入…………………192	プランニング…………………176	ミーティング…………………5,8
パナルジン®……………………25	プロポフォール®………………184	ミダゾラム……………………184
パラフィンワックス……………68	腹部触診………………………188	ミラー…………………………101
パルオキシメーター	物理的抑制時の注意点………166	――テクニック……………110
……………183,190,206,207	物理的抑制法…………………165	――ビュー…………………156
破損状況の把握………………217	噴霧式消毒……………………49	水抜き用弁……………………153
歯ブラシの工夫………………162	分業化…………………………6,90	民事裁判………………………14
肺血栓予防装置………………190	分泌物…………………………20	
配慮事項………………………34	分離器…………………………150	**＜む＞**
配慮注意………………………34		無影灯…………………………195
排泄物…………………………20	**＜へ＞**	無菌的着用法…………………196
敗訴率…………………………14	ベンザルコニウム………………48	無資格者………………………4
発注伝票………………………22	ペースメーカー埋入患者……208	
鼻カニューレ…………………206	ペルカミンS®…………………19	**＜め＞**
鼻マスク………………………183	ペンシル・グリップ法……199,200	メーカー名……………………22
反省……………………………210	平均審理期間………………14,15	メインテナンス………………179
判断材料………………………18		メジャートランキライザー…173
判例時報……………………16,18	**＜ほ＞**	メス……………………………21
判例集…………………………17	ホーの鉗子……………………74	滅菌……………………………195
判例タイムズ…………………17	ホリゾン®………………………184	――操作……………………195
	ボクシングワックス……………68	――手袋……………………198
＜ひ＞	ボバース法……………………165	――法…………………3,48,50
ヒト免疫不全ウィルス…………20	ポケット探針…………………82	免疫抑制剤……………………25
ヒヤリ・ハット報告書…………45	ポケットマスク………………205	綿球……………………………55
ビスホスホネート系薬剤………25	ポビドンヨード……………198,199	
ビトレマー™…………………119	保管……………………………40	**＜も＞**
ピーソープライヤー……………74	――ゾーン…………………42	モニター下の診療……………161
ピーソーリーマー………………72	――の仕事…………………4	問診………………………31,125,160
皮下出血………………………203	保守点検計画…………………140	――表………………………76
非協力児………………………188	保存温度………………………215	
非ユージノール系仮着材……130	保存場所………………………215	**＜や＞**
飛散防止………………………106	補助者の位置…………………92	ヤングのフレーム……………64
鼻呼吸…………………………162	補助的照明器具………………100	ヤングプライヤー……………74
標準稠度………………………118	包装単位………………………22	役割分担………………………89
	訪問診療………………………177	薬液浸漬………………………48
＜ふ＞	防錆剤…………………………48	薬剤過敏症……………………76
ファーラ位……………………177		薬剤情報提供書………………172
ファイル………………………72	**＜ま＞**	薬剤相互作用…………………25
フィルムカメラ………………154	マーキング……………………23	薬剤添付文書…………………18
フェリアー……………………131	マギール鉗子…………………206	薬品管理……………………3,214
フォーハンド…………………88	マスク…………………………21	薬物療法………………………172
――診療……………………168	マトリックスバンド………71,133	
――法……………………113	――リテーナー……………71	**＜ゆ＞**
フジリュート®…………………119	マニュアル……………………12	ユージノール系仮着材………130
フラッシング…………………144	マニュアル式除細動器………205	ユーティリティワックス………68
フリュブリンガー変法………196	麻酔術前検査…………………188	
フルニトラゼパム……………184	麻酔導入時の体動抑制法……191	
フレーム………………………129	麻痺……………………………203	
フロスによる落下防止………204	慢性根尖性歯周炎……………35	
ブリッジの支台築造……………16		

ユニバーサルプレコーション
　　……………………………… 20
輸液 …………………………… 206
　　──セット ………………… 184
　　──ボトル ………………… 184
有効期限 …………………… 22,40
有孔トレー …………………… 66
有病者 ………………………… 3

<よ>

余剰ガス排泄装置 ………… 180
腰椎麻酔 ……………………… 19
抑制下の方法 ……………… 165
翼付き静脈針 ……………… 184

<ら>

ライティング ……………… 7,98
ライトハンドル ……………… 98
ライトフード ………………… 98
ラテックスアレルギー ……… 25
ラバーシート ………………… 63
ラバーダム ……………… 35,63
　　──クランプ ……………… 64
　　──シート …………… 71,129
　　──テンプレート ………… 65
　　──パンチ …………… 64,128
　　──フレーム ……………… 64
　　──防湿 ………………… 128
ラベリング …………………… 23
ラポールの形成 ……………… 76
ラルゴのリーマー …………… 72
落下防止用器具 …………… 202

<り>

リーマー ……………………… 72
リキャップ …………………… 21
リスクマネージメント … 13,202
リスクマネージャー ……… 212
リムロックトレー …………… 66
リングフラッシュ ………… 154
立位 ………………………… 102
両手受け渡し法 …………… 114

<る>

ルーティングセメント® …… 119
類似外観 ……………………… 22
類似名称 ……………………… 22

<れ>

レーザー齲蝕診断器 ……… 136
レーザー機器 ……………… 148
レジン添加型（配合型）グラスアイオノマーセメント ……… 119
レディキャスティングワックス
　　………………………………… 68
0.5％ミルトン消毒液 ……… 212
冷暗所保管 …………………… 40
冷刺激用パルパー …………… 82
連携体制 ……………………… 45
練成充填器 …………………… 69
練和法 ……………………… 118

<ろ>

ロールワッテ ………………… 54
ロヒプノール® …………… 184
労働災害 …………………… 212

<わ>

ワーファリン® ……………… 25
ワックス ……………………… 68
　　──スパチュラ …………… 68

<A>

ADA方式 ……………………… 81
AED ………………… 45,205,207

<B>

BLS ………………………… 207

<C>

Ca拮抗剤 ……………………… 25
CDC …………………………… 20
Center for Disease Control …… 20
CPIの探針 …………………… 81

<D>

DIAGNOdent® …………… 81,136

<E>

EPINET …………………… 213

<H>

HBV ………………………… 212
HCV ………………………… 212
HIV …………………… 20,212
human immunodeficiency virus
　　………………………………… 20
Hファイル ……………… 73,74

<K>

Kファイル …………………… 73

<M>

MRSA ………………………… 52

<O>

O'Learyのプラークスコア …… 82

<Q>

Quality Assurance …………… 13

<R>

Ramfjordのプラークスコア …… 83

\<S\>

SOAP ……………………… 78

\<T\>

tell-show-do ……………………… 164
tender loving care ……………… 164
TLC ……………………………… 164
TSD ……………………………… 164
Tバンド ………………………… 72

\<Z\>

Zsigmondy/Palma法 …………… 81

【監修者略歴】
別　部　智　司
　　1980 年　　鶴見大学歯学部卒業
　　1984 年　　東京医科歯科大学大学院歯学研究科麻酔学専攻修了
　　同　年　　鶴見大学歯学部歯科麻酔学教室助手
　　1996 年　　鶴見大学歯学部歯科麻酔学教室講師
　　同　年　　別部歯科医院院長
　　2006 年　　鶴見大学歯学部診療教授
　　2011 年　　鶴見大学歯学部臨床教授
　　2012 年　　神奈川歯科大学麻酔科客員教授

【編者略歴】
山　口　博　康
　　1986 年　　鶴見大学歯学部卒業
　　1991 年　　鶴見大学大学院歯学研究科修了
　　同　年　　鶴見大学歯学部第二歯科保存学教室助手
　　2000 年〜2001 年　　University of Alabama at Birmingham（Research Faculty）
　　2007 年　　鶴見大学歯学部附属病院総合歯科 2 助教
　　2008 年　　鶴見大学歯学部附属病院総合歯科 2 講師

加　藤　保　男
　　1980 年　　鶴見大学歯学部卒業
　　同　年　　鶴見大学歯学部第一歯科保存学教室助手
　　1989 年　　鶴見大学歯学部第一歯科保存学教室講師
　　1990 年　　鶴見大学女子短期大学部歯科衛生科助教授
　　1999 年　　鶴見大学短期大学部歯科衛生科助教授
　　2000 年　　鶴見大学短期大学部歯科衛生科教授
　　2014 年　　鶴見大学短期大学部歯科衛生科長

　　　　知っておきたい　デンタルスタッフの
　　　　　　　　ためのアシスタントワーク　　　　　ISBN978-4-263-44421-4
　　　　2014 年 9 月 20 日　第 1 版第 1 刷発行

　　　　　　　　　　　　　　　　　　監修者　別　部　智　司
　　　　　　　　　　　　　　　　　　編　者　山　口　博　康
　　　　　　　　　　　　　　　　　　　　　　加　藤　保　男
　　　　　　　　　　　　　　　　　　発行者　大　畑　秀　穂
　　　　　　　　　　　　　　　発行所　医歯薬出版株式会社
　　　　　　　　　　　〒113-8612　東京都文京区本駒込 1-7-10
　　　　　　　　　　　TEL．(03)5395-7628（編集）・7616（販売）
　　　　　　　　　　　FAX．(03)5395-7609（編集）・8563（販売）
　　　　　　　　　　　　　　　　http://www.ishiyaku.co.jp/
　　　　　　　　　　　郵便振替番号　00190-5-13816
　　　乱丁，落丁の際はお取り替えいたします　　　印刷・三報社印刷／製本・明光社
　　　　　　　　　　　© Ishiyaku Publishers, Inc., 2014. Printed in Japan

本書の複製権・翻訳権・翻案権・上映権・譲渡権・貸与権・公衆送信権（送信可能化権
を含む）は，医歯薬出版(株)が保有します．
本書を無断で複製する行為（コピー，スキャン，デジタルデータ化など）は，「私的使用
のための複製」などの著作権法上の限られた例外を除き禁じられています．また私的使用
に該当する場合であっても，請負業者等の第三者に依頼し上記の行為を行うことは違法と
なります．

JCOPY ＜(社)出版者著作権管理機構　委託出版物＞
本書を複写される場合は，そのつど事前に(社)出版者著作権管理機構（電話
03-3513-6969，FAX　03-3513-6979，e-mail:info@jcopy.or.jp）の許諾を得てください．